診断力が高まる
解剖 × 画像所見 × 身体診察
マスターブック

監訳 前田恵理子　東京大学医学部附属病院 22 世紀医療センター・
　　　　　　　　　　コンピュータ画像診断学／予防医学講座

Clinical Anatomy Cases:
An Integrated Approach with Physical Examination
and Medical Imaging

Sagar Dugani　　Jeffrey E. Alfonsi　　Anne M. R. Agur　　Arthur F. Dalley

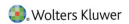　　医学書院

> **免責事項**
> 本書には，薬の正確な指示，副作用および投与スケジュールが提供されていますが，これらは変更となる可能性があります．読者は，記載されている薬についてメーカーのパッケージ情報データを確認することが強く求められます．著者，編集者，監訳者，訳者，出版社，販売業者は本書に起因する対人または対物の傷害および損害について，一切責任を負いません．

〔編集〕

Sagar Dugani, MD, PhD
Clinical Fellow, General Internal Medicine
St. Michael's Hospital and University of Toronto
Toronto, Ontario, Canada

Jeffrey E. Alfonsi, BASc, MD
Clinical Fellow, Department of Medicine
Schulich School of Medicine and Dentistry
Western University
London, Ontario, Canada

Anne M. R. Agur, BSc(OT), MSc, PhD
Professor, Division of Anatomy, Department of
Surgery, Faculty of Medicine
Division of Physical Medicine and Rehabilitation,
Department of Medicine
Department of Physical Therapy, Department of
Occupational Science and Occupational Therapy
Division of Biomedical Communications, Institute
of Medical Science
Rehabilitation Sciences Institute, Graduate
Department of Dentistry
University of Toronto
Toronto, Ontario, Canada

Arthur F. Dalley II, PhD, FAAA
Professor, Department of Cell and
Developmental Biology
Adjunct Professor, Department of Orthopaedic
Surgery
Vanderbilt University School of Medicine
Adjunct Professor of Anatomy
Belmont University School of Physical Therapy
Nashville, Tennessee

This is a translation of "Clinical Anatomy Cases: An Integrated Approach with Physical Examination and Medical Imaging".
Copyright©2017 Wolters Kluwer All rights reserved
©Japanese edition 2018 by Igaku-Shoin Ltd., Tokyo
Published by arrangement with Wolters Kluwer Health Inc., USA

Wolters Kluwer Health did not participate in the translation of this title and therefore it does not take any responsibility
for the inaccuracy or errors of this translation.

Printed and bound in Japan

診断力が高まる 解剖×画像所見×身体診察マスターブック

発　行　2018 年 9 月 15 日　第 1 版第 1 刷
　　　　2021 年 9 月 1 日　第 1 版第 3 刷
監　訳　前田恵理子
発行者　株式会社　医学書院
　　　　代表取締役　金原　俊
　　　　〒113-8719　東京都文京区本郷 1-28-23
　　　　電話　03-3817-5600(社内案内)
印刷・製本　三美印刷

本書の複製権・翻訳権・上映権・譲渡権・貸与権・公衆送信権(送信可能化権を含む)は株式会社医学書院が保有します．

ISBN978-4-260-03627-6

本書を無断で複製する行為(複写，スキャン，デジタルデータ化など)は，「私的使用のための複製」など著作権法上の限られた例外を除き禁じられています．大学，病院，診療所，企業などにおいて，業務上使用する目的(診療，研究活動を含む)で上記の行為を行うことは，その使用範囲が内部的であっても，私的使用には該当せず，違法です．また私的使用に該当する場合であっても，代行業者等の第三者に依頼して上記の行為を行うことは違法となります．

JCOPY 〈出版者著作権管理機構 委託出版物〉
本書の無断複製は著作権法上での例外を除き禁じられています．複製される場合は，そのつど事前に，出版者著作権管理機構(電話 03-5244-5088，FAX 03-5244-5089，info@jcopy.or.jp)の許諾を得てください．

訳者一覧 (執筆順)

金島 理紗　NTT 東日本関東病院・放射線部

戌亥 章平　帝京大学医学部・放射線科学講座

山下 博司　帝京大学医学部附属溝口病院・放射線科

黒川　遼　東京大学医学部附属病院・放射線科

荒川 博明　新東京病院・放射線科

佐藤 裕子　公益社団法人地域医療振興協会練馬光が丘病院・放射線科

山口 晴臣　東京大学医学部附属病院・放射線科

中尾 貴祐　東京大学医学部附属病院・放射線科

前田 恵理子　東京大学医学部附属病院 22 世紀医療センター・
コンピュータ画像診断学／予防医学講座

赤松 展彦　東京都立墨東病院・診療放射線科

西山 智哉　聖路加国際病院・放射線科

貝梅 正文　東京大学医学部附属病院・放射線科

髙栁 ともこ　東京女子医科大学東医療センター・放射線科

佐藤 大介　国家公務員共済組合連合会虎の門病院・放射線診断科

越野 沙織　東京大学医学部附属病院・放射線科

前川 朋子　順天堂大学医学部附属順天堂医院・放射線科

入江 隆介　東京大学医学部附属病院・放射線科

鈴木 文夫　国立精神・神経医療研究センター病院・放射線診療部

監訳者の序

　臨床医学の全容というのは，なかなか把握が難しい．内科学がカバーする範囲からは整形外科学や産婦人科学などの重要な領域が漏れるうえに，内科学の全容を初学者がぱっと把握できるような書籍もない．放射線医学は全身の大部分の疾患をカバーするが，画像に写らない解剖や疾患は扱わず，内科診断学や症候学の領域が抜け落ちる．解剖学は，全身を守備範囲としつつも基礎医学の段階では臨床医学との連続性が明らかにならない．しかるに，医学生をはじめとした医療を志す人はこれまで，これから登る山の全体像を示した地図を持たずに，やみくもに学習を始めざるを得なかった．全体像がわからぬまま解剖学，生理学，薬理学，病理学といった重量級の学問に次々と出会うので，基礎医学の勉強というのは苦しいものに感じられてしまう．この困難さは医師に限らず，多くの医療系職種に共通するだろう．

　医学教育が長年抱えてきたこの問題を，北米の著名な解剖学者，臨床医，放射線科医が手を取り合って鮮やかに解決したのが本書（原著タイトル Clinical Anatomy Cases；An Integrated Approach to Physical Examination and Medical Imaging）である．医学書院の担当者との打合せで本書を知ったときには，長年求めていたものに出会ったような衝撃が走った．原著タイトルの通り，解剖学，内科診断学と放射線医学を統合し，初学者向けに簡潔に書かれている．診断学だけでなく，各領域の代表的な疾患も掲載されているため，基礎医学の段階で臨床医学のイメージをもつのに最適である．原著も平易な英語で書かれているが，医学のものの書き方に慣れない初学者が読むのであるから，日本語版が出版されたほうが日本の医学教育のためになるだろうと考えた．あらゆる診療科を横断する内容であり，翻訳体制に悩んだが，CTやMRIの原理が扱われ，画像がふんだんに使われているところを見るに，放射線科医の関与は欠かせない．そこで，解剖学にも臨床医学にも精通した，医局の優秀な後輩たちが翻訳を引き受けてくれることになり，前田は監訳を担当した．訳者・監訳者とも細心の注意を払って翻訳を進めたが，至らぬところがあれば監訳者の瑕疵である．

　こうして，本書を広く日本に紹介できることを嬉しく思う．理想的な使い方としては，医学の勉強を始める前に「医学概論」として本書を一度通読しておき，解剖学を学びながら当該箇所を精読し，臨床医学を学ぶようになったら逆に本書に立ち返って解剖学とのつながりを画像とともに確認するとよいだろう．臨床医となったあとも，解剖学を大分忘れてしまったころに復習として通読するのに最適な書籍である．臨床医の視点をもつと，自分の専門外の領域の記述にも得るものが多いと思われる．放射線科医を志す者には，画像に現れない症候や内科診断学のよい復習になると思われる．内容が平易であるので，他の医療系職種の解剖学の教科書としても十分に使用できる．

　本書が日本の医学生に広まり，一段高い視点から基礎医学に取り組む礎となり，ひいては医療の質の向上につながることを願ってやまない．

2018 年 8 月　本郷にて　　　前田恵理子

執筆者一覧

Anne M. R. Agur, BSc(OT), MSc, PhD
Professor, Division of Anatomy, Department of
    Surgery, Faculty of Medicine
Division of Physical Medicine and Rehabilitation,
    Department of Medicine
Department of Physical Therapy, Department of
    Occupational Science and Occupational Therapy
Division of Biomedical Communications, Institute of
    Medical Science
Rehabilitation Sciences Institute, Graduate
    Department of Dentistry
University of Toronto
Toronto, Ontario, Canada

Jeffrey E. Alfonsi, BASc, MD
Clinical Fellow, Department of Medicine
Schulich School of Medicine and Dentistry
Western University
London, Ontario, Canada

Shamik Bhattacharyya, MD, MS
Clinical Fellow
Department of Neurology
Harvard Medical School
Neurology Resident
Department of Neurology
Massachusetts General Hospital and Brigham and
    Women's Hospital
Boston, Massachusetts

Nickolaus Biasutti, HBSc
MD Candidate, QMed 2018
Faculty of Health Sciences
Queen's University
Kingston, Ontario, Canada

Tanya Chawla, RCP, FRCR, FRCPC
Assistant Professor
Department of Medical Imaging
University of Toronto
Staff Radiologist
Department of Medical Imaging
Mount Sinai Hospital
Toronto, Ontario, Canada

Ernest Chiu, MD
Clinical Fellow, Division of Nephrology
Department of Medicine
University of Toronto
Toronto, Ontario, Canada

Kenneth B. Christopher, MD, SM
Assistant Professor
Department of Medicine
Harvard Medical School

Associate Physician
Division of Renal Medicine
Brigham and Women's Hospital
Boston, Massachusetts

Christine J. Chung, MD
Department of Medicine, Division of Cardiology
Columbia University Medical Center
New York City, New York

Arthur F. Dalley II, PhD, FAAA
Professor, Department of Cell and Developmental
    Biology
Adjunct Professor, Department of Orthopaedic Surgery
Vanderbilt University School of Medicine
Adjunct Professor of Anatomy
Belmont University School of Physical Therapy
Nashville, Tennessee

Sagar Dugani, MD, PhD
Clinical Fellow, General Internal Medicine
St. Michael's Hospital and University of Toronto
Toronto, Ontario, Canada

Sebastian Heaven, MBBCh
Postgraduate Surgical Trainee
Department of Surgery, Orthopaedic Division
McMaster University
Orthopaedic Surgery Resident
Department of Orthopaedic Surgery
Hamilton Health Sciences
Hamilton, Ontario, Canada

Marilyn Heng, MD, FRCSC
Instructor
Department of Orthopaedic Surgery
Harvard Medical School
Orthopaedic Surgeon
Department of Orthopaedic Surgery
Massachusetts General Hospital
Boston, Massachusetts

Aaron Izenberg, MD, FRCPC
Lecturer
Division of Neurology, Department of Medicine
University of Toronto
Staff Neurologist
Sunnybrook Health Sciences Centre
Toronto, Ontario, Canada

R. Phelps Kelley, AB, MD
Resident
Department of Radiology and Biomedical Imaging
University of California, San Francisco
San Francisco, California

Joshua P. Klein, MD, PhD
Associate Professor
Department of Neurology
Harvard Medical School
Chief, Division of Hospital Neurology
Department of Neurology
Brigham and Women's Hospital
Boston, Massachusetts

Kristen M. Krysko, MD, BSc
Resident Physician
Department of Neurology
University of Toronto
Toronto, Ontario, Canada

Joshua M. Liao, MD
Department of Medicine
Perelman School of Medicine
University of Pennsylvania
Philadelphia, Philadelphia

Kelsey E. Mills, MD
Obstetrician and Gynecologist
Department of Obstetrics and Gynecology
Victoria General Hospital
Victoria, British Columbia

Tri H. Nguyen, MD, MSc
Resident
Physical Medicine and Rehabilitation
University of Toronto
Toronto, Ontario, Canada

Gavin J. le Nobel, MD
Resident
Otolaryngology Head and Neck Surgery
University of Toronto
Toronto, Ontario, Canada

Sunita Sharma, MD, MPH
Associate Professor
Department of Medicine
University of Colorado School of Medicine
Aurora, Colorado

Samuel A. Silver, MD, FRCPC
University of Toronto
Toronto, Ontario, Canada

Laura E. Smith, MD
Instructor in Medicine
Harvard Medical School
Instructor in Medicine
Internal Medicine
Brigham and Women's Hospital
Boston, Massachusetts

Daniel Souza, MD, MSc
Instructor
Department of Radiology
Harvard Medical School
Staff Radiologist
Department of Radiology
Brigham and Women's Hospital
Boston, Massachusetts

Devraj Sukul, MD
Fellow, Cardiovascular Medicine
Department of Internal Medicine
University of Michigan Health System
Ann Arbor, Michigan

Piero Tartaro, MD, MScCH
Lecturer
Department of Medicine
University of Toronto
Staff Gastroenterologist
Division of Gastroenterology
Sunnybrook Health Sciences Centre
Toronto, Ontario, Canada

Sarah M. Troster, MD
Clinical Fellow, Division of Rheumatology
Department of Internal Medicine
University of Toronto
Toronto, Ontario, Canada

Janice Wong, MD, MS
Clinical Fellow
Department of Neurology
Harvard Medical School
Neurology Resident
Department of Neurology
Brigham and Women's Hospital, Massachusetts
    General Hospital
Boston, Massachusetts

Michelle J. Yu, MD, PhD
Pulmonary and Critical Care Medicine
University of California, San Francisco
San Francisco, California

Jonathan S. Zipursky, MD
Resident
Department of Medicine
St. Michael's Hospital
University of Toronto
Toronto, Ontario, Canada

Molly Zirkle, MD, MED
Assistant Professor
Department of Otolaryngology
University of Toronto
Toronto, Ontario, Canada

査読者一覧

教員

Francine Anderson, PhD, PT
Chair of Anatomy
School of Osteopathic Medicine
Campbell University
Buies Creek, North Carolina

Rebecca Brown, MPAS, PA-C
Assistant Coordinator
Le Moyne College
Syracuse, New York

Thomas R. Gest, PhD
Professor of Anatomy
Department of Medical Education
Texas Tech University Health Sciences Center
El Paso, Texas

Douglas J. Gould, PhD
Professor of Neuroscience and Vice Chair
Department of Biomedical Sciences
Oakland University William Beaumont
School of Medicine
Rochester, Michigan

Robert Hage, MD, PhD, DLO, MBA
Professor
St. George's University
St. George's, Grenada, West Indies

Jon Jackson, PhD
Visiting Professor
St. George's University
St. George's, Grenada, West Indies

Eileen Kalmar, PhD
Assistant Professor — Clinical
College of Medicine
The Ohio State University
Columbus, Ohio

H. Wayne Lambert, PhD
Professor
Department of Neurobiology and Anatomy
West Virginia University School of Medicine
Morgantown, West Virginia

Octavian Calin Lucaciu, MD, PhD
Associate Professor
Canadian Memorial Chiropractic College
Toronto, Ontario

Andrew F. Payer, PhD
Professor
Medical Education
College of Medicine
University of Central Florida
Orlando, Florida

Danielle Royer, PhD
Assistant Professor
Department of Cell and Developmental Biology
University of Colorado Denver
Denver, Colorado

Brett Szymik, PhD
Assistant Professor
Georgia Regents University/University of Georgia
Medical Partnership
Athens, Georgia

Ljubisa Terzic, MD
Associate Professor
Canadian College of Naturopathic Medicine
Toronto, Ontario

Shanna Williams, PhD
Assistant Professor
School of Medicine
University of South Carolina
Greenville, South Carolina

学生

Joshua Agranat
Boston University School of Medicine

Amier Ahmad
University of Southern Florida College of Medicine

David Ballard
Louisiana State University Health
Shreveport School of Medicine

William Blair
Lake Erie College of Osteopathic Medicine

Lucas Carlson
University of Maryland School of Medicine

William Gentry
Oceania University of Medicine

Benjamin Heyen
University of Kansas Medical School

Christopher Jacob
Becker Professional Education
Ross University School of Medicine

Christen Johnson
Wright State University Boonshoft School of Medicine

Zuhal Kadhim
University of Toronto

Bryan Klosky
Shenendoah University School of Pharmacy

Porcha Leggett
Ross University School of Medicine

Jason Lipof
George Washington University School of Medicine

Julianne Matthews
Northeastern Ohio Medical University

Francesca Nichols
University of Utah School of Medicine

Jennifer Townsend
UCSF School of Medicine

Samuel Windham
University of Missouri–Columbia School of Medicine

Kristen Wilde
Indiana University School of Medicine

Michael Wu
University of Hawaii, John A. Burns School of
    Medicine

序

　医学教育は進化を続けている．しかし，今日においても多くの教科はそれ単独で教えられており，医学生は医学に出てくる膨大な概念を統合するのに気が遠くなるほど面倒な作業をしなければならない．数年前にわれわれは，「解剖」「身体診察」「医用画像」という，医学の学習の鍵となる3項目が，異なる学年でばらばらに教えられており，医学生が1冊でこの3つの概念を統合できるような教材がないことに気がついた．そこでわれわれは，ばらばらに教えられるこの3つの概念を1つの教材に統合するために，"Clinical Anatomy Cases"を執筆することを考えついた．

　"Clinical Anatomy Cases"は，7つの解剖領域を解説するのに多くの図を用いている．Chapter 1「臨床での統合的アプローチ」で，われわれの目指す統合的アプローチを解説し，身体診察，医用画像の基礎やよく使われる統計の概念について解説した．これに続いて7つの部位ごとに統合的アプローチに基づいた解説を行い，頻度が高い疾患や症候に触れられるようにした．必要に応じて，簡単な鑑別診断をリストアップしたり，有効性が高いClinical Pearlを紹介したりもした．

　その結果，本書は従来の医学教育で生じるギャップを埋めるものとなっている．この統合的アプローチは，医学生，研修医，また看護師，理学療法士，作業療法士，歯科医師やphysician assistantを目指す皆さんにもとても魅力的な教材であると，われわれは自信をもってお薦めする．医学生や研修医にとって魅力的なだけでなく，彼らを教育する教員にとっても有益な教材となり，授業やカリキュラムの組み立てに役立てていただけるものと信じている．さらに，本書で取り上げられている項目は，同じWolters Kluwerから発行されている"Clnically Oriented Anatomy"や"Essential Clinical Anatomy"といった書籍をも補完するものである．本書が，医学教育のほかの領域でも，さまざまな領域を統合するような教材が生まれるきっかけとなることを期待している．

症例集で用いられる記号の凡例

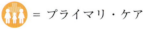 = プライマリ・ケア

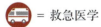 = 救急医学

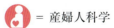 = 産婦人科学

 = 外科学

 = 内科学

謝辞

　われわれが解剖学，身体診察と医用画像を統合するアイディアを得たのは数年前のことだったが，北米の多くの傑出した人物の導きや助言なしには，この"Clinical Anatomy Cases"を実際に出版することはできなかった．本書を執筆するにあたり，また執筆者を紹介してもらうにあたり，Joseph Loscalzo 先生（Brigham and Women's Hospital の医学部長，院長），Joel T. Katz 先生（同内科研修プログラムディレクター），Maria Yialamas 先生（同内科研修プログラム副ディレクター），Vivian Gonzalez Mitchell 先生（同内科研修プログラム副ディレクター），Stephen Ledbetter 先生（Brigham and Women's Faulkner Hospital 放射線科部長）には，時宜を得た，寛大な助言をいただき，非常に感謝している．Heather McDonald-Blumer 先生（Mount Sinai 病院/大学関連病院およびトロント大学リウマチ科），Vincent Chien 先生（St. Michael 病院およびトロント大学総合内科）にも，このプロジェクトを支援し，協力してくれる教員を紹介していただいた．本書を執筆してくれたすべての著者（Brigham and Women's Hospital やトロント大学や北米のその他の大学の研修医，フェローや教員）にも，臨床やそれ以外のスケジュールで忙しいなか，このプロジェクトに参加し，われわれのアイディアを形にしてくださったことにとても感謝している．

　最終的に，本書がアイディアに終わらず形になったのは，Wolters Kluwer の Crystal Taylor さんと Greg Nicholl さんの素晴らしいリーダーシップと辛抱のおかげである．辛抱強く待ち，協力し，助言をし，われわれを導いてくれた Greg には感謝の言葉しかない．そして図表の作成を手伝ってくれた Jonathan Dimes さんと，肝となる校正を担ってくれた Kelly Horvath さんにも感謝している．

目次

- 訳者一覧　iii
- 監訳者の序　v
- 執筆者一覧　vii
- 査読者一覧　ix
- 序　xi
- 謝辞　xii
- 図の出典一覧　xvii

Chapter 1　臨床での統合的アプローチ　　金島理紗，戌亥章平　　1

統合的な医学アプローチへの導入　1
初期評価　1
詳細な評価　2
身体診察　3

臨床検査　17
医用画像　18
臨床所見の応用　29
結論　31

Chapter 2　胸部　　山下博司，黒川　遼，荒川博明　　33

初期評価　34
器官系の概要 ……………………………… 40
肺　40
心臓　42
食道　45
症例集 ……………………………………… 46
肺炎　46
慢性閉塞性肺疾患（COPD）　49
膿胸　52
肺結核　54
気胸　57
急性肺塞栓症　59
孤発性肺結節　62

肺癌　64
中皮腫　66
無気肺　67
サルコイドーシス　69
心臓弁膜症　70
急性冠症候群　74
急性大動脈解離　75
うっ血性心不全　77
心膜炎と心タンポナーデ　79
アカラシアとびまん性食道痙攣　82
食道穿孔　84
食道癌　86

Chapter 3 腹部

佐藤裕子，山口晴臣，中尾貴祐　**89**

初期評価　89

器官系の概要　**98**

肝臓　98

胆道系　100

脾臓　104

鼠径ヘルニア　106

直腸・肛門　108

腎臓　109

症例集　**111**

急性膵炎　111

胆道系疾患　115

肝炎　119

肝硬変　122

脾腫　126

消化性潰瘍　127

腸管閉塞　130

虫垂炎　134

結腸炎　137

憩室疾患　142

腸間膜虚血症　145

腹部大動脈瘤　147

膵癌　150

大腸癌　153

Chapter 4 骨盤部

前田恵理子，赤松展彦　**157**

初期評価　157

器官系の概要　**160**

女性の生殖器系　160

男性の生殖器系　163

泌尿器系　166

乳房　168

症例集　**171**

異所性妊娠（子宮外妊娠）　171

前置胎盤　173

胎盤早期剝離　174

尿路結石　175

膀胱癌　178

多発性囊胞腎　179

水腎症　182

骨盤内炎症性疾患　184

卵巣囊腫　186

多囊胞性卵巣症候群　187

子宮筋腫　188

子宮体癌　190

卵巣癌　192

子宮頸癌　193

Chapter 5 背部

西山智哉，貝梅正文 **197**

初期評価 197

器官系の概要 ·························· **204**

頸椎・胸椎・腰椎・仙椎 204

脊髄・脊髄神経 204

筋 210

脊髄の循環構造 210

症例集 ·························· **214**

神経根障害 214

椎体骨折に伴う外傷性脊髄損傷 216

脊椎硬膜外膿瘍 217

脊椎への転移性腫瘍 220

骨粗鬆症 221

内因性の脊髄障害と横断性脊髄炎 222

脊椎の変性疾患と強直性脊椎炎 224

頸椎の関節リウマチ 227

Chapter 6 上肢と下肢

髙栁ともこ，佐藤大介 **229**

初期評価 229

器官系の概要 ·························· **241**

肩 241

肘関節・橈尺関節 243

手関節・手 246

股関節・大腿 249

膝 251

足関節・足 255

症例集 ·························· **257**

結晶性炎症性関節炎 257

ミオパチー 259

変形性関節症 261

骨髄炎 264

骨粗鬆症 266

関節リウマチ 269

敗血症性関節炎 271

鎖骨骨折 273

腱板断裂 276

橈骨遠位端骨折 278

舟状骨骨折 281

大腿骨頭骨折および大腿骨頸部骨折 283

転子部および転子下骨折

（関節包外股関節骨折） 285

半月板損傷 287

前十字靱帯断裂 289

深部静脈血栓症 292

末梢動脈疾患 294

足関節の捻挫 296

Chapter 7 頭頸部

越野沙織，前川朋子，入江隆介，鈴木文夫　**301**

初期評価　301

器官系の概要‥‥‥‥‥‥‥‥‥‥‥‥‥‥‥ **305**

頭蓋・頭皮・髄膜　305

大脳　305

脳神経・脳幹　310

運動系　316

感覚系　319

協調運動　319

脳の動脈・静脈　323

耳　324

鼻・副鼻腔　329

口腔・中咽頭　331

喉頭　332

頸部　334

リンパ節　336

症例集‥‥‥‥‥‥‥‥‥‥‥‥‥‥‥‥‥‥‥ **337**

虚血性脳血管障害　337

頭蓋内出血　340

多発性硬化症　344

脳膿瘍　347

髄膜炎　349

鼻副鼻腔炎　352

咽後膿瘍　354

下垂体腺腫　356

膠芽腫　358

外傷性脳損傷　360

頸椎損傷　362

顔面骨骨折　367

甲状腺結節と悪性腫瘍　369

● 索引　**371**

図の出典一覧

Chapter 1 ● 臨床での統合的アプローチ

- Bickley LS. Bates' Guide to Physical Examination and History Taking, 11th ed. Baltimore, MD: Wolters Kluwer Health, 2013. 図 1-1
- Moore KL, Dalley AF, Agur AMR. Clinically Oriented Anatomy, 7th ed. Baltimore, MD: Lippincott Williams & Wilkins, 2014. 図 1-2〜11, 15
- Daffner RH, Hartman MS. Clinical Radiology, 4th ed. Baltimore, MD: Lippincott Williams & Wilkins, 2014. 図 1-13
- Smith WL, Farrell TA. Radiology 101, 4th ed. Philadelphia, PA: Lippincott Williams & Wilkins, 2013. 図 1-14

Chapter 2 ● 胸部

- Moore KL, Dalley AF, Agur AMR. Clinically Oriented Anatomy, 7th ed. Baltimore, MD: Lippincott Williams & Wilkins, 2014. 図 2-1〜3, 23
- Bickley LS. Bates' Guide to Physical Examination and History Taking, 11th ed. Baltimore, MD: Wolters Kluwer Health, 2013. 図 2-4, 5, 8〜14, 41
- Daffner RH, Hartman MS. Clinical Radiology, 4th ed. Baltimore, MD: Lippincott Williams & Wilkins, 2014. 図 2-6
- Daffner RH, Hartman MS. Clinical Radiology, 4th ed. Baltimore, MD: Lippincott Williams & Wilkins, 2014. 図 2-7, 15〜22, 24〜26, 28〜38, 42〜45, 47〜54
- Moore KL, Agur AMR, Dalley AF. Essential Clinical Anatomy, 5th ed. Baltimore, MD: Lippincott Williams & Wilkins, 2015. 図 2-27
- Agur AMR, Dalley AF. Grant's Atlas of Anatomy, 13th ed. Baltimore, MD: Wolters Kluwer Health, 2013. 図 2-39
- Moore KL, Dalley AF, Agur AMR. Clinically Oriented Anatomy, 7th ed. Baltimore, MD: Lippincott Williams & Wilkins, 2013. 図 2-40, 46

Chapter 3 ● 腹部

- Moore KL, Dalley AF, Agur AMR. Clinically Oriented Anatomy, 7th ed. Baltimore, MD: Lippincott Williams & Wilkins, 2014. 図 3-1〜3, 4B, 5, 9, 10A, 12A・B, 13, 14A, 18, 19, 22, 25A, 28, 35C, 38, 41, 48, 54, 57, 59, 60
- Bickley LS. Bates' Guide to Physical Examination and History Taking, 11th ed. Baltimore, MD: Wolters Kluwer Health, 2013. 図 3-4A, 10B, 11, 15, 16, 23, 26, 29, 35A・B, 36, 46, 49, 62
- Daffner RH, Hartman MS. Clinical Radiology, 4th ed. Baltimore, MD: Lippincott Williams & Wilkins, 2014. 図 3-6〜8, 14B, 17B, 20, 21, 24A, 27, 30, 31, 33, 39, 40, 42〜44, 47, 50〜53, 55, 56, 58, 61, 63, 64
- Agur AMR, Dalley AF. Grant's Atlas of Anatomy, 13th ed. Baltimore, MD: Wolters Kluwer Health, 2013. 図 3-12C, 17A, 24B
- Moore KL, Agur AMR, Dalley AF. Essential Clinical Anatomy, 5th ed. Baltimore, MD: Lippincott Williams & Wilkins, 2015. 図 3-25B, 34, 45
- Madden ME. Introduction to Sectional Anatomy, 3rd ed. Baltimore, MD: Lippincott Williams & Wilkins, 2013. 図 3-32
- Provenzale JM, Nelson RC, Vinson, EN. Duke Radiology Case Review, 2nd ed. Philadelphia, PA: Lippincott Williams & Wilkins, 2012. 図 3-37

Chapter 4 ● 骨盤部

- Moore KL, Dalley AF, Agur AMR. Clinically Oriented Anatomy, 7th ed. Baltimore, MD: Lippincott Williams & Wilkins, 2014. 図 4-1〜3, 6〜14, 17, 24
- Bickley LS. Bates' Guide to Physical Examination and History Taking, 11th ed. Baltimore, MD: Wolters Kluwer Health, 2013. 図 4-4, 5, 15, 16
- Daffner RH, Hartman MS. Clinical Radiology, 4th ed. Baltimore, MD: Lippincott Williams & Wilkins, 2014. 図 4-18〜23, 25〜33

Chapter 5 ● 背部

- Moore KL, Dalley AF, Agur AMR. Clinically Oriented Anatomy, 7th ed. Baltimore, MD: Lippincott Williams & Wilkins, 2014. 図 5-1〜3, 4A, 6, 10〜12, 14〜21, 23
- Bickley LS. Bates' Guide to Physical Examination and History Taking, 11th ed. Baltimore, MD: Wolters Kluwer Health, 2013. 図 5-4B
- Agur AMR, Dalley AF. Grant's Atlas of Anatomy, 13th ed. Baltimore, MD: Wolters Kluwer Health, 2013. 図 5-5
- Brant WE, Helms CA. Fundamentals of Diagnostic Radiology, 3rd ed. Philadelphia, PA: Lippincott Williams & Wilkins, 2007. 図 5-7A
- Smith WL, Farrell TA. Radiology 101, 4th ed. Philadelphia, PA: Lippincott Williams & Wilkins, 2014. 図 5-7B, 8
- Schwartz ED, Flanders AE. Spinal Trauma. Philadelphia, PA: Lippincott Williams & Wilkins, 2007. 図 5-9
- Daffner RH, Hartman MS. Clinical Radiology, 4th ed. Baltimore, MD: Lippincott Williams & Wilkins, 2014. 図 5-22, 24〜27, 29〜31
- Berquist TH. MRI of the Musculoskeletal System, 6th ed. Philadelphia, PA: Lippincott Williams & Wilkins, 2013. 図 5-28

Chapter 6 ● 上肢と下肢

- Moore KL, Dalley AF, Agur AMR. Clinically Oriented Anatomy, 7th ed. Baltimore, MD: Lippincott Williams & Wilkins, 2014. 図 6-1, 2, 4〜10, 12〜14, 15A, 16, 17, 19〜22, 24, 25, 28, 36, 41, 43, 45, 47, 49, 51〜53, 55, 58
- Carter PJ. Lippincott Textbook for Nursing Assistants. Philadelphia, PA: Wolters Kluwer, 2016. 図 6-3
- Nath JL. Using Medical Terminology, 2nd ed. Baltimore, MD: Lippincott Williams & Wilkins, 2013. 図 6-11
- Smith WL, Farrell TA. Radiology 101, 4th ed. Philadelphia, PA: Lippincott Williams & Wilkins, 2014. 図 6-15B, 18B
- Greenspan A, Beltran J. Orthopedic Imaging, 6th ed. Philadelphia, PA: Wolters Kluwer Health, 2015. 図 6-15C
- Dudek RW, Louis TM. High-Yield: Gross Anatomy, 5th ed. Baltimore, MD: Lippincott Williams & Wilkins, 2015. 図 6-18A
- Bickley LS. Bates' Guide to Physical Examination and History Taking, 11th ed. Baltimore, MD: Wolters Kluwer Health, 2013. 図 6-23, 26, 30, 33, 59
- Pope TL, Harris JH. The Radiology of Emergency Medicine, 5th ed. Philadelphia, PA: Lippincott Williams & Wilkins, 2013. 図 6-27
- Erkonen WE, Smith WL. Radiology 101, 3rd ed. Philadelphia, PA: Wolters Kluwer, 2010. 図 6-29
- Daffner RH, Hartman MS. Clinical Radiology, 4th ed. Baltimore, MD: Lippincott Williams & Wilkins, 2014. 図 6-31, 34, 35, 39, 40, 44, 46
- Barker LR, et al. Principles of Ambulatory Medicine, 7th ed. Philadelphia, PA: Lippincott Williams & Wilkins, 2007. 図 6-32
- Chew FS. Skeletal Radiology, 3rd ed. Philadelphia, PA: Lippincott Williams & Wilkins, 2010. 図 6-37
- Boulware DW, Heudebert GR. Lippincott's Primary Care Rheumatology. Philadelphia, PA: Lippincott Williams & Wilkins, 2011. 図 6-38
- Brant WE, Helms CA. Fundamentals of Diagnostic Radiology. Philadelphia, PA: Lippincott Williams & Wilkins, 2007. 図 6-50
- Berquist TH. MRI of the Musculoskeletal System, 6th ed. Philadelphia, PA: Lippincott Williams & Wilkins, 2013. 図 6-54
- Geschwind JH, Dake MD. Abrams' Angiography, 3rd ed. Philadelphia, PA: Lippincott Williams & Wilkins, 2014. 図 6-56

Chapter 7 ● 頭頸部

- Moore KL, Dalley AF, Agur AMR. Clinically Oriented Anatomy, 7th ed. Baltimore, MD: Lippincott Williams & Wilkins, 2014. 図 7-1, 2, 4, 6〜8, 16〜19, 22, 23, 26, 27, 29〜31, 33, 36, 37, 46
- Daffner RH, Hartman MS. Clinical Radiology, 4th ed. Baltimore, MD: Lippincott Williams & Wilkins, 2014. 図 7-3, 5, 11, 15, 24, 35, 38, 39, 41, 42, 44, 48〜54
- Bickley LS. Bates' Guide to Physical Examination and History Taking, 11th ed. Baltimore, MD: Wolters Kluwer Health, 2013. 図 7-9, 10, 12〜14, 20, 21, 25, 32, 34, 40, 43, 45
- Harrison LB, Sessions RB, Kies MS. Head and Neck Cancer, 4th ed. Philadelphia, PA: Lippincott Williams & Wilkins, 2014. 図 7-28

Chapter

1

臨床での
統合的アプローチ

統合的な医学アプローチへの導入

　　臨床医学は，患者の健康を評価し最適化する芸術であり，科学である．WHO によると，健康とは，「身体的，精神的，社会的に万全な良好状態のことであり，単に病気がないことではない」．また，生物学的，心理学的，社会的要因によって規定されるものである．患者の健康を評価するために，医師は症状の原因を特徴づける解剖，身体診察，生化学，医用画像の知識を統合しなければならない．それにもかかわらず，医学教育の課程ではこれらの多くの概念は別々に教えられる．本書は解剖，身体診察，医用画像の基礎を患者の臨床評価に統合することによって，臨床的かつ批判的に考える過程を容易にすることを目的としている．ジョン・スミスさんの症例から始めよう．

> スミスさんは 30 歳男性で右膝の痛みを主訴としてかかりつけ医を受診した．4 日前，彼は突然始まった膝の痛みのため歩行困難となった．薬は飲んでおらず，薬に対するアレルギーはない．あなたはスミスさんのかかりつけ医で，間欠的な腹痛と下痢があったが，特に治療することなく軽快したことを知っている．今回の右膝の痛みと下痢を伴った腹痛が関係しているのか，あるいは独立したものなのか考えた．

　　医師はこうした状況にどうアプローチすべきだろうか？

初期評価

　　医師は主訴に基づいて鑑別診断を考え，また，病歴，身体診察，検査の解釈を通して最も考えられる病因に到達するため，鑑別診断を絞ろうとする．医学的な緊急事態において，医師は簡単な病歴を得て患者を落ち着かせ，それから患者本人や家族，目撃者，緊急コールに対応した者といった近くの人から情報を得る．

　　最初の評価は患者を見ている医師から始まり 4 つの分野に絞る．すなわち，一般的な外見や身なり，挨拶，行動・表現，そして姿勢と足取りである．一般的な外見や身なりは患者の全体的な情報を提供する．

1. 患者は元気そうに見えるか，あるいは具合が悪そうか．もし患者の具合が悪そうならば，これは急性の変化か，もしくは慢性的なものか．
2. 患者の外見は本人が自称する年齢相応か．
3. 患者は栄養失調のように見えるか．体重に明らかな増加，あるいは減少があった

か．この変化は全身的なものか，もしくは身体のある特定の部位のものか．

4. 患者は適切な服装をしているか，あるいは気候に関連した外傷（熱中症や凍傷）の
リスクはあるか．

5. 患者の髪，爪，皮膚は問題ないか．他の条件に加えて患者に不適切な自己のケア
や衛生を示唆する体臭はないか．

挨拶の間に医師は患者の最初の導入の適切さを評価する．

1. 患者のアイコンタクトは的確か．

2. 患者と握手するとき，手は冷たいか，あるいは温かいか．

3. 患者の表情は言葉の表現と合っているか，あるいは違っているか．

3番目の要素は全体的な身体状態と心理的状態についての情報を提供する患者の行
動と表現の評価である．

1. 患者の呼吸は正常か，あるいは何か異常があるか．

2. 患者に明らかな苦痛や痛みがありそうか．

3. 患者は話を聞いている間，適切なアイコンタクトを維持しているか．

4. 患者に不随意運動や揺れ，顔面の痙攣があるか．

最後の要素は姿勢と足取りの評価である．これらは神経学的あるいは筋骨格的，も
しくは内分泌的な異常を同定するのに役立つ．

1. 患者の足取りは正常か．

2. 患者は歩くときに腕を振るか，あるいはある特定の位置で固定されているか．

3. 患者は歩いているときや座っているときに正常な姿勢を維持しているか．

症例に戻ると，最初の評価によれば，スミスさんは身だしなみが整い，服装も適切で
あった．彼は年齢相応に見えたが，弱々しく，彼の表情から調子がよくないというこ
とがわかった．彼は不調にもかかわらず，医師に快く挨拶した．検査室に入ってくる
際，スミスさんは通常の姿勢を維持していたが，右足に体重をのせることが難しかっ
た．

■ 詳細な評価

詳細な評価は，細かい病歴の聴取，身体診察や臨床検査，画像検査を行うことを含
む．病歴聴取に関しては本書ではカバーしていないため，身体診察から始めようと思
う．

■ 身体診察

　完璧な身体診察は以下の要素の評価に関わる．これらの多くは関連する Chapter で述べられている．

- 一般的な外見，行動，バイタルサイン（Chapter 1）
- 心血管検査（Chapter 2）
- 呼吸機能検査（Chapter 2）
- 腹部，後腹膜検査（Chapter 3）
- 末梢血管検査（Chapter 6）
- 筋骨格検査（Chapter 6）
- 神経学的検査（Chapter 5〜7）
- 頭頸部検査（Chapter 7）

　特別な環境では皮膚科，産婦人科（Chapter 4），泌尿器科（Chapter 4），精神科，眼科，耳鼻咽喉科的な検査が行われる場合もある．

　医師は身体診察を行う前に同意を得る必要がある．正確な同意の定義は国や地域によって異なるが，一般的には患者あるいは代理人に，予定している検査やその利益とリスク，考えられる代わりの検査についての情報を提供する．同意は処置ごとに取得する必要があり，緊急時において患者の利益や望みが心に留められている限り無視されうる．

　ここに検査を控える患者へのアプローチの1つを示す（ただしいくつかは可能である）．

- 体位と適切な照明：患者に適切な姿勢をとらせることが大切である．例えば，検査のときに椅子にまっすぐ座るか，ベッドの上に仰向けで寝るかといった具合である．さらに，関連したシステムを検査するために適切な照明も重要である．
- 立会いとドレープ：医師は自分たちの経験と専門の範囲内で手技を行うべきであり，必要な場合は適切な立会人を確保すべきである．さらに，医師は検査の間，付添人がいることを患者が好むか明確にしておくべきである．例えば，乳房や骨盤の検査を行っている間，患者は女性の付添人に付いていてほしいかもしれない．最後に，患者の大切な部分は適切に覆われているべきである．例えば，腹部の検査を行っている間は骨盤領域や下腹部に布をかけておく．また，乳房の検査の間は検査しているほうの乳房だけ出し，対側乳房に布をかけておくべきである．
- 器具：医師は身体診察のため，すべての必要な器具を持っているべきである（聴診器，ハンマー，視力検査表など）．

▌ バイタルサイン

　初期評価を行ったあとに医師はバイタルサインを得る．バイタルサインは患者の安定性についての重要な情報を提供する．バイタルサインには体温，血圧，心拍，呼吸数の4つがある．これらの異常は病気や外傷，薬によって1つ以上の解剖学的異常があったときにおこることがある．いくつかの例では，動脈酸素分圧や身長，体重，

body-mass index（BMI），痛みスケールといったパラメータも測定されることがある．しかしながら，これらは古典的なバイタルサインではない．

体温

体温の測定には口腔，耳，腋窩，直腸の少なくとも4つのアプローチがある．口腔内の平均体温は37℃であり，朝6時頃の35.8℃と夕方4～6時の37.3℃の間を変動している．

> ● **Clinical Pearl**
>
> 口腔内の体温と比較すると，
> - 直腸の体温は0.4～0.5℃ 高い.
> - 耳の体温は0.8～1.0℃ 高い.
> - 腋窩の体温は1.0℃ 低い.

体温は視床下部によって支配され，いくつかの内因・外因的な要素に影響を受ける．正常範囲内の温度は正常体温と認識され，35.0℃以下では低体温，37.3℃以上あるいは午後の体温が37.7℃以上で発熱・高体温あるいは異常高温に分類される．発熱は感染，炎症の過程，自己免疫疾患，悪性腫瘍，溶血，静脈血栓症，薬の副作用が疑われる．発熱は視床下部のセットポイントの変更により生じることもある．結局，体温は上昇する傾向にある．高体温では視床下部のセットポイントを変えずに体温が上がる．これはたいてい心臓発作やコカイン，薬の副作用などの外的要因からおこり，悪性症候群や悪性高熱症となる．悪性高熱症は感染や薬の副作用によって41.1℃以上の発熱をおこすもので，溶血が生じることがある．悪性高熱症は致命的になることがあるため注意しなければならない．

> ● **Clinical Pearl**
>
> 悪性症候群は体温上昇，強直，不随意運動といった症状を伴い，精神科疾患治療薬の副作用としてみられることがある．悪性高熱症は麻酔薬の吸入後やサクシニルコリンなどの筋弛緩薬の使用後に敏感な患者におこる筋骨格系の代謝亢進である．セロトニン症候群はエクスタシーのような非合法な薬や多剤投与により身体に多量のセロトニンが放出されることによっておこる．患者には硬直や反射亢進，ミオクローヌス，混乱，発汗，停止に関連した体温上昇がおこることがある．

血圧

血圧は循環器系の機能測定であり，循環量と速度，身体に血液を効率よく送り出す能力，感染に関連した全身性の炎症，血管を拡張させたり収縮させたりする神経系の能力に影響される．加えて，患者の年齢，性別，病気，薬，社会的ストレスも血圧に

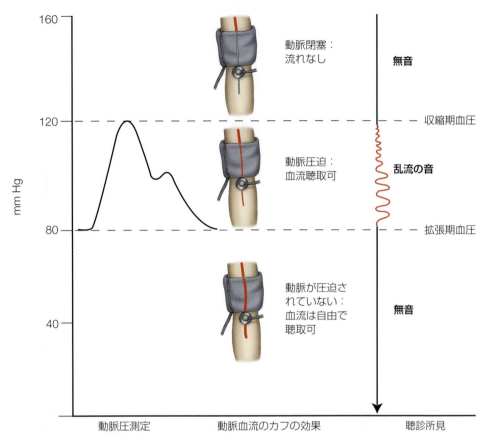

図 1-1　血圧測定
おおよそのサイズが合ったカフを患者の腕に取り付けて圧縮し，動脈血流を止める．次に，コルトコフ音を聴診している間はカフを拡張する．コルトコフ音の始まりが収縮期血圧を示す．さらにカフを拡張し，聞こえなくなるまで血流の乱流の音を聞く．血流の音が聞こえなくなったところが拡張期血圧を示す

影響を与える．血圧は1日を通して変動する．ゴールは本当の血圧に近い多くの測定値を得ることであり，それにはいくつかの方法がある．

- 外来での持続血圧測定は患者が24〜48時間血圧測定のカフを付けておく必要がある．患者の血圧は日中は15〜20分おき，夜は30〜60分おきに自動で測定される．持続血圧測定では病院を受診しているときにたまたま出たかもしれない生理的な変動を標準化したり，病院に来たことによる「白衣高血圧」を是正したり，隠れた高血圧を発見したり，患者が病院に来る回数を減らしたりするといった利点がある．24〜48時間血圧測定のカフを付けなければならず，重くて厄介であるが，高血圧と診断するのにスタンダードとみなされている．
- 家庭での血圧測定は平均血圧を評価するため，1週間以上にわたって10〜15回以上血圧を測定する必要がある．これは外来での持続血圧測定と同様の利点がある．
- 職場での血圧測定は1回の訪問で1回以上の血圧測定を行う．外来や家庭での血圧測定と比較するとあまり信憑性がない．図1-1は血圧測定の仕方についてまとめている．

表 1-1　血圧測定における脈圧と非対称

定義	原因
広い脈圧：>収縮期脈圧の 50%	甲状腺機能亢進症や大動脈弁閉鎖不全（あるいは逆流），発熱，貧血，妊娠といった運動過多の状態
狭い脈圧：<収縮期血圧の 25%	心タンポナーデ，収縮性心膜炎，大動脈弁狭窄症，ショック
左右の収縮期血圧の差が 10 mmHg 以上	大動脈解離，末梢動脈疾患，鎖骨下動脈盗血疾患，測定異常

　脈圧は収縮期血圧と拡張期血圧の差である．血圧は両方の腕で測定されるべきであり，通常は 5〜10 mmHg の間で読まれている．いくつかの状況は表 1-1 や Chapter 2 で説明されている．弱いコルトコフ音や異なったタイプまたはサイズのカフを使ったとき，マニュアルやオートといった違うタイプの機械を使ったとき，不整脈のような患者の体質といったいくつかの要因は血圧測定を複雑にしている．

心拍数とリズム

　心拍数とリズムは循環器系に関連した重要な徴候で，呼吸器系，内分泌系，神経系，薬，発熱，その他の病因によって影響を受ける．医師は心拍数に加えて，リズムが整か不整か，また動脈圧が弱いか問題ないか確認する．

　正常な心臓の心拍数は 60〜100 回/分の整であり，60 回以下は徐脈，100 回以上は頻脈とされる．頻脈，徐脈の鑑別診断を以下に示す．

徐脈	頻脈
アスリートにみられる正常のもの	甲状腺機能亢進症
急性心筋梗塞	急性心筋梗塞
頭蓋内圧亢進症	発熱，血液減少，敗血症
甲状腺機能低下症	カフェイン，毒，不安，麻薬，運動といった興奮
洞不全症候群	貧血，低酸素血症，慢性閉塞性肺疾患（chronic obstructive pulmonary disease：COPD）
薬の副作用	心不全，肺塞栓症（pulmonary embolism：PE）

起立性バイタルサイン

　臨床的に血液の喪失や脱水が疑われるのにもかかわらず，患者の静止時の血圧が正常範囲内であるとき，起立性のバイタルサインを測定するべきである．医師は仰臥位の患者の血圧と心拍数を測定する．2〜3 分起立して血圧と心拍数を測定する．症状のある患者や 10 mmHg 以上の血圧低下のある患者，収縮期血圧が 20 mmHg 以上低下した患者，心拍数が 30 回/分以上増加した患者は起立性の変化が考えられ，循環血液量の減少が考えられる．

呼吸数

呼吸数は呼吸器系，循環器系，腎臓，神経系によって影響を受ける重要なバイタルサインである．正常成人の呼吸数は12〜18回/分である．医師は患者の呼吸パターンが正常・整であるか，あるいは努力呼吸で副呼吸筋を使用しているかを判断する．医師はまた，喘息やCOPDに移行する可能性があるため，呼吸の静止の有無，呼気の時間といった呼吸パターンを計測する．

酸素飽和度

動脈血酸素飽和度は動脈の酸素化を測定する手段であり，通常室内（あるいは酸素濃度21%）で95%以上である．酸素飽和度は過去には動脈穿刺や化学分析を使用していたが，現在ではパルスオキシメータを使用して非侵襲的に測定できる．パルスオキシメータは鎌状赤血球型貧血や一酸化炭素中毒，貧血といったヘモグロビンの異常があるときは信用性が低下する．そのような場合は本当の酸素飽和度を測定するために検査室内で共同酸素測定器を使用するのもよいかもしれない．

BMI

$BMI = (体重[kg]) / (身長[m])^2$

人種によってカットオフ値は異なるが一般的な基準を以下に示す．

18.5 kg/m² 未満	低体重（underweight）
18.5〜24.9 kg/m²	普通（normal）
25.0〜29.9 kg/m²	過体重（overweight）
30 kg/m² 以上	肥満（obese）

解剖学的背景からのバイタルサイン

前述したように，バイタルサインはたくさんの解剖学的システムによって影響を受けている．これらのシステムの多くは相互に作用しており，1つの変化は他のものに影響する．ここでは，循環器系，呼吸器系，腎臓，神経系，内分泌系がバイタルサインを変えるのにどのように作用するか示していく．

循環器系は心血管系やリンパ系を構成しており，それらは体内で血液やリンパ液を輸送する役目をもっている．心血管系は肺循環や体循環を構成している（図1-2）．血圧や心拍数は循環器系を直接測定する方法である．循環器系は環境に影響を受ける皮膚の近くの拡張血管に血液を増やすことによって体温を調整している．もし循環器系が（心不全などで）適切な血液供給に失敗すれば心拍数を上げて，また動脈血酸素飽和度を下げて肺の血流を蓄積させる．心拍数は迷走神経を通して調節され，血圧は自律神経系を通して調節される．

リンパ系は循環器系と密接に関係している．24時間で20Lの血漿が循環器系から間質空間に移動する．約17Lが循環器系に再吸収され，残りの3Lはリンパ系を通して循環器系に移動する（図1-3）．循環器系の機能に加えて，リンパ系は身体の免疫機能にとって重要である．図1-3に示す通り，いくつかの表面のリンパ管は静脈に

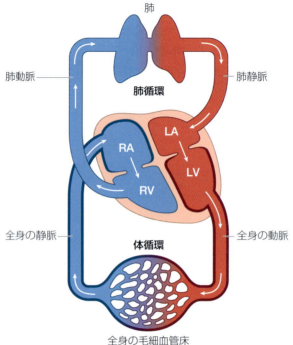

図 1-2　循環器系システム
左右の心臓からの肺循環や体循環系への血液のポンピングの模式図.
RA：右心房，LA：左心房，RV：右心室，LV：左心室

並行して走行し，最後には深部のリンパ管に合流し，そして今度は右リンパ管や胸管に合流する．右リンパ管は頭や頸部，喉の右側や右上肢は右内頸静脈と右鎖骨下静脈の合流部（図1-3の灰色部分）で静脈に合流する．胸管はリンパ液を身体の残りの部分から受け，左内頸静脈と左鎖骨下静脈の合流部（左静脈角）で静脈循環に還流する．

　呼吸器系（肺）は気道，肺，横隔膜（横隔神経によって支配される）を構成し，外の空気と循環している血液の間で酸素と二酸化炭素を運搬して交換する役目がある（図1-4）．呼吸器系は酸素飽和度に直接影響する．呼吸器系は血液のpHを調整するために腎臓と一緒に機能する．循環器系は血液を腎臓に運搬し，そこで血液はネフロンや尿管，膀胱，尿道を通して老廃物や過剰な電解質を取り除くために濾過される．腎臓はまた，血液の流量（血圧）やpH，カルシウム，電解質，赤血球の産生を促すエリスロポエチンの産生といった役割をもつ．結果として腎臓と呼吸器系は呼吸数に影響する．腎臓はまた，血圧の調節にも寄与している．

　循環器系，呼吸器系，腎臓に影響されるのに加えて，バイタルサインはホルモンにも影響されている．内分泌系は全身の生理的あるいは病理学的な反応を及ぼすホルモンを血流に産生する構造を構成する．例えば，甲状腺機能亢進症では甲状腺が過剰な甲状腺ホルモン〔トリヨードサイロニン（T_3），サイロキシン（T_4）〕を産生し，心拍数や体温，血圧，呼吸数を増加させる．

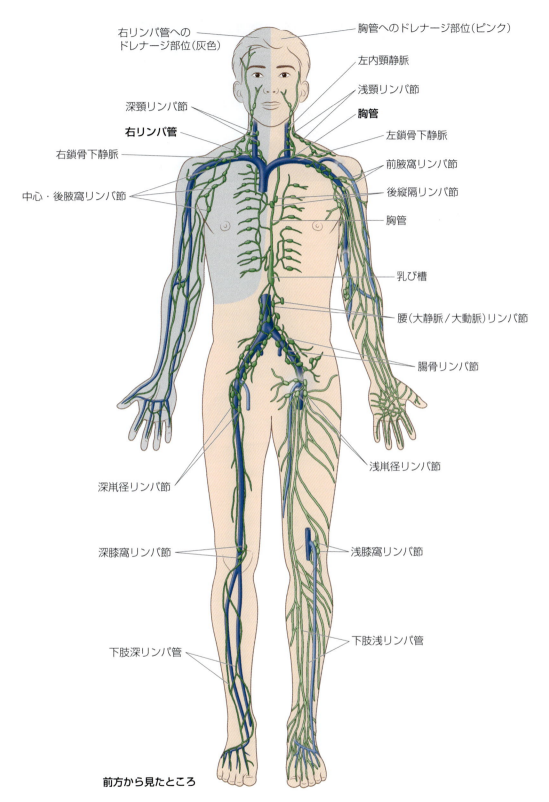

前方から見たところ

図 1-3　リンパ系システム
　リンパのドレナージパターン．右上半身の 1/4（灰色部分）は通常，右リンパ管を通って右静脈角に流入する．残り（ピンク部分）は胸管を通って左静脈角に流入する

9

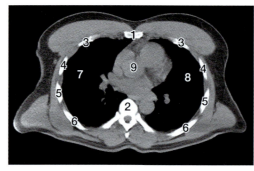

(A) 下方から見たところ

CT 横断像
1 胸骨
2 椎体
3〜6 肋骨
7 右胸腔
8 左胸腔
9 縦隔

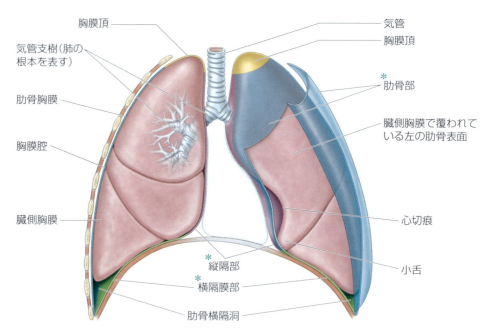

(B) 前方から見たところ

図 1-4　胸腔
(A)CT 横断面による胸腔
(B)胸腔の冠状断
胸膜嚢の膜が嵌入している．臓側胸膜が肺を覆っており，頂部は胸腔に接している．＊を付した構造は壁側胸膜の一部である

症例に戻ると，スミスさんのバイタルサインは次のように測定・記録された．

- 口腔内体温：36.2℃
- 血圧：125/85 mmHg（右腕），130/90 mmHg（左腕）
- 呼吸数：14 回/分，呼吸停止はなし
- 酸素飽和度：室内で 98%（酸素供給なし）
- BMI：28.1 kg/m^2，1 か月前に測定され，その後再測定はなし

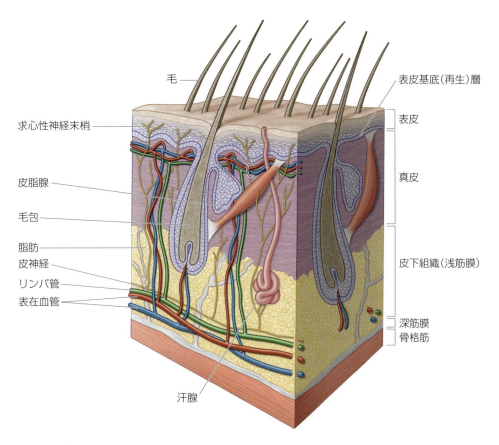

図 1-5　外皮系システム
皮膚といくつかの特徴的な構造

身体診察

　スミスさんのバイタルサインの測定のあと，医師は解剖に注意しながら身体診察を行った．診察を行う1つの方法は，視診，触診，打診，聴診に基づいて行われるIPPA法と呼ばれる方法である．IPPA法は一般的なフレームワークでいくつかの有名な例外がある．1つ目は，腹部の検査で，触診や打診を行うと腸の音に影響してしまうため，最初に聴診を行う．2つ目は，筋骨格系の診察（膝や腰）で，打診や聴診は必要ない．最後に，IPPA法に加えて，いくつかの身体診察は解剖学的領域に特異的な処置を含む．例えば，膝の診察は姿勢や可動域，力や関節の状態の判断を含む．特殊検査や処置に則って特別な身体診察をする方法の詳細は関連するChapterで述べる．
　視診や触診の間で最初に出合う臓器システムは外皮系である．外皮系は皮膚（表皮と真皮）や髪，爪，それらの下に存在する皮下組織である．外皮系は外界の環境から内臓を守り，脂肪を蓄積し，体温を調節し，ビタミンDを合成する．表皮は色素沈着や再生のポテンシャルをもった深部の基底層を裏打ちする強い表面の上皮を構成するケラチン上皮である．表皮には血管やリンパ管はなく，裏打ちし，血管をもつ真皮に栄養を頼っている．図1-5に示すように，真皮は血管とリンパ管の土台で痛みや

温度といった感覚情報を運ぶ神経の終着点である．神経線維の多くは真皮で終わるが，少しは表皮にも入り込む．真皮やコラーゲンはエラスチンの線維の層で構成されている．真皮の下に弱い結合組織や脂肪，汗腺，表面の血管やリンパ管，真皮の神経を構成する皮下組織（上皮の筋膜）がある．皮下組織は脂肪が蓄積される主な部位である．それゆえ，この層の厚さは個人間や，同じ人でも違う部位の間で異なっている．

外皮系は腫脹（腫瘍），赤み（発赤），瘢痕，病変，乾燥，脱毛，色素沈着，蒼白やチアノーゼ，黄疸といった変色の視診を行う．

次にその領域が温かいか（熱），軟らかいか（疼痛）あるいは病変や腫瘤，充満している領域が増大しているかどうかといったことを決めるために視診を行うべきである．

外皮系の深いところは筋骨格系である．骨格系は骨や軟骨で構成されており4つの主な機能，基本的な形状，支え，身体全体の骨格がある．それは動くのに必要な筋系の土台となる．また，他の構造から心臓や脳，肺といった重要な内臓を保護し，血液細胞が生産される場所となる．骨格系は図1-6 に示されており，背部（Chapter 5）や上肢と下肢（Chapter 6）でさらに説明を加える．

骨格系に近く関係しているものは関節系であり，それは関節や靱帯を構成している．関節系は骨や骨格系をつなぐ役割があり，そのため，柔軟性や関節系の可動域を広げる．関節の主な3つのタイプは感染や外傷，炎症に影響を受け，動きや可動域を小さくする．身体診察の目的のためには滑膜関節が最もよく診察できる．滑膜関節は腫脹や紅斑が視診されたり，液体や捻髪音が聴診されたり，異常な関節可動域を示したりすることがある．

関節の動きを評価する間，筋や神経系を考えることが大切である．筋組織には3つのタイプがある．1つ目は骨格横紋筋である．骨格筋を作る随意的で横紋のある体細胞から構成される．これらの筋は外傷があるときや腫瘤を触れるとき，筋力を測定したいときに使用される．2つ目は心臓横紋筋である．心臓を作る不随意的で横紋のある筋から構成される．3つ目は平滑筋である．血管の中膜や多くの管腔臓器を作る不随意的で横紋のない内臓筋から構成される．

神経系は筋系との接続に働く．神経系は外界を感じたり，筋や腺を活性化させたり，身体の外界との相互作用を規制したりする．また，認識や動き，感覚，共同作用，姿勢，足取りに関係している．図1-7 に示す通り，神経系は中枢神経系と末梢神経系に分類される．

筋骨格系，関節系，神経系を検査したあと，筋や骨の下にある内臓に注意を向けなければならない．内臓の重要な構造要素は循環器系，呼吸器系，腎臓，尿路系である．内臓はまた，胸部（Chapter 2），腹部（Chapter 3）で消化器系の一部として説明する．

身体診察により得られた所見の記録と伝達

身体診察の最後に医師は患者や他の開業医とコミュニケーションをとることができる所見を記録する．すべての例で解剖学的用語や断面，動きに適切な用語を用いて身体所見を記録・伝達することが大切である．本書の用語は「国際解剖用語」に従っている．公式な用語は国際解剖学連合（International Federation of Associations of

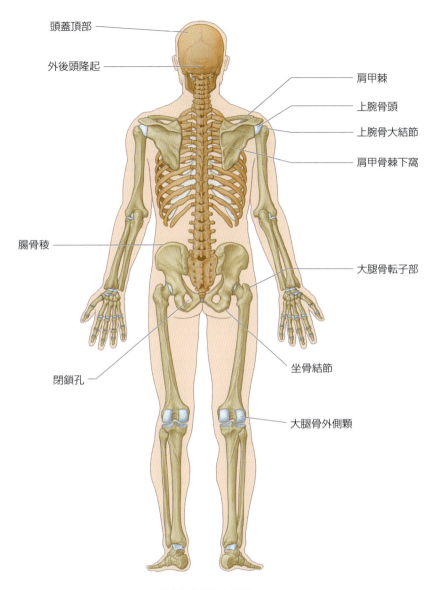

後方から見たところ

図 1-6 骨格系
骨の模様と形態

Anatomists：IFAA，www.unifr.ch/ifaa）に掲載されており，図 1-8, 9 にまとめられている．

　IFAA で使用されている用語は解剖学的肢位に基づいている．例えば，患者は仰臥位や腹臥位などのさまざまな体位で検査されるため，身体所見を伝えるためには共通の解剖学的肢位を定めることが重要である．国際的な基準では，図 1-8 に示されている通り，すべての解剖学的肢位は直立する人で決められている．

- 頭，目，足が前を向いている(前方)
- 両側の手掌が前を向いている(前方)

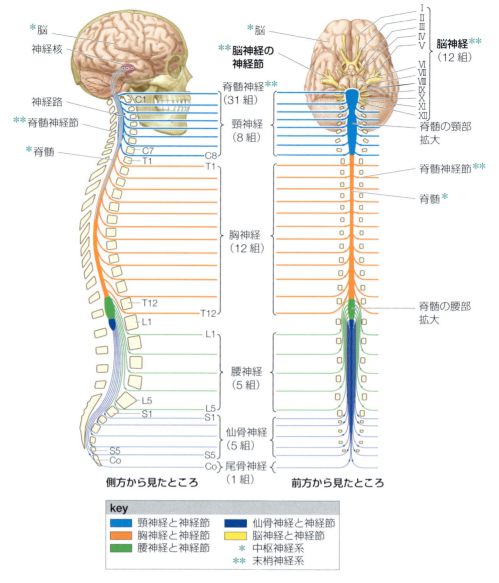

図 1-7 基本的な神経系の構成
中枢神経系は脳と脊髄で構成され，末梢神経系は神経と神経節で構成される

- 下肢はそろって閉じ，つま先は前を向いている（前方）

患者の体位によらず，患者は解剖学的肢位にあるとみなされるべきである．そして，すべての動きはそれに従って示されるべきである．重要な例外は，多くの患者は仰臥位で検査されており，それは臓器の場所に影響する．それゆえ，臓器の位置は解剖学的肢位の代わりに仰臥位の患者とともに記載されるべきである．

図 1-9 に示されている通り，4 つの解剖学的断面が解剖学的肢位の身体に示されており，また画像所見を表現されることにも使われている．

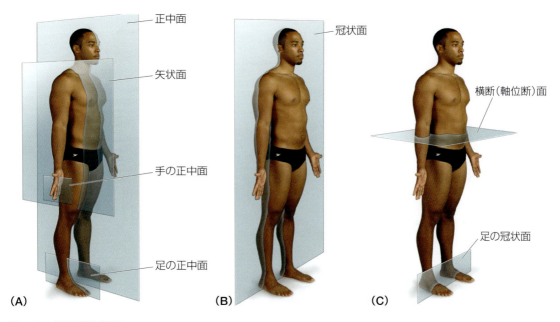

図 1-8　解剖学的断面

> 症例に戻ると，スミスさんに完璧な身体診察が行われた．彼の腹痛と膝の腫脹という主訴を考えるとこれらのシステムに関して注目され，次の所見が記録された．

- 一般的な診察：患者は細く，中程度のストレスがあるが，身だしなみは整っており，年齢相応に見えた．
- バイタルサイン：体温 36.2℃，血圧 125/85 mmHg（左），心拍数 72 回/分・整，呼吸数 14 回/分，酸素飽和度 98%（室内），BMI 28.1．
- 頭頸部：目，耳，鼻の検査は正常だった．唇，歯肉，歯は正常だったが，中咽頭は右頬の内側に潰瘍があった．
- 循環器系：視診で手術痕はなかった．触診では隆起やスリルは触れなかった．そして左鎖骨中央の第 5 肋間に頂点があった．聴診では心音は正常で雑音もなかった．
- リンパ系：触診で頸部，腋窩，鼠径部に異常なリンパ節は触れなかった．
- 呼吸器系：視診で患者の呼吸器的なストレスは明らかでなかった．触診で気管は中心にあった．胸部は全肺野で打診による異常はなかった．聴診で呼吸音は正常で crackle や wheeze は聞かれなかった．
- 腹部：視診で手術痕や腫瘤，異常な膨らみはなかった．聴診で腸音が亢進しており，深部の触診で腹部の圧痛が明らかになった．肝辺縁は整で約 10 cm であり，脾臓は触知できず，ヘルニアの所見もなかった．直腸診での腫瘍は明らかではなかった．括約筋の収縮の程度は正常だった．前立腺は整で腫大はなかった．直腸のアーチにうすい茶色の便塊があり，分析により潜血があることがわかった．
- 血管：触診で腹部大動脈は拡張しておらず，聴診で雑音は聞こえなかった．心音は大腿，膝窩，足の動脈で等しく整であった．浮腫や静脈瘤はなかった．

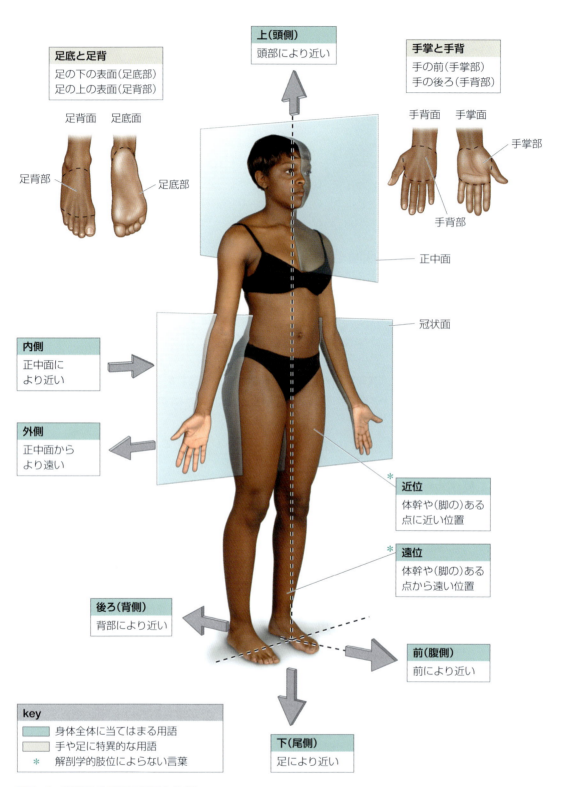

図 1-9　解剖学的用語の関係と比較

■ 神経系：精神状態と認識は正常だった．脳神経Ⅱ～Ⅻは正常だった．運動神経の検査では，膝の屈曲-伸展により，強い痛みを伴う右側の筋力低下が示された．他部位の運動は対称で評価は 5/5 であった．反射は等しく対称で評価は 2＋であった．触覚や温覚，振動覚，体性感覚は正常であった．

■ 皮膚：視診で発赤や病変，潰瘍はなかった．

■ 筋骨格系：姿勢は正常で疼痛逃避性歩行だった．

• 右膝：アライメントは正常で左膝と比べて腫大していた．また，瘢痕や筋萎縮，紅斑はなかった．触診では温かく腫脹していた．中等度の関節の圧痛があった．捻髪音はなかった．関節可動域は屈曲も伸展も制限されていた．すべての靭帯は正常で関節は安定していた．

• 左膝：アライメントは正常で瘢痕や筋萎縮はなかった．触診では腫瘤や圧痛，捻髪音はなかった．関節可動域は正常で靭帯も正常，関節は安定していた．

• 両方の腰や足首は正常だった．

臨床検査

臨床検査は身体診察を補足する．臨床検査を分類する 1 つの方法は以下である．

1. 全血算，赤血球数，白血球数，血小板数を定量する．赤血球数が少ないことは貧血と呼ばれ，平均赤血球容積（mean corpuscular volume：MCV）が異なる原因を鑑別することに役立つ．一方，赤血球数が多いことは多血症と呼ばれる．白血球数が少ないことは白血球減少症と呼ばれ，多いことは白血球増多症と呼ばれる．血小板数が少ないことは血小板減少症と呼ばれ，多いことは血小板増多症と呼ばれる．全血算では好中球やリンパ球といった白血球のサブタイプの数を測定することができる．脱水の患者では血液濃縮を示す 3 つの系すべてが上昇している．

2. 血液生化学は主に電解質，ナトリウム（低ナトリウム血症や高ナトリウム血症），カリウム（低カリウム血症や高カリウム血症），クロール（低クロール血症や高クロール血症），重炭酸塩（代謝性アシドーシスや代謝性アルカローシス），マグネシウム（低マグネシウム血症や高マグネシウム血症），リン酸（低リン酸血症や高リン酸血症），カルシウム（低カルシウム血症や高カルシウム血症）を判断できる．

3. 凝固検査は血餅の評価を行う．国際標準比（INR や PT）と部分トロンボプラスチン時間（partial thromboplastin time：PTT）はそれぞれ外因系および内因系の凝固能の測定である．

4. 尿は電解質やモル浸透圧濃度の測定を行う．検尿は pH，腎不全による蛋白の存在，肥満によるケトンやグルコース，外傷や癌，腎臓病による赤血球，尿路感染症による白血球や亜硝酸塩，白血球エステラーゼを検出することができる．尿はまた，毒や薬も検査できる．

5. 微生物検査は血液や尿，間質液，脳脊髄液などの液体，細菌や真菌，寄生虫の存在する皮膚を評価する．ポリメラーゼ連鎖反応（polymerase chain reaction：PCR）は液体中のウイルス遺伝子を検出するのに役立つかもしれない．

6. CA125 や PSA といった腫瘍マーカーや C 反応性蛋白（C-reactive protein：CRP）

や赤血球沈降速度（erythrocyte sedimentation rate：ESR）といった炎症マーカー，遺伝子検査，生検，ウイルス血清学を含めた他のさまざまな検査が存在する．

■ 医用画像

　医用画像を利用することで，解剖構造の視覚的理解が可能となり，より効果的な身体診察が可能となる．また，医用画像は，組織検体サンプリング（組織生検），狭窄した動脈の再開通（血行再建），栄養や薬の投与目的での胃や腸管へのチューブの挿入（胃瘻造設），胆管や尿管の結石除去や閉塞時の迂回路造設などの手技を補助する目的でも利用される．放射線画像下で手技を行うことを画像下治療（interventional radiology：IVR）と呼ぶ．

　診断や IVR に使われる医用画像検査にもよるが，一般に画像化の原理は，組織への放射線の曝露を伴う．医用画像は電磁波や音波などを利用した検査であるが，エネルギー吸収や反射などの物理的特性は組織ごとに異なるため，通過する組織の種類によって放射線の透過率や反射率は異なる．それを検出器が感知することで医用画像が作成される．

　医用画像に利用する放射線は電離放射線と非電離放射線に分けられる．X 線などの電離放射線はエネルギーが大きく，生体高分子の電離や励起により，DNA を障害したり，細胞内でフリーラジカルを生成したりする．そのため，妊娠中の被曝は必ずしも安全ではなく，また悪性腫瘍の潜在的な危険性も伴っている．非電離放射線は生体高分子の電離や励起を引き起こすのに十分なエネルギーをもたない放射線であり，ラジオ波や電波，光波などがある．核磁気共鳴画像（magnetic resonance imaging：MRI）はラジオ波を，超音波検査（ultrasonography：US）は高周波の音波を利用した検査である．MRI や超音波検査は，細胞障害を引き起こさないため，妊娠中でも比較的安全に検査することができる．

　医用画像の鍵となる原理の 1 つに減衰という概念がある．減衰とは，放射線や超音波などの投射波が組織中を通過する際に，吸収，散乱，屈折などの影響を受けて，エネルギーが逓減する現象のことである．このような組織による減衰率の差異を応用したのが医用画像である．

　電離放射線の危険性を考慮して，国際放射線防護委員会（International Commission on Radiation Protection：ICRP）を始めとするさまざまな機関によって，放射線被曝は規制されている．表1-2 は，医用画像検査ごとの放射線被曝量を自然放射線量と比較したものである．

● Clinical Pearl

妊娠中の放射線被曝の危険性は妊娠週数によって変わる．着床前（受精後 1〜2 週間）は，放射線障害は全か無かの現象による．吸収線量は，単位質量あたりの吸収された放射線の総量をいい，単位はグレイ（Gy）で表される．50〜100 mGy の胎児被曝量は胚盤胞の着床不全を誘発し，自然流産となる．着床後は，胚盤胞

表 1-2 医用画像検査ごとの放射線被曝量

検査	実効線量(mSv)	自然放射線等量
骨密度	0.001	3時間
胸部X線撮影	0.1	10日
マンモグラフィ	0.4	7週
X線撮影(上部消化管)	6	2年
心臓CT(冠動脈石灰化スコア)	3	1年
頭部CT	2	8か月
大腸CT(コロノグラフィ)	6	2年
胸部CT	7	2年
腹部CT	10	3年
脊椎CT	6	2年

細胞の多能性によって，障害された細胞は交換が可能であるため，長期的な影響はないとされる．妊娠第1～8週の臓器形成期においては，着床した胎芽の放射線被曝は成長障害を引き起こす．胎児は，妊娠第8～15週に最も放射線障害に脆弱となり，この期間における100～200 mGyの被曝は子宮内発育遅延（intrauterine growth retardation：IUGR）や小脳症，精神遅滞などの中枢神経系の障害と関連がある．妊娠中における安全な被曝量はないが，100 mGy以上の被曝によって，身体や脳の成長発達に障害が出る傾向がある．

X線

　X線撮影は電離放射線を利用した検査である．過去には臭化銀やヨウ化銀のフィルムが利用されており，X線に曝露されると，これらのフィルムは黒色に変化する．現在使用されているX線撮影装置では，フィルムの代わりにデジタルセンサーが利用されているが，基本原理は同じである（図1-10）．X線撮影では，X線として投射された電離放射線が組織によって減衰を受ける．X線は，肺などの空気が充満している組織を通過してもほとんど減衰せずにフィルムに到達するため，フィルムは黒色に変化する．そのため空気は放射線透過性（radiolucent）という．一方で，骨などの高密度の組織はX線を大きく減衰させて，通過する光子の割合を減らす．そのため骨はX線フィルム上で白く写り，放射線不透過性（radiopaque）という．脂肪などの中密度の組織はX線を中程度に減衰させるため，グレースケールで描出される．

　骨格系は主にX線単純写真で検査する．X線単純写真では，骨は明瞭に描出されるが，軟骨は不明瞭であり，関節を形成する骨同士の間（radiographic joint space）の距離が保たれていることによって関節軟骨が正常であると判断する．

　X線透視は，短時間に連続的にX線を投射することで，擬似的にリアルタイムの動画を作成する検査である．X線透視はIVRに利用され，冠動脈の評価，整形外科手術時の骨アライメントの評価，消化管の開存状態や機能の評価，関節注射などの目

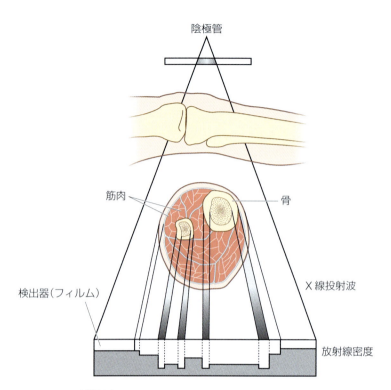

図 1-10　X 線撮影の原理
X 線は組織ごとに異なった程度の減衰効果（散乱や吸収）を受けながら組織を通過し，検出器に到達する

的に用いられる．X 線透視はカテーテル挿入やステント留置，肺生検などの侵襲的な手技にも用いられる．

CT

コンピュータ断層撮影（computed tomography：CT，CAT スキャン）は，X 線単純写真と同じ原理に基づいている．CT 撮影装置は，X 線管球が身体の周囲をらせん状に回転しながら連続的に X 線を投射し，異なる高さや角度から撮影された数万枚の X 線画像から 2 次元や 3 次元の画像を再構成する（図 1-11）．X 線管球の対側に配置されたデジタルの多列検出器が X 線を感知し，減衰の程度を計測する．デジタルの検出器は，単に白，黒，灰色の画素としてではなく，より細かく減衰の程度を計測し，Hounsfield unit（HU）として表示する．骨などの最も強く放射線を減衰させる組織は白く描出され，1,000 HU である．肺などの放射線をほとんど減衰させない組織は黒く描出され，−1,000 HU である（表 1-3）．CT 画像は，常にウィンドウ幅とウィンドウレベルを設定して表示される．初期設定はウィンドウ幅−1,000〜1,000 HU，ウィンドウレベル 0 であるが，評価する組織に合わせて最適化できる．例えば腹部 CT 画像は，ウィンドウレベル 50，ウィンドウ幅 350 HU の設定値で表示される．CT 検査は，中枢神経系の腫瘍や出血，内臓腫瘍，腹腔内や胸腔内の疾患，筋骨格の外傷，癌のステージングに有用である．CT 検査の大きな欠点は被曝の問題である．

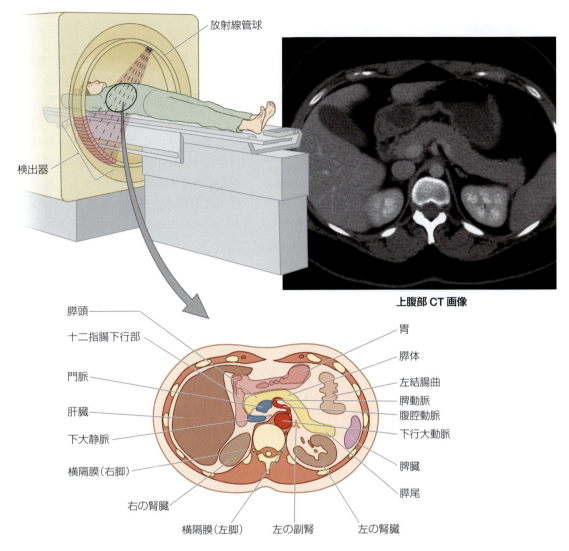

図 1-11　CT の原理
X 線管球が身体の周囲を回転し，さまざまな角度から X 線を投射する．身体の反対側にある X 線の検出器が透過線量を計測し，それらの複数の撮影を元にして，コンピュータが画像を作成する

表 1-3　組織ごとの CT 値

組織	CT 値（HU）	組織	CT 値（HU）
骨	1,000	脳脊髄液	15
肝臓	40〜70	水	0
大脳白質	35	脂肪	−50〜−100
大脳灰白質	45	空気	−1,000
血液	40〜50		

造影

　造影検査は，近接する組織を区別したり，臓器の機能を評価したりする目的（後述）で用いられる．X線撮影，X線透視，CT検査は，いずれもX線を利用した検査であり，類似の造影剤を使用する．造影剤は放射線不透過性であり，白く写る．硫酸バリウムやヨード造影剤が一般的に用いられる．

　硫酸バリウム（あるいはバリウム）は消化管の評価に使用する造影剤である．経口摂取したバリウムは消化管の壁に沿って流れるため，粘膜や内腔の欠損（例：狭窄，ポリープ，潰瘍）や機能不全（例：蠕動障害，逆流）を評価するのに有用である．理論上は，消化管に高度の狭窄があるとバリウムが嵌頓して狭窄を増悪させることがある．しかし，実際の臨床では，CT検査で発見された狭窄の部位や原因を特定するのに希釈したヨード造影剤やバリウムの経口投与下でのX線透視が有用である．消化管穿孔が疑われる場合は，穿孔部位を特定するのにヨード造影剤か希釈したバリウムが有用である．消化管穿孔に対してバリウムを用いた場合，理論上は，バリウムが腹腔内に漏出して腹膜炎を惹起する危険性があるため，使用は避けるべきである．バリウムによって低カリウム血症が生じることがあり，それによって軽微なアレルギー反応や腹痛，下痢，腎障害，致死性不整脈に至る可能性もある．

　ヨード造影剤は水溶性であり，CT検査やX線透視にコントラストをつける目的で経口投与や経静脈投与される．ヨード造影剤は短時間で体内に吸収されるため，消化管穿孔や狭窄が疑われたときに用いられる．ヨード造影剤の副作用としてはアレルギー反応，皮膚壊死，化学性腹膜炎，造影剤腎症（contrast-induced nephropathy：CIN），肺水腫などがあげられる．通常，CINは投与後48〜72時間以内に発生する．造影剤投与前後の補液や投与する造影剤の減量によってCINのリスクを下げることができるが，*N*-acetylcysteine（NAC）の投与の効果は限定的である．CINのリスクを推定する計算式は複数あり，年齢や腎機能，糖尿病，敗血症または循環血液量の減少，心不全，造影剤投与量，貧血などの因子を検討する必要がある．ヨード造影剤はアレルギー反応を惹起する可能性もあるが，確立されたプロトコールに則ってプレドニゾロンやジフェンヒドラミンを投与することで，アレルギー反応のリスクを下げられることが示唆されている．

核医学

　核医学では，放射性同位元素が組み込まれた生体分子を経静脈投与もしくは吸入投与する（表1-4）．これらの分子は，体内に取り込まれると特定の種類の細胞によって選択的に吸収され，それらを取り込んだ細胞は放射性同位元素によってラベリングされる．これらの放射性同位元素が体内で自然崩壊するとガンマ線が放出され，それをガンマカメラで検出することで，組織の代謝活性を画像化することが可能となる（図1-12）．核医学は，骨転移，甲状腺癌，甲状腺腫，甲状腺機能亢進症，心筋灌流，心機能，心筋viability，肺の換気血流ミスマッチ，肝臓の胆汁うっ滞や血管腫の検査に用いられる．

　陽電子放射断層撮影（positron emission tomography：PET）は，半減期が短い放射

表 1-4　検索臓器と放射性同位元素の種類

放射性同位元素の核種	検索臓器
Cr-51	消化管（出血）
I-131	甲状腺，肝臓，腎臓
Tc-99m	骨，心筋，肺，甲状腺，肝臓，胆嚢，腎臓
Xe-133	肺
Tl-201	心筋

（世界原子力協会より）

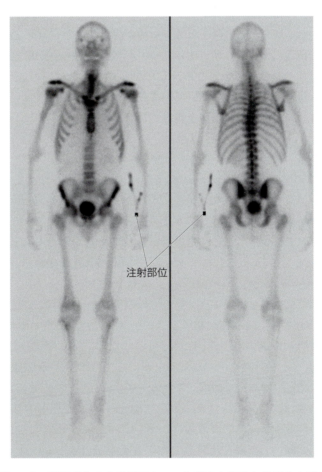

図 1-12　健常成人の全身骨スキャンを前方と後方から見たところ
静脈注射部位に標識されたテクネチウム 99m の集積がみられる．テクネチウムは代謝が活発な骨に集まる傾向がある．集積が多い部位は黒く描出され，骨の成長や修復が活発であることを示す．椎骨，骨盤骨，仙骨の両側性の集積は正常である（ジョエル・ヴィレンスキー博士のご厚意による）

表 1-5　基本的な MRI 撮像法と目的

撮像法	目的
DWI（拡散強調画像）	水の受動拡散（脳浮腫）の評価（脳血管障害，多発性硬化症の活動性脱髄斑，ヘルペス脳炎，心筋炎）
FLAIR	脳脊髄液の信号抑制（脳梗塞，多発性硬化症，頭部外傷，くも膜下出血）
BOLD	Functional MRI
T2*強調画像	出血，石灰化，鉄沈着の検出

性同位元素を利用した検査である．PET では，放射性同位元素が組み込まれた生体分子（糖，水，アンモニア，特定の受容体に結合する分子）が経静脈的に投与されると，代謝活動が活発な細胞によって選択的に取り込まれる．一般的に用いられる放射性同位元素としては，フッ素 18（^{18}F，$t_{1/2}$ 110 分），窒素 13（^{13}N，$t_{1/2}$ 10 分），炭素 11（^{11}C，$t_{1/2}$ 20 分），酸素 15，ルビジウム 82 などがあげられる．これらの放射性同位元素が体内で自然崩壊すると，陽子とガンマ線が放出され，そのガンマ線をガンマカメラで検出して画像化する．この方法によって，感染，炎症，腫瘍などの代謝活性が高い部位を発見することが可能となる．したがって，PET は癌のステージング，脳や心臓の機能を画像化する目的で用いられる．また，CT や MRI と同時に撮影することで，より精度の高い解剖学的情報を得ることが可能となる．

MRI

MRI は磁場とラジオ（radiofrequency：RF）波を利用した検査であり，軟部組織の評価と診断に最も有用な検査である．X 線撮影では詳細な評価が困難な，骨関節系や筋肉系，頭蓋内，脊椎の病変，心疾患の評価に有用である（表 1-5）．血管や軟部組織のコントラストをつけるために造影剤としてガドリニウムが用いられる．ガドリニウムの副作用としては，アナフィラキシー，腎性全身性線維症（nephrogenic systemic fibrosis：NSF）などがあげられる．NSF は腎障害がある，もしくは透析が導入されている症例で発生し，頻度は高くないものの重篤な症状を引き起こす．

MRI 検査では，患者は最初に 1.5〜3 テスラの強い磁場の中に寝かされる．このとき，質量数が奇数の原子核（^{1}H，^{19}F，^{31}P，^{13}C など）を強い静磁場（縦磁場：longitudinal field）に置くと，磁場に平行な方向を軸にして回転運動（歳差運動）をする．次に，磁場の中で特定の周波数で回転しているスピンに対して，磁場に垂直な方向の同じラーモア周波数（共鳴周波数）の RF パルス（励起パルス）が照射される．RF パルスを吸収して高いエネルギー準位に遷移した核スピンは，同一位相で RF パルス（横磁場）に平行な方向を軸にして歳差運動を始める（励起状態となった核スピンは同一平面上で歳差運動を行うが，その平面を transverse plane という）．RF パルスの照射が停止すると，励起状態にある核スピンは高エネルギー状態を維持できず，スピンの軸は静磁場の方向に戻る．定常状態に戻る過程で核スピンはエネルギーを放出し，これが RF 受容器によって検出・増幅され，位置情報と信号強度から画像が作成される（図 1-13）．

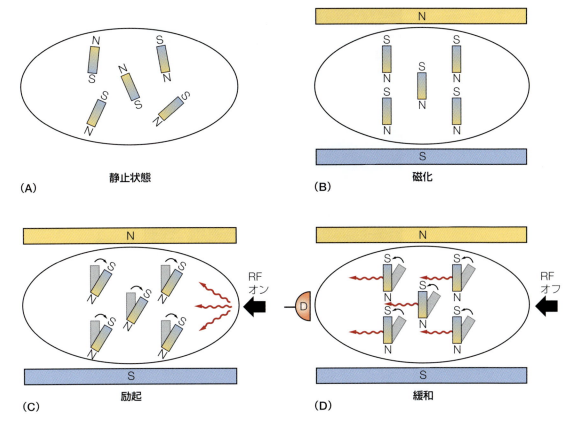

図 1-13　MRI の原理
(A) ランダム状態の核スピン
(B) 静磁場の中では，磁場に平行な方向を軸にして回転する
(C) RF パルスによって励起状態となった核スピンは同一位相で RF パルスに平行な方向を軸にして歳差運動を始める
(D) RF パルスの停止後は RF 信号を放出しながら定常状態に戻る

　MRI は組織ごとのプロトン密度の差を利用して，画像に濃淡をつける．プロトン密度が高い組織は強い RF 信号を発し，白く描出される．さらに組織を区別するために，2 つの時定数が用いられる．T1 値（あるいは縦緩和時間）は RF パルスの停止後，核スピンが静磁場に戻るまでの時間を表す．T2 値（あるいは横緩和時間）は RF パルスの停止後，核スピン同士の相互作用によって横磁場が減衰する時間を表す．原子核が多い組織（より粘稠度の高い組織）ほど，核スピン同士の相互作用は強く，横緩和の信号は早く減衰する．例えば，プロトン密度が高い脂肪組織は静磁場に戻るまでの時間が短い（short T1）．また，プロトン密度が高いため，RF パルスの停止後の核スピンの相互作用が強く，横磁場は速く崩壊する（short T2）．

　これに比べて，プロトン密度が低い水や血液は静磁場に戻るまでの時間が長い（long T1）．同様に，脂肪と比べて水や血液中では，核スピン同士の距離が遠く，相互作用が弱いため，横磁場は緩やかに減衰する（long T2）．

　T1 値と T2 値は特定の組織を強調するのに利用される．T1 強調画像では，脂肪などの T1 時間が短い組織は白く描出される．一方，静磁場に戻る速度が遅い水などの

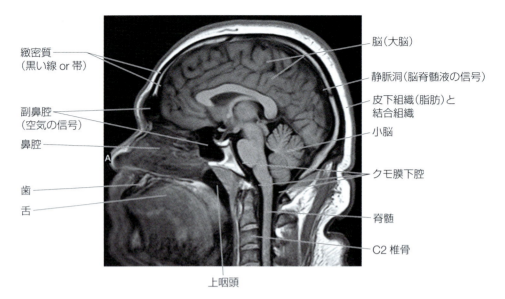

図 1-14　頭部 MRI T1 強調矢状断像
鼻腔の上部と後部の低信号域は，前頭洞や蝶形骨洞の内部の空気である

組織は信号が弱いため，黒く描出される（図 1-14）．T1 強調画像は解剖学的構造を評価するのに有用である．T2 強調画像では，T2 時間が長い組織は白く描出されるため，脳脊髄液などの水が多い組織が白く描出される．T2 強調画像は浮腫，感染，炎症，出血を診断するのに有用である．また，functional MRI では，T2 強調画像はデオキシヘモグロビンの描出に利用される．

> ● **Clinical Pearl**
>
> MRI 検査前には，体内に金属異物があるかどうかの問診が必要である．眼内に金属片や異物の存在が疑われる場合は眼球の X 線撮影をする．ペースメーカ，整形外科のインプラント，内耳のインプラント，手術によるインプラント，金属片，動脈瘤のクリップがないか，カルテや手術記録を確認する必要がある．チタンは MRI 対応可能な金属である．

超音波検査

　超音波検査は高周波（人間の耳で受容できる以上の周波数）の音波を利用して画像を作成する検査である．音波は反射や減衰の影響を受けながら，組織を透過する．このときに超音波の探触子が感知した反射波（エコー）の情報を基に画像が作成される（図 1-15）．画像の X 軸は探触子がエコーを感知した位置を表し，Y 軸（深さ）は探触子へのエコーの到達時間を表す．

　強いエコーを発する組織は白く描出される（高エコー）．高エコーな物質の例として，針や骨などの超音波を透過しない物質があげられる．骨などの高エコーな構造は

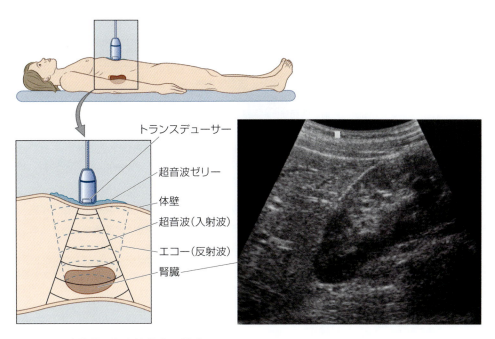

図 1-15　上腹部の超音波検査の模式図
腹部の組織構造によって反射されたエコーが画像化される．モニター上には右腎臓が描出されている

超音波を完全に反射するため，それより深部には超音波が到達せず，黒く描出される（シャドウ）．液体構造は入射する超音波を減衰して反射波を発しない（無エコー）．無エコーの構造は黒く描出されるが，音響窓（acoustic window）を作ることで，深部の構造の評価に有用である．例えば，膀胱に尿が充満した状態で検査することで生殖器を描出しやすくなる．肺など低エコーの構造は部分的なエコーを作る．

超音波の探触子は，圧力と電気エネルギーの相互変換が可能な圧電物質という特殊な素材からできている．圧電物質を透過した電気エネルギーは圧力に変換されて音波を発する．リニア探触子は血管など，身体の浅い部位にある構造を評価するのに用いられる．扇状のコンベックス探触子は，心臓，腹部，胸部などのより深部の評価に用いられる．

超音波画像の深さは音波の周波数で規定される．低周波音波は深部構造まで到達するが，低解像度である．一方で，高周波音波はより浅い組織までしか到達しないが，高解像度である．ゲインは画素の輝度レベルの指標である．ゲインを上げることで，画素の輝度を上げることができる．

超音波検査の3つのモードは解剖に関して異なる種類の情報を提供する．Bモード（brightness mode）は組織の種類によるエコー強度の違いを測定し，解剖構造の評価に有用である．Mモード（motion mode）は時間とともに変化する1つの領域の動きを描出する．例えば，Mモードは心臓超音波検査で，心臓の弁を通過する血液量を定量化するために用いられる．Doppler（ドプラ）モードは，フローに並行な音波の平均速度を感知するモードであり血流を評価するのに有用である．Dopplerは弁膜症や動静脈疾患の評価に有用である．

表 1-6　医用画像検査のまとめ

検査	検査部位と適応
X 線撮影	胸部：呼吸困難感，咳嗽，胸痛，外傷，結核のスクリーニング，胸水の評価 腹部：腹痛，便秘，嘔吐，腹部膨満感 背部：腰背部痛，外傷 四肢：外傷，関節痛，腫脹，不安定性
超音波検査	頸部：甲状腺結節，頸部腫瘤，脳血管障害（頸動脈ドプラ検査） 胸部：呼吸困難感，心機能評価や心雑音の評価（心臓超音波検査），乳房の腫瘤や疼痛 腹部：腹痛，嘔吐，黄疸，腹部膨隆，側腹部痛，腎障害，外傷（FAST），体液量評価（下大静脈径） 骨盤部：骨盤部痛，性器出血，尿閉，周産期検査，精巣の疼痛や腫瘤 四肢：軟部組織腫瘤，関節の腫脹，四肢の腫脹や発赤，熱感，冷感，疼痛，蒼白，脈拍消失
CT 検査	頭部：脳血管障害，痙攣，神経脱落症状，意識障害，認知機能障害，頭痛，疼痛と嗅覚消失を伴う鼻閉，口腔内腫瘤，眼球の腫脹や突出，外傷 胸部：呼吸困難感，胸部痛，上背部痛，喀血，癌のスクリーニングや診断，外傷 腹部：腹痛，消化管の穿孔や閉塞疑い，腎疝痛，癌のスクリーニングや診断，外傷，肝障害，不明熱，黄疸，腹部膨隆 背部：背部痛，外傷，神経症状 骨盤部：骨盤部痛，外傷，性器出血 四肢：外傷，（X 線撮影で写らない）骨折，骨痛，腫瘤，四肢の腫脹，冷感，疼痛，蒼白，脈拍消失
MRI	頭部：脳血管障害（感度・特異度は高い），腫瘍，神経脱落症状，多発性硬化症（視神経炎，片麻痺），痙攣，感音性難聴，頭痛，認知機能障害，下垂体腫瘍（内分泌症状，視野変化） 胸部：心機能評価，乳房の腫瘤 腹部：黄疸，右上腹部痛を伴う発熱，肝臓の評価，膵胆道系の悪性腫瘍 骨盤部：悪性腫瘍（特に子宮頸癌，前立腺癌，直腸癌）の評価，胎盤の位置の評価 背部：便失禁や下肢麻痺を伴う尿閉（馬尾症候群），背部痛（特に感染後や外傷後の疼痛，慢性痛や放散痛を随伴する場合） 四肢：腫瘤，疼痛，深部潰瘍（骨髄炎）
核医学検査	表 1-4 を参照

　超音波検査は，胎児の評価，外傷の FAST，内臓や血管の解剖，筋骨格の疾患の評価に用いられる．

　表 1-6 は，医用画像検査のまとめである．

　症例に戻ると，医師は検査の費用と患者の被曝を勘案しながら，診断に有用な検査を選択する必要がある．検査のガイドラインやアルゴリズムを参照することもできる．スミスさんの場合，感染性関節炎とクローン病という 2 つの鑑別診断があげられる．膝関節の検査として，関節感染の評価のため関節穿刺が，骨変化の評価のため X 線撮影がオーダーされた．診察で関節の弛緩は認められなかったため，膝関節周囲の軟部組織を評価する MRI は適応がないと判断された．超音波検査では，関節滲出液を確認することができるが，これによって治療方針は変わらないため，検査は行われなかった．同様に，CT 検査や核医学検査は必要ないと判断された．クローン病の評価として腹部 CT 検査がオーダーされた．クローン病の評価のためには，二重造影バリウム

注腸検査，MRI，超音波検査，核医学検査も有用であるが，これらの検査はどの医療機関でも可能というわけではない．

臨床所見の応用

　Chapter 1 では，医用画像などの身体診察の手技や検査の信頼性について最後に考えたいと思う．身体診察や検査を行ったあと，医師はいくつかの重要な問いに直面する．

1. その疾患の患者のうち，何% が陽性の身体所見を示すか？
2. その患者の身体所見が陰性であれば，その疾患がないと言えるのか？
3. その患者の身体所見が陽性であれば，その疾患があると言えるのか，あるいは偽陽性なのか？

　これらの質問は，追加で検査を行うかを決断したり，臨床的な疑いの可能性が低い場合には経過を観察するかを決断したりするのに重要である．なぜなら，身体診察の手技や検査は，ある疾患の確率がより確からしいかそうではないかを予想するための1つの手段だからである．ここでは身体診察の手技や検査の解釈の鍵となる用語を解説する．

感度と特異度

　感度はある病気をもつ人が検査で陽性となる割合であり，特異度はある病気がない人が検査で陰性となる割合である．感度と特異度は，病気の確定のためのゴールドスタンダードとなる検査があり，その検査とその他の検査を比較して算出する検査特性である．表1-7 に示す．

感度　＝ある病気をもつ人が検査で陽性となる割合
　　　　＝真陽性／（真陽性＋偽陰性）
特異度＝ある病気がない人が検査で陰性となる割合
　　　　＝真陰性／（真陰性＋偽陽性）

　前述の例であれば，膝関節感染症の診断の場合，関節穿刺のあとに染色や培養を行って，滑液中の細菌の有無を評価するのがゴールドスタンダードである．Margaretten らの研究では，膝関節感染症の確定診断例でみられた臨床所見のまとめがなされている．この論文によると，関節痛は感度85%，発熱は感度57% であり，これはゴールドスタンダードの検査法を用いて確定診断された膝関節感染症のうち，85% に関節痛があり，57% に発熱があったことを意味する．したがって，感度と特異度を知ることは確定診断や除外診断に有用である．疾患をもたない多くの人が特定の検査で陽性となることが想定されない限りは，特異度が高い検査で陽性となることは確定診断に役立つ．同様に，感度が高い検査で陰性となることは除外診断に役立つ．なぜなら，その疾患がある症例の大部分がその検査で陽性となることが予想されるためである．

29

表 1-7　感度と特異度

	疾患あり（ゴールドスタンダード）	疾患なし（ゴールドスタンダード）
検査陽性	真陽性（true positive：TP）	偽陽性（false positive：FP）
検査陰性	偽陰性（false negative：FN）	真陰性（true negative：TN）

● **Clinical Pearl**

感度と特異度の使用法の覚え方
SPin：**s**pecific test, **p**ositive finding, rule **in**
SNout：**s**ensitive test, **n**egative finding, rule **out**

尤度比

　感度と特異度は疾患の確定診断や除外診断に有用な検査特性であるが，医師が陽性か陰性かの検査結果を得たとき，別の疑問に直面するだろう．検査陽性の結果は患者に疾患があることを意味するのだろうか？

　この症例では，スミスさんは右膝痛を訴えているが，それは化膿性関節炎があることを意味するのだろうか？

　この疑問に答えるためには，陽性尤度比（LR＋），陰性尤度比（LR－）を計算することが有用である．
　陽性尤度比は次式で計算される．
陽性尤度比＝疾患がない群の中で検査陽性となる確率/疾患がある群の中で検査陽性
　　　　　　となる確率
　　　　＝感度/（1－特異度）

　同様に，陰性尤度比は次式で計算される．
陰性尤度比＝疾患がある群の中で検査陰性となる確率/疾患がない群の中で検査陰性
　　　　　　となる確率
　　　　＝（1－感度）/特異度

　膝の疼痛と腫脹がある患者をみたとき，化膿性関節炎のリスク因子について陽性尤度比と陰性尤度比を計算することが必要である．例えば，人工膝関節は陽性尤度比3.2，皮膚感染症は陽性尤度比 2.8 である．したがって，患者に膝の疼痛と腫脹があるとき，病歴と身体診察によって，これらのリスク因子の存在を確認することが必要である．なぜなら，これらのリスク因子の存在は化膿性関節炎がある確率を高めるためである．

症例に戻ると，関節穿刺が行われたスミスさんは滑液検査で異常がみられなかった．膝関節のＸ線撮影では軟部組織の腫脹がみられた．残念なことに，腹部 CT 検査では直腸の炎症が，身体診察では中咽頭まで至る潰瘍がみられたため，クローン病が疑われた（Chapter 3）．スミスさんはさらなる検査と治療のために消化器内科医に紹介された．

結論

Chapter 1 では，解剖の知識と身体診察の手技や検査，医用画像をいかに統合して診断に至るかを解説した．本書は解剖部位ごとに執筆されているが，この方法論は本書を通じて有用である．各 Chapter では，主要な解剖構造を概観したあと，身体診察，一般的な臨床検査と医用画像検査を解説する．続いて，頻度の高い症例の検討を通して，病気の原因，臨床所見，症状，身体所見，臨床検査結果，画像診断を学んでいく．これらの症例検討を通じて臨床現場において，統合的アプローチを適用することの重要性を学んでいきたい．

Chapter 2 胸部

　胸部は頸部と腹部によって境される部位であり，胸壁とその内腔に収まる臓器とに分けられる．胸壁は，胸郭の一部である肋骨，肋間筋，筋膜，筋肉群，皮下組織およびそれらを覆う皮膚から構成される．胸部の背側に存在する構造についてはChapter 5で述べることとする．

　胸郭は，12対の肋骨と対応する軟骨および背側の12個の胸椎から構成される（図2-1）．第1～7肋骨は対応する軟骨によって胸骨に接合し，それによって，胸郭は呼吸時に横隔膜と同調して動くことができる．第8～10肋骨に対応する軟骨は左右1か所ずつに集まって胸骨に接合されるが，第11, 12肋骨は胸骨に接合されず浮遊肋とみなされる．上下の肋骨の間には肋間腔が存在し，肋間筋によって占められている．肋間動脈や肋間静脈，肋間神経は各肋骨下縁の直下に位置する．胸骨は胸骨柄，胸骨

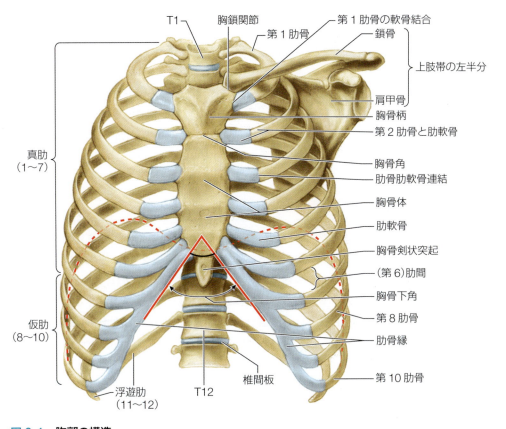

図2-1　胸郭の構造
胸郭は12個の胸椎と12対の肋骨から構成される．胸骨角は胸骨柄と胸骨体の接合する関節である

33

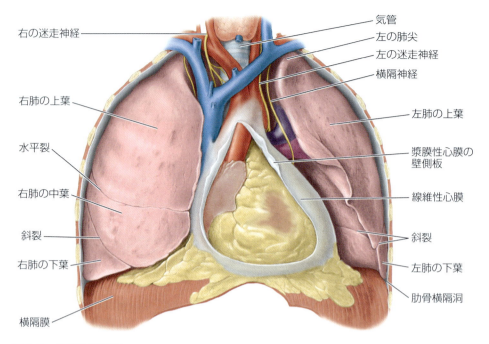

図 2-2 胸郭の内容物
心臓は線維性の心膜の内部に存在する．右肺は 3 葉からなり，左肺は 2 葉からなる

体，剣状突起の 3 つの部分から構成される．胸骨柄と胸骨体が接合する部位は胸骨角と呼ばれ，頸静脈圧（jugular venous pressure：JVP）を計測する際に重要な目印となる（図 2-1）．

胸腔は縦隔により分離され，内部には心臓や心血管系の重要な血管が存在し，左右の空間には肺が収容される．胸部の呼吸器系の構造としては，肺に加えて気管や気管支が含まれ，横隔膜によって腹部と隔てられている（図 2-2）．食道は胸部に含まれる唯一の消化器系の臓器である．

初期評価

胸部疾患は典型的には胸痛の症状から発症するため，そこから最も関連があると思われる臓器に基づいた鑑別診断をあげていく（表 2-1）．他に重要な症状として呼吸困難があげられる．呼吸補助筋を用いた努力呼吸や息切れ，途切れ途切れの発語，顔面蒼白，チアノーゼ，あるいは発汗の存在には留意すべきである．呼吸困難の鑑別診断は幅広く，呼吸器系以外の器官系に関連していることもある（表 2-2）．

一般的な胸部の診察

胸部の病状を評価するために，患者を仰臥位または手を下ろした状態の坐位にして身体診察を行う．胸部を露出して腹部より下部に布をかける．胸壁の前面は男性と女性で異なり，女性では典型的には乳腺組織や脂肪組織に富む（図 2-3，乳房の解剖，身体診察，病状は Chapter 4 を参照）．系統的な身体診察には視診，触診，打診，聴

表 2-1 器官系で分類した胸痛の原因

器官系	症状（胸痛）
心臓	急性冠症候群，心タンポナーデ，うっ血性心不全，心膜炎，心筋炎，たこつぼ心筋症
肺	気胸，肺炎，膿胸，血胸，悪性腫瘍，サルコイドーシス
血管	大動脈解離，肺塞栓症
縦隔	縦隔気腫
消化管	食道破裂，びまん性食道痙攣，胃食道逆流症，膵炎，胆囊炎，消化性潰瘍
皮膚，筋骨格	外傷，肋軟骨炎，帯状疱疹

表 2-2 器官系で分類した呼吸困難の原因

器官系	症状（呼吸困難）
心臓	うっ血性心不全，心筋虚血，心タンポナーデ，不整脈，弁膜症
肺	喘息，慢性閉塞性肺疾患，肺炎，間質性肺疾患，気胸，肺塞栓症，胸水，膿胸，血胸，非心原性肺水腫
その他	胸壁の筋力低下，麻痺，貧血，不安，敗血症

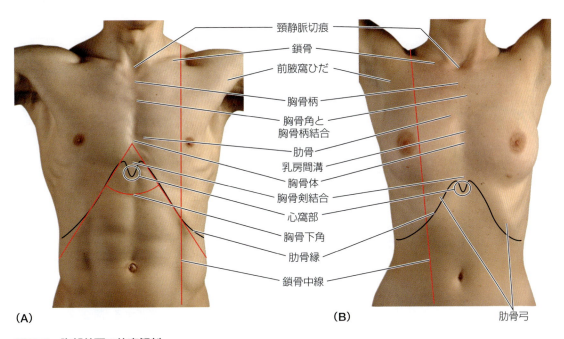

図 2-3 胸部前面の体表解剖
(A)男性
(B)女性

診が含まれる．

　医師は患者の正面に立って皮膚を観察する．皮膚の視診を行うことで，瘢痕から以前に行われた処置や手術の内容を知ることができる（例えば，胸骨正中の垂直な瘢痕からは冠動脈バイパス術もしくは大動脈弁置換術といった心臓の大手術の既往が類推され，上部前胸部の隆起からは心臓ペースメーカや除細動器が留置されていることが

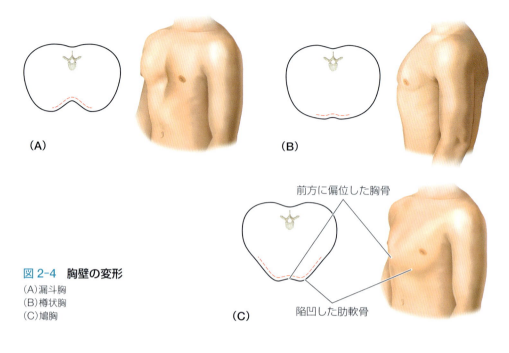

図 2-4 胸壁の変形
(A)漏斗胸
(B)樽状胸
(C)鳩胸

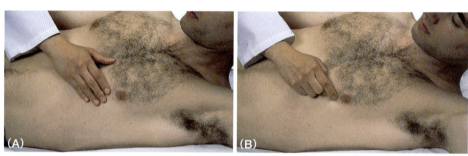

図 2-5 最大拍動点(PMI)の触診
(A)患者を左側臥位にし，左鎖骨中線と第5肋間の交点を同定する
(B)PMI を同定したあと，指1本で触れることにより拍動の位置や振幅，大きさ，強さをより詳細に評価する

類推される)．胸壁の形態を観察し，樽状胸(前後径が増大した状態)，漏斗胸(前胸部が陥凹した状態)，鳩胸(前胸部が突出した状態)がないか確認する(図 2-4)．胸壁の視診は呼吸の一周期が終わるまで行う．胸郭下部の奇異性運動は中等度から重度の慢性閉塞性肺疾患(chronic obstructive pulmonary disease：COPD)で観察される．

　視診に続き，胸部の疼痛のある部位を触診することで，その部位の筋や骨に圧痛があるのか，あるいは腫瘤や結節が存在するのかがわかる．患者を左側臥位にし，左鎖骨中線と第5肋間の交点である最大拍動点(point of maximal impulse：PMI)を触れる(図 2-5)．触診に続いて胸壁の打診を行い，心領域の濁音を聴取する．肺領域の打診では清音が聴取されるが，濁音を聴取する場合はその部位に液体や腫瘤，コンソリデーションが存在する可能性がある．続いて胸壁の聴診を行い，第1心音，第2心音，心雑音を聴取する．これについては「心臓」の項で詳述する．肺領域の触診と同様

に，聴診においてもその部位に液体もしくは腫瘍が存在するときは呼吸音が消失することがある．加えて，正常呼吸音に加えて crackle や呼気時の wheeze などの呼吸音を聴取することがあるが，これについては肺の項で詳述する．

臨床検査

一般的な臨床検査は胸部疾患の診断の一助となる．例えば，全血算（complete blood count：CBC）からは感染症，貧血，造血器腫瘍の鑑別が可能である．心筋トロポニンやクレアチンキナーゼ（creatine kinase：CK），N 末端脳性ナトリウム利尿ペプチド（N-terminal brain natriuretic peptide：NT-BNP）などの心臓バイオマーカーは心疾患で上昇する可能性がある．血清心筋トロポニンの上昇は心筋の壊死を示唆しており，心筋梗塞（myocardial infarction：MI），肺塞栓症（pulmonary embolism：PE）および心筋への浸潤や炎症をおこす疾患でみられる．NT-BNP の上昇は（心筋の壊死ではなく）心筋へのストレスを示唆し，PE やうっ血性心不全（congestive heart failure：CHF）の増悪でおこる可能性がある．とりわけ NT-BNP の基準値は加齢によって上昇することがあったり，肥満の患者ではそうでない患者より低値を示すことがあったりするため，NT-BNP の基準値を解釈する際には留意するべきである．血清電解質（ナトリウム，カリウム）や腎機能〔クレアチニン，重炭酸塩，血中尿素窒素（blood urea nitrogen：BUN）〕を計測することで腎機能が明らかになる．腎機能は心疾患や呼吸器疾患で損なわれることがあるが，これについては「症例集」で述べる．

胸部画像

代表的な画像検査には X 線撮影，コンピュータ断層撮影（computed tomography：CT），核磁気共鳴画像（magnetic resonance imaging：MRI），超音波検査が含まれる．特定の症例では核イメージング〔例えば，PE の診断のための換気・血流分布，あるいは炎症や悪性腫瘍において代謝が亢進している領域を評価するための陽電子放射断層撮影（positron emission tomography：PET）〕が施行される．

胸部 X 線撮影は胸部疾患を評価するための代表的な初期検査である．通常の X 線撮影では患者は立位をとり，前胸部をフィルムに向けた状態で撮影される．X 線は患者の背側から腹側に向かって透過し，PA（posterior-anterior）像が得られる．適切に撮影された X 線画像では，胸椎が心陰影を通してわずかに識別できる（図 2-6）．

ポータブルの胸部 X 線撮影は，立位で PA 像を撮ることが危険と思われる重篤な患者に対して施行されることが多い．ポータブルの X 線撮影では，X 線は患者の腹側から背側に向かって透過するため，AP（anterior-posterior）像が得られる．AP 像の特徴は心臓の拡大，肺野容積の減少，鎖骨の挙上である．ポータブル検査は中心静脈ライン，気管内チューブ，経鼻胃管およびその他の集中治療で用いられる侵襲的な機器が適切な位置に留置されているか確認することを目的としている．肺疾患や心疾患の評価に胸部 X 線撮影が必要とされる際には，可能であれば立位 PA 像と側面像を撮影するべきである．X 線画像を読影するためのアプローチの一例を以下に示す．

1. X 線の方向を確認する（例えば，AP 像，PA 像，側面像）．
2. 気管，縦隔，肺と胸膜および肋骨横隔膜角といった呼吸器構造の位置（あるいは偏

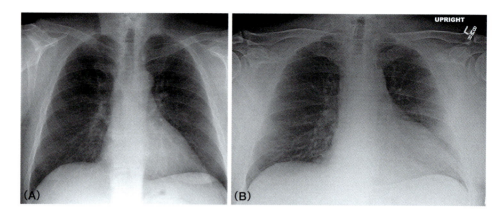

図 2-6 正常な胸部 X 線撮影
(A)立位 PA 像
(B)立位 AP 像

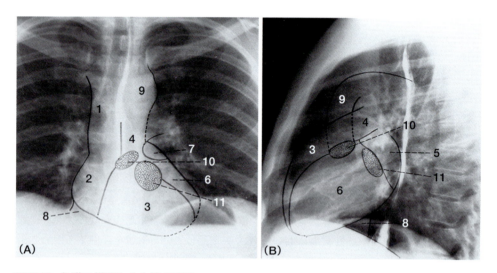

図 2-7 心臓の構造と大血管の同定
(A)PA 像
(B)側面像
1：上大静脈，2：右心房，3：右心室，4：肺流出路，5：左心房，6：左心室，7：左心耳，8：下大静脈，9：上行大動脈と大動脈弓，10：大動脈弁，11：僧帽弁

位)を評価する．肺紋理は肺動静脈によって形成される(図 2-7)．空気で満たされた気管支の壁は薄く，含気肺と十分なコントラストを形成しない．乳頭の陰影は肺結節と誤認されることがあるが，胸郭下部で左右対称に位置するという特徴から判別可能である．

3. 骨折や関節腔の疾患がないか骨構造を評価する．
4. 心臓の境界や大きさ，石灰化の有無を評価する．
5. 横隔膜と腹部を評価する．時に，横隔膜下に free air がみられることがある．

　CT 検査により肺，胸壁，縦隔，心血管系の構造について高精細な画像が得られる．また CT 検査は CT 誘導下経皮生検にも用いることができる．MRI 検査は胸腺

腫，中皮腫，あるいは肺尖部のパンコースト腫瘍といった癌のステージングに用いられることが多い．MRI検査は心筋の機能やviability，心臓弁膜症の評価にも用いられる．MRIやPET検査は，梗塞に陥ってnonviableな心筋と，慢性的な虚血により仮死状態ではあるがviableの可能性がある心筋とを区別するために用いられる．MRI検査はPET検査より優れた空間分解能を有し，貫壁性な病変と心内膜下に留まる病変の両方を評価することができる．したがってMRI検査は初期段階の虚血性疾患に対してより高い感度をもつ．MR血管撮影(magnetic resonance angiography：MRA)は血管の瘤や狭窄を評価するために用いられる．

　胸部疾患を評価するために核イメージングが用いられることもある．換気血流比(V/Q)スキャンは，放射標識された気体を吸入して換気画像を得たあとに，放射標識された大凝集アルブミンを静注して灌流画像を得る．V/QスキャンによってPEを診断することが可能であり，造影剤の静注が禁忌である患者に対して用いられる．タリウム201やテクネチウム99mを用いた放射性同位元素検査は心臓の灌流や機能を評価するために行われる．通常，灌流画像は安静時および負荷時に撮像され，負荷にはトレッドミルによる運動負荷と，アデノシンのように運動と同等の効果をもたらす薬を投与する薬物負荷とがある．安静時には灌流の欠損が指摘できず，負荷時に欠損がみられる場合には虚血性疾患が疑われる．留意すべきこととして，肺の基礎疾患を有する患者では，しばしばV/Qスキャンは診断に十分ではなく，CT血管撮影が広く代用されている．

　PET検査は腫瘍の診断やステージングに頻用される．Fludeoxyglucose(^{18}F-FDG)PET検査は組織によるグルコースの取り込みを定性的かつ定量的に評価可能であり，代謝活性のマーカーとして用いられている．悪性度の高い癌細胞は急速に増殖するため，一般に通常の細胞より高い活性や取り込みを示す．全身のPET検査は肺や食道，乳房などの胸部領域の癌や悪性リンパ腫のステージングに用いられる．しかし，カルチノイドや細気管支肺胞上皮癌，一部の悪性リンパ腫のように緩徐に進行する悪性腫瘍ではPET検査は陰性を示すことがある．加えて，慢性的な虚血あるいは仮死状態の筋細胞は血流が戻れば代謝活性を示すため，放射標識されたグルコースを用いたPET検査により梗塞に陥った心筋組織とそれらを区別することができる．したがって，PETとMRIでのviability検査は冠動脈血行再建の便益を推定するにあたり重要な役割を担っている．

　超音波検査を用いて胸膜や心囊腔の液体の有無を評価することが可能である．また，経胸壁心エコー(transthoracic echocardiography：TTE)を用いることで，心臓の機能や収縮能(例：心駆出率)，弁機能を評価することができる．

特殊検査

　症例によってはTTEでは大動脈弁や僧帽弁の適切な像が得られない可能性がある．これらの症例では，弁や左心房のより鮮明な像を得るために経食道心エコー(transesophageal echocardiography：TEE)が行われることがある．消化器系に関連する画像については「症例集」およびChapter 3で述べる．間質性肺疾患や心アミロイドなどといった疾患の診断のため，肺や心臓の生検が行われることがある．

39

器官系の概要

■ 肺

概要

　胸腔には肺や胸膜(肺を覆う膜)，縦隔が含まれる．縦隔は心臓，気管と食道の一部を含む．縦隔により肺は左右に分かれる．右肺は上中下の3葉からなり，左肺は上下の2葉からなる．胸骨角の高さで，気管が2本の主気管支に分岐して左右の肺に入る．これらの気管支は複数の区画に分かれ，最終的には肺胞に到達する．肺胞は肺でのガス交換における最も基本的な構成単位である．

　呼吸器系は肺や気道，肺胞からなる．気道は身体に酸素を運び込み，肺胞は細胞の代謝のためにガス交換を行い，二酸化炭素を排出している．呼吸器系の空気の流れは咽頭と横隔膜によってコントロールされている．

身体診察

　診察は皮膚を視診し，チアノーゼがないか確認するところから始まる．頸部を視診し，呼吸補助筋〔胸鎖乳突筋(sternocleidomastoid：SCM)，斜角筋，僧帽筋，小胸筋，肋間筋〕の使用がないか，気管は正中にあるか，呼吸時の胸壁の運動は対称であるかを観察する(表2-3)．

　さらに爪を視診し，ばち状指を示す所見がないか確認する(図2-8)．ばち状指とは手指の末節骨の無痛性の肥大であり，慢性低酸素血症などのさまざまな病態でみられる所見である．COPDは例外であり，ばち状指を呈さない．ばち状指の有無を調べるためには，両手の指の爪床を合わせ，その際に生じるダイヤモンド型の窓が消失していないか確認する(Schamroth徴候)．

　視診のあとに痛みの訴えのある部位を触診し，その下の軟部組織や筋骨格の病状を同定する．胸部の膨らみを評価するために両手を第10肋骨の高さに置き，両手の母指の間で脊椎上の皮膚を挟み込むようにしてから患者に深呼吸するように指示をする．胸郭の動きが左右対称かつ正常であれば，一呼吸ごとに左右の母指は一定の距離を動くはずである(図2-9)．触覚振盪音(肺胞から胸壁へと伝わる触知可能な振動)を調べるために両手の尺側を胸部背面に当てて，患者に「ninety-nine」と繰り返させる(図2-10)．左右で振動に違いがあれば異常とみなす．触覚振盪音の減弱は低周波音の伝導不良によっておこり，胸水や気胸，新生物が原因となる．肺炎においては，コンソリデーション化した組織で伝導性が増すため触覚振盪音は増強する．

　打診(図2-11)の際には以下の音が聴取される．正常肺組織の場合には正常共鳴が聴取され，胸水が下に存在する場合には過共鳴(胸水が上に存在する場合には典型的には濁音)が，肺葉性のコンソリデーションが存在する場合には濁音が，巨大気胸の場合には鼓音が聴取される．肺尖部(Kronig峡部)での共鳴音は結核やパンコースト

表 2-3　呼吸筋

	吸気	呼気
正常（安静呼吸）	主：横隔膜（能動的な収縮） 副：陰圧に抵抗する外肋間筋や内肋間筋の肋軟骨部の緊張性収縮	主：肺と胸郭の受動（弾性）収縮 副：前側腹壁の筋肉（腹直筋，外腹斜筋，内腹斜筋，腹横筋）の緊張性収縮により腹腔内圧が維持され，横隔膜を挙上する
能動（努力呼吸）	正常時に加え，胸鎖乳突筋，僧帽筋上部線維，小胸筋，斜角筋の能動収縮により上部胸郭を挙上，固定する 外肋間筋，内肋間筋の肋軟骨部，肋下筋，肋骨挙筋，上後鋸筋*が肋骨を挙上する	正常時に加え，前側腹壁の筋肉の能動収縮（腹腔内圧を増加させ，肋骨下縁を下制，固定することにより横隔膜を押し上げる）：腹直筋，外腹斜筋，内腹斜筋，腹横筋 内肋間筋（肋軟骨部を除く），下後鋸筋*が肋骨を下制する

*近年の研究により，上後鋸筋と下後鋸筋は運動器としてというよりは，主に固有受容器として働いている可能性があることが示されている

出典：Agur AMR, Dalley AF. Grant's Atlas of Anatomy, 13th ed. Baltimore, MD：Lippincott Williams & Wilkins, 2013

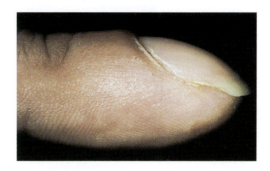

図 2-8　ばち状指
爪母の軟部組織の腫脹により，爪のばち状変化が明らかになっている．爪と爪郭近位部の間の正常な角度は失われ，爪床の膨隆により 180°の角度をなす

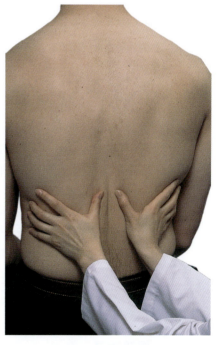

図 2-9　胸部の膨らみの評価
胸郭の動きが左右対称かつ正常であれば，一呼吸ごとに左右の母指は一定の距離を動く

腫瘍などの疾患が存在する場合には減弱することがある．
　肺の聴診は呼吸器系の疾患を見つけるための最も基本的な方法である．気管支音は胸骨柄の上で最もよく聞こえるが，空気が液体や膿，血液などで置き換えられた際には，肺のより末梢の部位でも聴取されることがある．肺胞音は COPD および換気が低下する疾患で減弱する．crackle は肺水腫や無気肺，間質性肺疾患などで聴取される．wheeze は狭窄した気道を通過する乱流がおこすピッチの速い笛を吹くような音

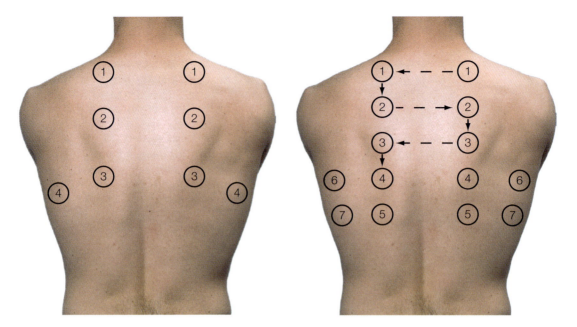

図 2-10　触覚振盪音を評価する場所

図 2-11　系統的な「ラダーパターン」を用いて肺野の打診や聴診を行う部位

であり，COPD や喘息，心原性肺水腫において呼気時に聴取される．stridor は上気道閉塞を示唆する高周波音であり，吸気時に発生することが多い．rhonchi はピッチの遅い音であり，太い気道で分泌が亢進していることを示す．rub はぎしぎしという音であり，胸膜疾患と関係していることが多い．

さらに，患者の発声あるいは囁声の胸壁透過性も歪むことがある．透過性が亢進している場合は空気が固形物や液体によって置き換えられていることを示唆する(例：大葉性肺炎における炎症細胞や細菌，肺水腫における液体，肺胞出血における血液など)．発語を聴診していて通常より大きく聞こえる場合は気管支声と呼ばれる．囁語は通常ではかすかにしか聞こえず，不明瞭であるが，大きく，明瞭に聞こえる場合は囁語胸声が生じている．「E」と発音した際に歪んで「A」と聞こえる場合(E-A change)，ヤギ声と称され，肺炎など大葉性のコンソリデーションに伴って生じる(図 2-12)．

画像所見

画像によって肺の評価をより適切に行うことができるようになる．CT 検査や MRI 検査は有用であり，「症例集」で実例をあげる．

心臓

概要

心臓は 4 つの腔(2 つの心房と 2 つの心室)からなり，心膜と呼ばれる線維性の膜内に収容される．心膜は通常では少量の液体を含むが，液体の量が増加することで

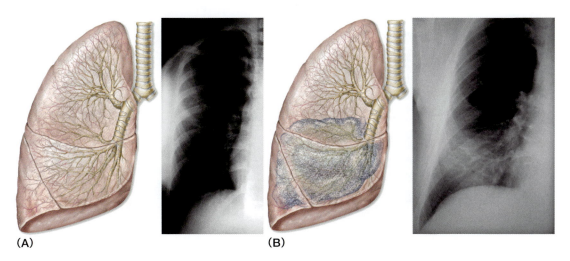

図 2-12　正常肺(A)および疾患(大葉性肺炎)が存在する場合(B)の解剖図と対応する X 線画像

(例：漿液や血液，悪性胸水)，心機能が制限され，循環虚脱や場合によっては死に至ることがある．身体からの静脈血は右心房を通して心臓に入り，そこから右心室と肺動脈を通って肺に至る．肺胞のレベルでガス交換がおこり，酸素に富む血液が肺静脈を介して左心房に灌流する．酸素に富む血液は大動脈を通って心臓から駆出される．

身体診察

　胸壁の解剖を視診し，胸骨左縁沿いまたは左前腋窩線と第 5 肋間の交点に「cardiac lifts」がないか確認する．胸骨左縁沿いであれば右心室の肥大，左前腋窩線と第 5 肋間の交点であれば左心室の肥大が疑われる．次に JVP の評価を行う．JVP は右心房の収縮期圧を反映しており，右内頸静脈の拍動を用いることで最もよく評価できる．JVP の評価のために検査台で頭部を 30°に起こす．皮膚と垂直に近い角度から光を当てて右外頸静脈の拍動を同定する．胸鎖乳突筋の領域で内頸静脈の拍動を同定し，その最高点(図 2-13)と胸骨角との垂直距離を計測する(例：5 cm)．この距離に 4 cm (胸骨角と右心房の中央との距離)を加える．これが胸骨角から右心房の中央の距離を表しており，9 cm という JVP を得る．

　視診に続いて心臓の触診を行う．患者を左側臥位にし，左鎖骨中線と第 5 肋間との交点で PMI を触れる(図 2-5)．PMI が左または右に偏位している場合は心拡大が示唆され，強く持続する PMI は心肥大を示唆する．収縮期に拍動が身体の中枢寄りからおこる場合は PMI が中枢側に偏位し，重度の三尖弁逆流や収縮性心膜炎との関連がみられる．右心室または左心室が肥大すると，胸壁の左側に沿って広く PMI を触知することがある．さらに，右心室の肥大により傍胸骨領域で右心室の拍動を触知することがある．

　一般に，心領域の打診では濁音が聴取される．心拡大をきたした患者では胸骨正中または鎖骨正中線から 10.5 cm 以上離れた領域で濁音を聴取することがある．打診に続いて心臓の聴診を行い，第 1 心音や第 2 心音，心雑音を同定する(図 2-14)．心雑

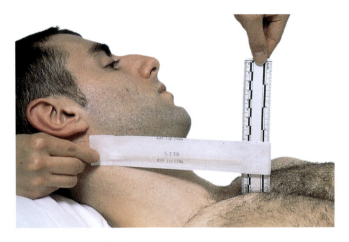

図 2-13　JVP の推定
内頸静脈の拍動の最高点は JVP の水平方向の距離を表している

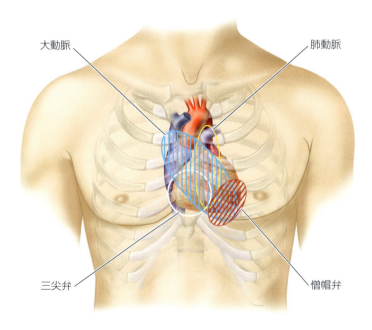

図 2-14　心雑音を聴診する部位

音は乱流によって引き起こされ，背景にある心臓弁膜症を反映している可能性がある．心臓の弁の狭窄（例：大動脈弁狭窄）は弁口の異常な狭窄を示しており，それにより血流が妨げられることになる．一方，心臓の弁の逆流（例：僧帽弁逆流）は弁膜の閉鎖不全を示しており，それによって血液が逆方向に流れることとなる．心音の聴診と同時に頸動脈の拍動を触診することは，心拍周期のどのタイミングで心雑音が発生しているのか判別する一助となりうる．上方向への頸動脈の拍動と同時に心雑音を聴取する場合は収縮期雑音である．収縮期雑音は正常所見のこともあるが，すべての拡張期雑音は異常であり，多くは弁膜症を示唆している．

画像所見

X線画像によって心臓の評価をより適切に行うことができるようになる．超音波検査やCT検査，MRI検査は有用であり，「症例集」で実例をあげる．

食道

概要

食道は胸部に存在する消化管系の主たる構造物である．食道について特定の身体診察の方法は存在しないが，食道に関連する疾患については「症例集」で記述する．

画像所見

X線画像によって食道の評価をより適切に行うことができるようになる．CT検査は有用である場合があり，「症例集」で実例をあげる．

症例集

肺炎

症例 1日前より湿性咳嗽，頻脈，錯乱を呈した療養施設入居の70歳女性．

定義

肺炎とはウイルスや細菌，真菌などの病原体が原因で生じる肺実質の感染症である．

頻度の高い原因は？

最も頻度の高い原因を以下に要約する．

細菌	市中肺炎（community-acquired pneumonia：CAP）で最も頻度の高い病原体は肺炎球菌，*Mycoplasma pneumoniae*，*Chlamydia pneumoniae* である．黄色ブドウ球菌は両側の結節状浸潤影や中心部空洞形成，および肺嚢胞という薄壁空洞，気管支瘻，膿胸を呈する．誤嚥性肺炎で頻度の高い細菌は肺炎桿菌，大腸菌，緑膿菌，*Peptostreptococcus*，*Actinomyces*，*Bacteroides*，*Fusobacterium*，*Proteus*，*Serratia*，*Prevotella* などである．レジオネラ肺炎は汚染された水が原因で生じる非定型肺炎である．
真菌	ヒストプラズマ症，コクシジオイデス症，ブラストミセス症，アスペルギルス症，ムコール症，クリプトコッカス症，ニューモシスチス肺炎，スポロトリクム症
寄生虫	包虫症，肺吸虫症，アメーバ症

● Clinical Pearl

ウイルス感染患者は細菌感染を合併しやすい．

鑑別診断は？

呼吸困難と咳嗽：肺炎（感染性），誤嚥，CHF，PE，COPD急性増悪，粘液栓（表2-2）．

どのような徴候がみられるか？

咳嗽，呼吸困難，胸膜痛．

どのような身体所見がみられるか？

バイタルサイン：発熱，頻脈，頻呼吸，低酸素．
視診：呼吸補助筋の使用，非対称性の胸壁運動などが観察されることがある．
触診：触覚振盪音，ラ音，ヤギ音．
打診：病変のある肺領域上で濁音．

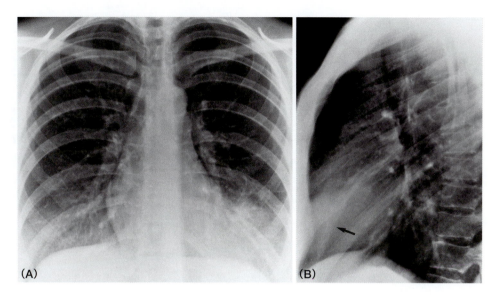

図 2-15 舌区のコンソリデーション
(A) X線撮影正面像において，心尖部がコンソリデーションによって不明瞭化している
(B) X線撮影側面像において，コンソリデーションが前方に位置していることが明瞭に認められる（➡）

聴診：病変のある肺領域上での呼吸音減弱や気管支呼吸音（特異度 0.96），囁語胸声/気管支声.

どのような検査を行うべきか？

臨床検査：全血算（白血球増多，感染を示唆する血小板減少），生化学（BUN/Cr＞20 で循環血漿量減少が示唆される）．血小板減少がある場合には播種性血管内凝固（disseminated intravascular coagulation：DIC）を考え，凝固能〔国際標準比（international normalized ratio：INR）上昇，部分トロンボプラスチン時間（partial thromboplastin time：PTT）延長，フィブリノーゲン減少〕や末梢血スメア（分裂赤血球）を確認する．微生物検査〔喀痰培養，血液培養，咽頭培養（インフルエンザ A・B，RS ウイルス）〕や尿検査（レジオネラ抗原，ヒストプラズマ抗原，肺炎球菌抗原）．

画像検査：胸部 X 線撮影（局所的コンソリデーションや浸潤影は細菌性肺炎でみられる．間質陰影パターンは非定型肺炎やウイルス性肺炎でみられる）．両側斑状影は多巣性の肺炎や急性呼吸窮迫症候群（acute respiratory distress syndrome：ARDS）を示す．CT 検査では膿瘍，空洞形成，膿胸を診断できる（図 2-15〜18）．

診断スコア

PSI：Pneumonia Severity Index（PSI）スコアは Pneumonia Patient Outcome Research Team（PORT）study から生まれたもので，既往歴，X 線撮影の所見，臨床検査所見で計算され，30 日以内の死亡率を推定するのに役立つ．いくつかの計算ソフトがオンラインで公開されている．

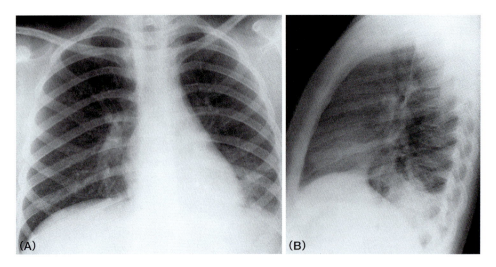

図 2-16　左下葉肺炎
(A)X線撮影正面像において，左の肋骨横隔膜角が左下葉の限局性コンソリデーションによって不明瞭化している
(B)X線撮影側面像において，コンソリデーションが後方に位置していることがわかる

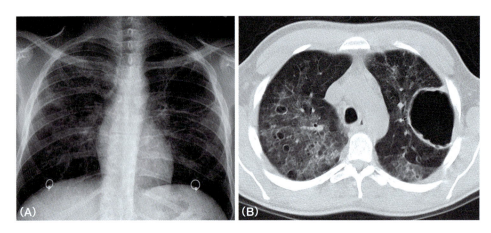

図 2-17　後天性免疫不全症候群（acquired immunodeficiency syndrome：AIDS）患者の*Pneumocystis jirovecii* による浮腫パターン
(A)X線撮影において，両側ですりガラス影と肺嚢胞を認める
(B)CT検査において，肺構築変化の詳細な様子が捉えられる

CURB-65：患者の状態（錯乱，血中尿素レベル，呼吸数，血圧，年齢）から30日以内の死亡率を推定する．PSI同様にいくつかの計算ソフトがオンラインで公開されている．

Clinical Pearl

その他の診断スコアとしてSMART-COPやSCAP（severe CAP）スコアがある．

48　Chapter 2　胸部

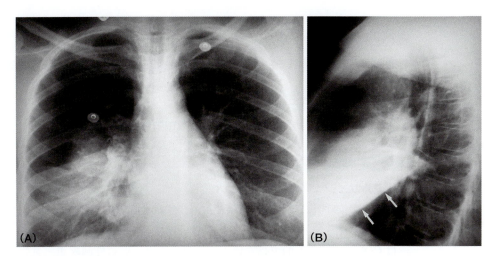

図 2-18　右中葉肺炎
(A) X線撮影 PA 像において，右心シルエットの不明瞭化を認める
(B) X線撮影側面像において，中葉のコンソリデーションを認める．右の大葉間裂（）の辺縁がシャープに描出されている

慢性閉塞性肺疾患（COPD）

症例　52 歳男性．年 100 箱の喫煙歴あり．3 日前から特に明け方に，慢性呼吸困難の急性増悪，咳嗽，喀痰がある．

定義

　COPD は肺気腫と慢性気管支炎に関連した，進行性の気流閉塞を特徴とする状態である．肺気腫とは肺胞壁破壊に伴う終末気管支領域の気腔の拡大であり，慢性気管支炎とは他に原因なく，慢性的な湿性咳嗽が 2 年に 3 か月以上のペースで続く状態のことをいう．

頻度の高い原因は？

　最も頻度の高いリスク因子は遺伝的素因や喫煙，ヒューム，無機粉塵である．

● Clinical Pearl

COPD 発現には喫煙量が影響するが，年 10〜15 箱未満では COPD を発現しにくく，年 40 箱以上であれば陽性尤度比は 12 である．しかし，55〜80 歳で年 30 箱以上の喫煙歴がある，あるいは 15 年以上前から禁煙している人においては COPD のスクリーニングは必要なく，代わりに年 1 回の低線量胸部 CT が肺癌のスクリーニング目的に行われ，肺気腫性変化を捉えることができる．COPD の有症状患者では肺機能検査が第一選択である．

鑑別診断は？

呼吸困難と咳嗽：肺炎（感染性），誤嚥，CHF，PE，COPD 急性増悪，粘液栓（表 2-2）.

どのような徴候がみられるか？

慢性咳嗽，喀痰，労作時呼吸困難，胸部圧迫感.

どのような身体所見がみられるか？

バイタルサイン：頻呼吸，低酸素.
視診：三脚位呼吸，呼吸補助筋の使用，口すぼめ呼吸，チアノーゼ，呼気時の胸腔内圧上昇に伴う頸静脈怒張，頻呼吸に伴う四肢の振戦をきたすことがある．ばち状指は COPD では典型的ではないため，悪性疾患，間質性肺疾患，気管支拡張症を疑うべきである.
打診：肺過膨張，共鳴音亢進.
聴診：呼吸音減弱，wheeze，肺底部ラ音，心音減弱，胸郭前後径拡大，横隔膜平低化，Hoover 徴候（吸気時に胸郭下部の肋間部が外側ではなく，奇異性に内側に移動する現象），肺動脈閉鎖音（P_2）亢進.

どのような検査を行うべきか？

臨床検査：全血算（感染があれば白血球増多，貧血），生化学（慢性呼吸性アシドーシスがあれば HCO_3^- の上昇，BNP 上昇），動脈血ガス（高二酸化炭素血症，低酸素血症，アシデミア）．家族歴のある患者や 45 歳以下，あるいはほとんど喫煙歴のない患者では血漿 α-1 アンチトリプシン欠損症（α1-antitrypsin deficiency：AATD）の検査を考慮する．さらに，微生物検査（適切な検体が採取された場合には喀痰培養を提出する）.
画像検査：胸部 X 線撮影では肺過膨張，横隔膜平低化（片側のみの場合もある），胸骨背側の領域の拡大，ブラ，血管陰影の増強，血管の「pruning」，急峻な血管径の狭小化（図 2-19）．胸部 CT 検査では小葉中心性肺気腫（上葉優位），汎小葉性肺気腫（肺底部優位，AATD で頻度が高い），傍隔壁性肺気腫（胸郭辺縁での胸膜下の空気停留），あるいはこれらの複合所見が認められる（図 2-20）.

特殊検査

肺機能検査：気管支拡張薬投与前後のスパイロメトリーにて，部分的または非可逆的な閉塞は COPD に合致し，可逆的な閉塞である場合には気管支喘息を考える．$FEV_1/FVC \leqq 0.70$ あるいは年齢補正の下限 5 パーセンタイル未満であれば，閉塞ありと診断される．FEV_1（1 秒量）は努力呼気において 1 秒間に排出された空気量を意味する．FVC（努力肺活量）は最大吸気後に強制的に呼出した空気量を意味する．最大吸気量と肺活量の低下，全肺気量や機能的残気量（functional residual capacity：FRC），残気量の上昇は過膨張を示唆し，COPD でみられる肺胞ガスの停留を反映する.

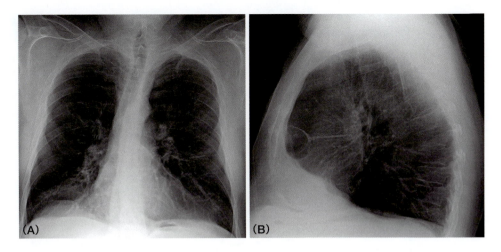

図 2-19　COPD
X線撮影正面像(A)および側面像(B)において，肺過膨張があり，片側横隔膜の平低化をきたしている

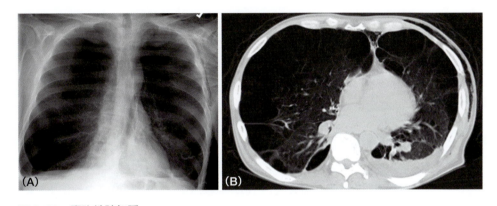

図 2-20　囊胞性肺気腫
(A)X線撮影正面像において，大きなブラによって両側上葉や下葉辺縁での肺野陰影の消失を認める
(B)大きな囊胞性ブラによって正常肺実質が圧排されている，いわゆる vanishing lung disease の状態の CT 画像

診断スコア

　ステージングは Global Initiative for Chronic Obstructive Lung Disease(GOLD)ガイドラインに基づいて行われ，症状，急性増悪歴，FEV_1 を組み合わせて急性増悪のリスクを評価する．GOLD ステージ 1 と 2 は低リスクであり，軽度～中等度の気流閉塞があり，年に 0～1 回の急性増悪をきたす．GOLD ステージ 3 と 4 は高リスクであり，重症以上の気流閉塞と年 2 回以上の急性増悪をきたす．症状の評価に役立つ修正 MRC 息切れスケールや COPD 評価テストなどの質問票が存在する．

● Clinical Pearl

COPD 増悪の誘因となるのはしばしばウイルスや細菌感染（インフルエンザ桿菌, *Moraxella catarrhalis*, 肺炎球菌, 緑膿菌など）であり, 稀に非定型細菌の呼吸器感染がある. 急性増悪の最大の予測因子は GOLD ステージングでの評価項目としてあるように急性増悪歴であり, COPD 自体の重症度にはよらない.

膿胸

症例 56 歳男性. 最近スノーモービル事故に遭った. 7 日間の抗菌薬治療にもかかわらず増悪する発熱, 呼吸困難, 喀痰, 胸膜痛がある.

定義

膿胸は胸水に感染を伴ったものであり, グラム陽性菌や膿の誤嚥による.

頻度の高い原因は？

「肺炎」の症例を参照.

鑑別診断は？

胸膜痛：フレイルチェスト, PE, 誤嚥, 肺炎, 気管支喘息急性増悪.
呼吸困難と咳嗽：肺炎（感染性）, 誤嚥, CHF, PE, COPD 急性増悪, 粘液栓（表 2-2）.

どのような徴候がみられるか？

咳嗽, 胸膜痛, 発熱. 発熱は抗菌薬投与で改善しないことがある.

どのような身体所見がみられるか？

バイタルサイン：発熱, 頻脈, 頻呼吸, 低酸素, 敗血症性ショックに伴う低血圧.
視診：努力性呼吸や非対称性の胸壁運動.
触診：病変のある肺領域上の触覚振盪音の減弱. 膿胸上の皮膚には典型的には熱感がある.
打診：病変のある肺領域上で濁音.
聴診：病変のある肺領域上での呼吸音減弱, 胸膜摩擦音, ヤギ音.
ばち状指：悪性胸水や膿胸の可能性を考慮する.
胸部腫瘤：ドレーンされていない膿胸は軟らかく変動する腫瘤影を呈し, 打診で腫瘤と胸腔との接触がおこると咳嗽が誘発される. 皮膚瘻形成により自然とドレナージされることがある.

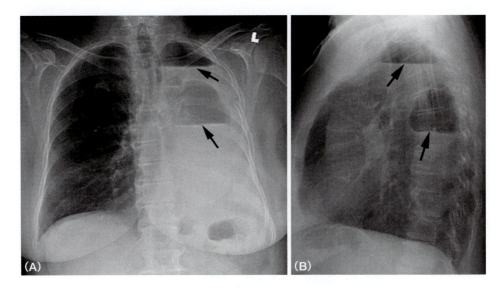

図 2-21　左肺切除の合併症
肺切除後の発熱と白血球増多あり．正面像(A)および側面像(B)において，左背側に air-fluid レベル(➡)の形成を認める．被包化が示唆され，膿胸が疑われる

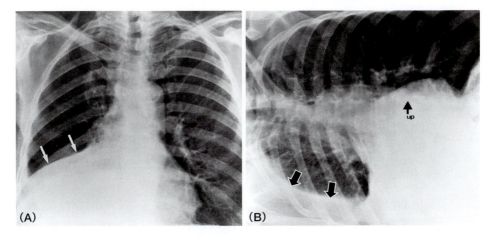

図 2-22　右胸水貯留
(A) X 線撮影正面像において，右中下葉無気肺を認め，右胸水貯留が疑われる(⇨)
(B) 右側臥位において，液面形成を認める．被包化はしていないようである(➡)

どのような検査を行うべきか？

臨床検査：全血算(感染にて好中球や桿状核球優位の白血球増多)，生化学〔低血圧や感染を伴う血清乳酸値の上昇，乳酸脱水素酵素(lactate dehydrogenase：LDH)上昇〕．喀痰培養にて細菌が特定されることがある．ウイルス性上気道感染除外のためインフルエンザ(A・B)検査を施行すべきである．

画像検査：超音波検査にて液面形成(肺炎や腫瘍性病変との鑑別)や非被包化胸水(あるいは被包化胸水)を確認する(図 2-21，22)．造影胸部 CT 検査では膿胸の被包化

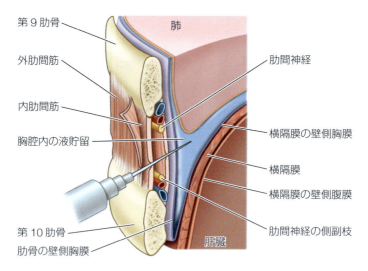

図 2-23　中腋窩線上からの胸腔穿刺
穿刺針は肋間動静脈を避けるため，肋骨上縁から肋間の中央に向かって挿入する

や壁側胸膜の肥厚，ガス貯留を評価することが可能である．

特殊検査

胸腔穿刺：以下のうち1つでもあれば推奨される．側臥位にて1 cm 以上の液面形成，CT 検査で被包化・壁側胸膜肥厚を伴う胸水，超音波検査で明瞭に認められる液体貯留．胸水検査にはグラム染色，培養，pH，糖，LDH，総蛋白，細胞数測定などが含まれる．悪臭は嫌気性菌感染を示す．診断的胸腔穿刺が最初に行われた場合（図 2-23），下記の診断基準を満たすものには胸腔ドレーン挿入によるドレナージが必要である．pH＜7.20，糖＜60 mg/dL，LDH＞1,000 IU/dL，白血球数＜5,000/mm^3．

Light の分類：下記の少なくとも1つを満たすものを滲出性胸水とする．胸水中の総蛋白/血清総蛋白＞0.5，胸水中の LDH/血清 LDH＞0.6，胸水中の LDH＞血清 LDH の正常値の 2/3．

肺結核

症例　生来健康な25歳男性．インドでの勤務から帰宅後，3週間続く発熱，夜間盗汗，背部鈍痛，夜間咳嗽，血痰を認める．purified protein derivative（PPD）皮膚テスト陽性，胸部 X 線撮影では右上葉に空洞病変を認めた．

定義

肺結核は結核菌の気道感染（喉頭・気管支・肺実質を含む）である．

頻度の高い原因は？

空洞病変の原因となる頻度の高い病原体：*Mycobacterium kansasii*, *Mycobacterium xenopi* などの非結核性抗酸菌，肺炎桿菌，肺炎球菌，黄色ブドウ球菌，インフルエンザ桿菌，緑膿菌，真菌，*Pneumocystis jirovecii*. 扁平上皮癌などの肺癌やカポジ肉腫，悪性リンパ腫にも空洞形成するものがある.

鑑別診断は？

呼吸困難と咳嗽：肺炎（感染性），誤嚥，CHF，PE，COPD 急性増悪，粘液栓（表 2-2）.
胸膜痛：フレイルチェスト，PE，誤嚥，肺炎，気管支喘息急性増悪.

どのような徴候がみられるか？

咳嗽，胸膜痛，午後遅くや夕方にピークのある日中の発熱，血痰，夜間盗汗.

どのような身体所見がみられるか？

バイタルサイン：発熱，低酸素血症.
視診：瘰癧（結核の頸部リンパ節炎）がある場合には頸部腫瘤を認めることがある.
触診：病変のある肺領域上で触覚振盪音の左右差.
打診：病変のある肺領域上で濁音.
聴診：病変のある肺領域上でラ音，気管支呼吸音，両性呼吸音を聴取する.

どのような検査を行うべきか？

臨床検査：全血算（正球性貧血，感染症合併時の白血球増多，単球増多），生化学（低ナトリウム血症，低アルブミン血症，高ガンマグロブリン血症），微生物検査〔抗酸菌症（acid-fast bacteria：AFB）染色や喀痰 3 検体の培養検査，結核皮膚テスト（流行地域では活動性結核の診断には有用でない），interferon-gamma release assay（IGRA）法や enzyme-linked immunosorbent assay（ELISA）法にて 0.34 IU/mL 以上（感度 0.92，特異度＞0.99）〕．IGRA テストは活動性の有無の鑑別には使用できないが，陰性であれば活動性肺結核と陳旧性肺結核を否定する根拠となる．このテストは Bacillus Calmette-Guérin（BCG）接種歴に影響されない．BCG 接種歴がある患者や予後不良となるようなリスクのない患者では，IGRA 結果が陰性で皮膚試験で 15 mm 未満のときは偽陽性と考える.

画像検査：胸部 X 線撮影は活動性肺結核では正常に見えることもある．一次結核の典型例では肺門リンパ節腫大，右中葉無気肺，中下葉優位の病変が特徴的である．一方で，二次結核の典型例では上葉の浸潤影が特徴的である．また，二次結核では線維結核性あるいは「粟粒」病変，結核腫，空洞病変を認める．CT 検査は胸部 X 線撮影よりも小さな肺尖部病変の検出において感度が高い．一次結核と二次結核でともにみられる所見には線維性病変，胸水，空洞病変，浸潤影，牽引性気管支拡張，小葉中心性粒状影，樹枝状影がある（図 2-24〜26）.

症例集　**55**

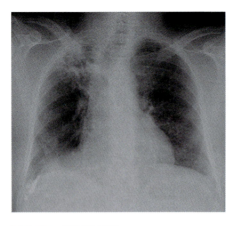

図 2-24　陳旧性結核
右上葉にコンソリデーション，瘢痕，気管と縦隔の右方偏位を認め，活動性・陳旧性の肉芽腫感染に特徴的な所見である．過去のX線撮影との比較により発症時期を推定できる

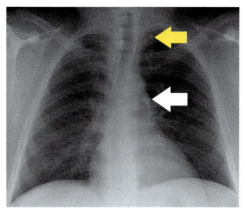

図 2-25　Ranke complex
正面像では左上葉の初感染巣に石灰化肺結節を認め（⬅），同側肺門リンパ節に散布病変を認める（⇨）

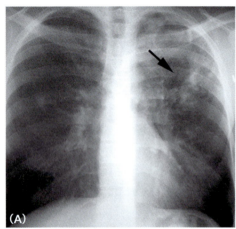

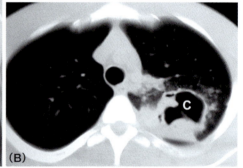

図 2-26　左上葉の肺結核
(A)X線撮影正面像において，コンソリデーションと空洞病変を認める（➡）
(B)CT検査では膿瘍腔がより詳細に観察できる．C：空洞

特殊検査

気管支鏡：気管支結核では気管支の発赤，血管，潰瘍組織，肉芽組織，肺門リンパ節破裂，リンパ節–気管支瘻，チーズ状・石灰化物質などが認められる．気管支擦過細胞診や気管支肺胞洗浄検体のAFB染色や培養は有用だが，診断に必須ではない．

胸腔穿刺：診断されていない滲出性胸水を見たら結核性胸水の可能性を考慮する．結核性胸水は滲出性でリンパ球優位であり，少量の中皮細胞を認める．AFBスメアでは稀に陽性となるが，リンパ系滲出物が認められれば臨床的に結核疑いとなり治療の適応となる．胸水アデノシンデアミナーゼが40 U/L以上であれば結核性胸水疑いとなる．

● **Clinical Pearl**

活動性肺結核患者には陰圧室での個室管理が必要となるが，ほとんどの肺外結核では個室管理は不要である．入院中は，以下のうち1つを満たすまでは個室管理が必要となる．① 3つの喀痰検体で AFB スメア陰性，② 1つの喀痰検体で核酸増幅テスト陰性，かつ 2つの喀痰検体で AFB スメア陰性，③ 他疾患の診断，④ 抗結核治療が開始されており，3つの喀痰検体で AFB スメア陰性．すべての結核患者は保健所に報告する義務がある．

● **Clinical Pearl**

健康な患者に結核皮膚テストあるいは IGRA 結果の単独陽性を認めた場合，偽陽性の可能性が高い．患者が症候性である場合，また感染症や増悪，予後不良のリスクがある場合（例：免疫抑制状態や 5 歳未満の小児）では単独陽性であっても治療を開始するべきである．

気胸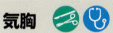

症例 34歳女性．シートベルト着用中の交通事故後，数時間経過してから胸痛が発生した．息切れと深吸気時に増悪する右前方の胸痛がある．

定義

気胸は胸腔に空気が存在する状態である．

頻度の高い原因は？

最も頻度の高い原因を以下に要約する．

外傷性	医原性（例：院内での CT ガイド下生検など），非医原性（例：銃創，肋骨骨折を伴う胸部外傷）
自然気胸	原発性自然気胸（肺疾患なし），続発性（COPD などの肺疾患あり） 原発性自然気胸のリスク因子は男性，喫煙，痩せ型高身長の男性
緊張性	呼吸サイクルの間，胸腔内圧が陽性のときにおこる 陽圧による肺実質や縦隔周辺構造の圧迫で心臓への静脈還流量低下が生じる（図 2-27） 気胸をおこすどのような原因でも緊張性気胸は生じる

鑑別診断は？

胸痛：フレイルチェスト，骨折，血胸．表 2-1, 2 も参照のこと．

症例集 57

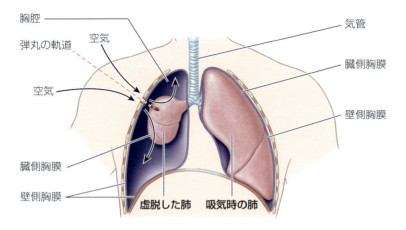

図 2-27　胸膜の解剖(銃創による気胸)
胸腔は臓側胸膜と壁側胸膜の間にあり，通常は少量の液体で満たされた潜在腔である．多量の空気が胸腔内に流入すると，臓側胸膜と壁側胸膜を密着させて肺を胸腔内で拡張しやすくするために必要な表面張力が保てなくなる．肺は弾性反発により虚脱し，無気肺を呈する．肺が虚脱すると胸腔内に空気(気胸)，血液(血胸)，リンパ液(乳び胸)が貯留する

どのような徴候がみられるか？

呼吸困難，胸膜痛．

どのような身体所見がみられるか？

バイタルサイン：頻呼吸，頻脈，低酸素血症．低血圧時には緊張性気胸の可能性を考慮する．
視診：患者は窮迫感を呈していることがある．貫通創，打撲痕，フレイルチェストなどが認められることがある．頸静脈怒張や気管の健側偏位を認める場合には緊張性気胸を疑う．
触診：左右非対称な胸壁運動や皮下気腫．
打診：病変のある肺領域上で共鳴音亢進．
聴診：病変のある肺領域上で呼吸音減弱または消失．

どのような検査を行うべきか？

臨床検査：動脈血ガスでは酸素化や換気の不良の程度を推定できるが，診断に必須ではない．
画像検査：臨床的に安定している患者では，CT 検査が診断および気胸の程度を診断するためのゴールドスタンダードである．胸部 X 線撮影は安定している患者の気胸の診断を確認することができる．典型所見として，胸壁へ伸びる肺血管影の消失，胸壁から離れて見える肺辺縁，気胸領域の透過性亢進がみられる．緊張性気胸では縦隔構造は健側に偏位する(図 2-28, 29)．臨床的重症例における胸部超音波検査を用いたベッドサイドでの迅速診断の例も増えている．

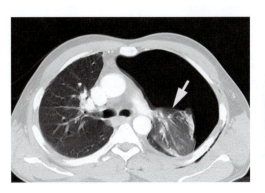
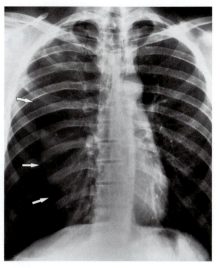

図 2-28　緊張性気胸の CT 検査
左胸腔内の空気貯留や縦隔の右方偏位を認める．虚脱した左肺が背側に認められる（⇨）

図 2-29　胸部 X 線撮影
緊張性気胸（⇨）に伴う縦隔の左方偏位を認める

> ● Clinical Pearl
>
> 緊張性気胸は画像的ではなく臨床的に診断される．迅速な胸腔穿刺と胸腔ドレーン挿入を必要とする medical emergency である．

急性肺塞栓症

症例　卵巣癌のある 63 歳女性．12 時間前から急性の息切れと胸膜痛が出現し，救急外来を受診した．

定義

肺塞栓症（PE）は肺動脈枝の 1 本もしくは複数が，身体の他部位で発生した物質（例：血栓，空気，脂肪，腫瘍など）により閉塞することである．閉塞部位や範囲により血行動態が不安定になることがある．収縮期血圧＜90 mmHg またはベースラインからの低下≧40 mmHg が 15 分以上におよぶ場合には，広範型（massive）の PE と分類される．その他のすべての急性の PE は亜広範型（submassive）に分類される．

頻度の高い原因は？

ほとんどの症例は下肢の深部静脈血栓の飛来による．その他の静脈由来の血栓（例：上肢，骨盤，右側心腔など）も肺血管を塞栓することがある．そのため，深部静脈血栓症（deep vein thrombosis：DVT）のリスク因子があれば PE のリスクも高い（表 2-4）．

症例集　59

表 2-4　修正 Wells スコア

項目	点数
他疾患よりも PE が考えやすい	3
DVT の徴候や症状がある	3
心拍数＞100 回/分	1.5
過去 4 週以内に拘束あるいは手術を受けた	1.5
DVT や PE の既往	1.5
血痰	1
癌	1
全スコア ≦4 ＞4	カテゴリー PE は考えにくい PE と考えられる

PE：肺塞栓症，DVT：深部静脈血栓症

鑑別診断は？

急性呼吸困難：心筋梗塞，気胸，血胸，誤嚥．表 2-1，2 も参照のこと．

どのような徴候がみられるか？

　胸痛（典型的には胸膜痛），呼吸困難，血痰，咳嗽，動悸，浮動性頭痛，喘鳴，悪心・嘔吐，嚥下障害，吐血，下肢の腫脹・疼痛・熱感．

どのような身体所見がみられるか？

バイタルサイン：低血圧と代償性頻脈．頻呼吸と頻脈がみられることがあるが非特異的である．

視診：努力性呼吸がみられる．

触診：胸骨左縁にて心尖拍動の右方偏位を触知する．

打診：典型的には正常である．

聴診：肺高血圧を反映して P_2 亢進することがある．右側のギャロップ音（S_3 または S_4）や胸膜摩擦音を聴取することもある．

特殊検査

経胸壁心エコー：右心拡大，右心室機能低下，三尖弁逆流症の増悪を認めることがある．

McConnell 徴候：急性の PE では右心尖部の保たれた限局的な異常心筋壁運動を認めることがある（感度 0.77，特異度 0.94）．

どのような検査を行うべきか？

臨床検査：血清中の BNP とトロポニン I・T の上昇は心筋梗塞を示唆する．D-ダイマー上昇がみられる．これは診断には有用ではないが，PE の改善に伴って数値が正常化していく．全血算（悪性疾患では貧血，多血症では赤血球増多），生化学（ク

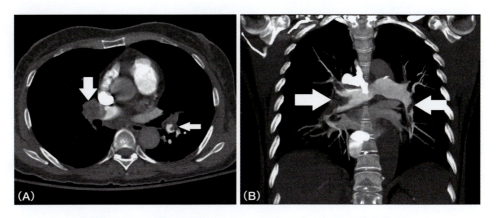

図 2-30 右心梗塞に伴う広範な肺塞栓症の CT 検査
(A)CT 軸位断像において,両側肺動脈に大きな造影欠損域を認める(⇨)
(B)CT 冠状断再構成像において,多数の血栓を認める(⇨)

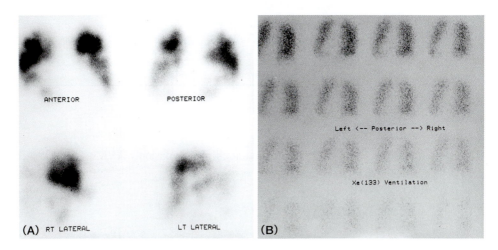

図 2-31 換気血流比(V/Q スキャン)
(A)血流スキャンでは両肺にわたって暗い領域が認められ,PE によって血流が遮断された領域であることを示す
(B)換気スキャンでは同領域での換気は正常である

レアチニン,電解質),凝固能(DIC が疑われる場合には INR,PTT,フィブリノーゲンを測定する),その他の血漿検査〔妊娠可能年齢の女性では尿中 β-human chorionic gonadotropin(hCG)の定性検査〕.

画像検査:PE が疑われた場合には肺 CT 血管撮影を施行すべきである.塞栓物が肺動脈内の造影欠損として描出される(図 2-30).胸部 X 線撮影では塞栓子末梢の血管減少(Westermark 徴候)や肺野辺縁の楔形陰影(Hampton's hump)を認めることがある.

V/Q スキャン:血流がなく換気が保たれる領域がみられれば PE などの血流が遮断される病態を考慮する(図 2-31).V/Q スキャンでは背景に肺疾患(例:COPD,喘息,胸水,肺炎など)がある場合には偽陽性が増加する.

症例集 **61**

孤発性肺結節

症例 52歳男性．呼吸困難精査目的のCT検査にて孤発性肺結節を指摘された．

定義

孤発性肺結節とは，正常肺組織に囲まれた単発で直径3cm以下の境界明瞭な透過性低下域であり，リンパ節腫大や無気肺を伴わないものをいう．

頻度の高い原因は？

最も頻度の高い原因を以下に要約する．

腫瘍	気管支腺腫，原発性肺癌，過誤腫，転移
感染症	*Mycobacterium*による肉芽腫（例：結核菌，*Mycobacterium leprae*），感染症（例：*Brucella*，*Actinomyces*，*Listeria*，真菌（例：ブラストミセス症，ヒストプラズマ症，コクシジオイデス症）
偽病変	乳頭，骨病変，皮膚腫瘍，異物，アーチファクト

鑑別診断は？

肺結節：動静脈奇形（arteriovenous malformation：AVM），無気肺，関節リウマチ，サルコイドーシス，腫瘍，感染症．

どのような徴候がみられるか？

背景に別の病態がなければ通常無症状だが，進行する悪性腫瘍などがあれば咳嗽，血痰，発熱，夜間盗汗，体重減少などを生じることがある．

どのような身体所見がみられるか？

バイタルサイン：典型的には正常だが，結節の部位によっては閉塞性肺炎に伴う発熱が生じる．
視診：持続する咳嗽，喘鳴，呼吸困難．
打診：病変のある肺領域で濁音．
聴診：wheeze，ラ音，呼吸音減弱．

どのような検査を行うべきか？

臨床検査：無症候性孤発性肺結節の精査における役割は限定的である．悪性腫瘍や感染症が疑われる場合には全血算（白血球増多，貧血），生化学（低ナトリウム血症，高カルシウム血症），その他の血漿検査〔赤血球沈降速度（erythrocyte sedimentation rate：ESR）の上昇〕．

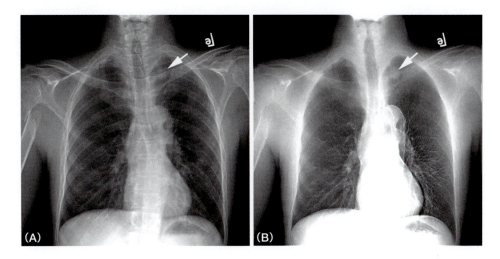

図 2-32　肺結節の胸部 X 線撮影
(A)正面像において，左上肺野の肺結節を示す
(B)骨サブトラクション像

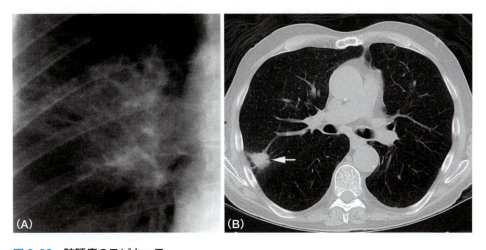

図 2-33　肺腫瘤のスピキュラ
胸部 X 線撮影(A)や CT 画像(B)にて認められる．腫瘤には周囲組織への浸潤を示唆するスピキュラ形成（⇒）を認め，悪性腫瘍が疑われる

　　画像検査：高解像度で 2 mm 大の結節を検出でき，形態的特徴もわかりやすいため，CT 検査がゴールドスタンダードである（図 2-32, 33）．しかし，孤発性肺結節はしばしば胸部 X 線撮影で初めて検出される．側面像や骨サブトラクション像は肺結節と肺外結節との鑑別に有用である．胸部 X 線撮影では大きさ，形状，空洞病変，成長速度，石灰化の有無を評価できる．フォローアップ画像を撮ることにより，結節の大きさの変化を Fleischner Society guidelines に基づいて評価することができる．

肺癌

症例 61歳男性．3か月続く咳嗽と喘鳴．長期の喫煙歴があるが，肺炎に対して挿管が必要になったことをきっかけに昨年から禁煙している．

定義

肺癌とは，異常細胞のコントロール不能な増殖であり，通常は気道に沿う．小細胞肺癌と非小細胞肺癌の2つに分類され，組織学的に診断される．

頻度の高い原因は？

最も頻度の高い原因を以下に要約する．

タバコ	肺癌の大多数は喫煙と関連している．肺癌のリスクは喫煙歴と受動喫煙歴により上昇する
アスベスト	曝露後は線維が肺に残り続け，肺癌のリスクは5倍になる
ラドン	自然放射線ガスであり，ウランの自然崩壊産物である．地面を貫き，基礎部分のギャップや配管構造，その他の開口部などを介して広がる

鑑別診断は？

肺腫瘍：気管支カルチノイド，腺腫，過誤腫，悪性リンパ腫，肉芽腫．

どのような徴候がみられるか？

持続する咳嗽，喘鳴，呼吸困難，血痰．

どのような身体所見がみられるか？

バイタルサイン：閉塞性肺炎を伴うと頻呼吸，努力性呼吸，発熱などが現れる．
視診：持続する咳嗽，喘鳴，息切れ．
打診：コンソリデーションや胸水のために濁音となる．
聴診：wheeze，ラ音，病変のある肺領域にて呼吸音減弱．

どのような検査を行うべきか？

臨床検査：血液検査は診断的ではない．非特異的なマーカーには癌胎児性抗原が含まれる〔β_2-ミクログロブリン，ボンベシン，neuron-specific enolase（NSE）〕．
画像検査：1～2 mm大の結節を検出でき，形態的特徴もわかりやすいため，CT画像がゴールドスタンダードである（図2-34）．骨破壊や縦隔リンパ節腫大の有無，その他の肺腫瘍の存在，あるいは肝の転移についても評価可能である．胸部X線撮影では結節の大きさ，形状，空洞病変，成長速度，石灰化の有無を評価できる（図2-35）．

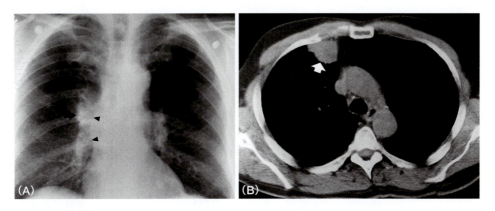

図 2-34　肺癌
(A)胸部 X 線撮影正面像において，右肺門部直上に腫瘤(➡)を認める．腫瘤は上行大動脈を狭窄していないため(▶)，前方あるいは後方に位置していることが示唆される
(B)CT 画像では右肺上葉の前方胸膜に接して局在していることがわかる(⇨)

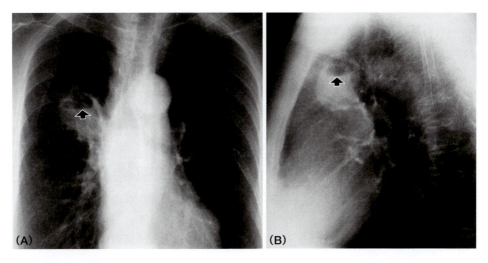

図 2-35　肺の空洞病変
正面像(A)および側面像(B)において，air-fluid レベル(➡)を認め，右肺上葉の空洞を有する癌であることが示唆される

特殊検査

肺生検：肺組織検体により診断が確定され，治療方針や予後が決定される．

中皮腫

症例 72歳男性．1週間持続する左側の胸痛．30年前に建設現場に勤務しており，断熱材への曝露歴がある．

定義

中皮腫は胸膜や腹膜，心膜などの細胞を由来とすることが最も多い悪性腫瘍である．組織学的に上皮型，肉腫型，二相型に分類され，後二者は予後不良である．

頻度の高い原因は？

アスベスト曝露を原因とすることが最も多く，鉱業，造船業，セラミック業，製紙業，自動車部品製造業，線路修理業，断熱材製造業などの産業従事によって曝露される．曝露者の家族も，衣類に付着した線維を介した曝露のリスクがある．

鑑別診断は？

胸膜病変：非小細胞肺癌，小細胞肺癌，その他の原発性肺悪性腫瘍，肺線維症，感染症（細菌性，ウイルス性，真菌性），中皮過形成．

どのような徴候がみられるか？

呼吸困難，易疲労感，夜間盗汗，非胸膜性胸痛．

どのような身体所見がみられるか？

バイタルサイン：典型的には正常である．時に発熱，頻脈，頻呼吸などがみられる．
視診：全身状態不良で悪液質であり，呼吸困難が認められる．
打診：病変のある肺領域上で濁音．
聴診：病変のある肺領域上で胸水貯留により呼吸音減弱．

どのような検査を行うべきか？

臨床検査：可溶性メソテリンやmegakaryocyte potentiating factorなどのマーカーが検査されるが，典型的には診断的ではない．

画像検査：胸部X線撮影では結節状あるいはシート状の胸膜肥厚を認める．胸水貯留が認められ，胸膜の異常がわかりにくいことがある．CT検査では縦隔浸潤の有無や中枢性の胸膜肥厚などの悪性胸膜病変を強く示唆する所見について評価が可能である．MRI検査では胸壁浸潤を伴う孤発性肺結節の描出や横隔膜浸潤の評価に優れる（図2-36）．PET/CT検査は高価であるが，ベースラインのステージングや治療効果判定に使用される．

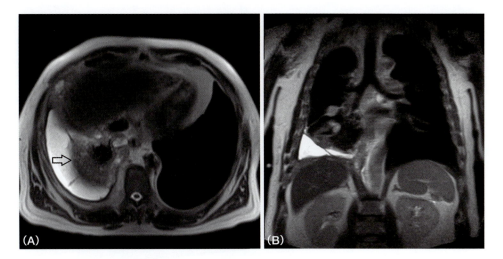

図 2-36　中皮腫の MRI 画像
(A)軸位断像において，高信号の胸水貯留部に胸膜腫瘤(⇨)を認める
(B)冠状断像では右胸部病変を認め，横隔膜下への進展は認めない．MRI は組織分解能に優れ，中皮腫のステージングに有用である

特殊検査

胸腔穿刺：ほとんどの患者は胸水貯留にて来院し，白血球数 1,000/mm^3 未満，蛋白上昇，LDH 正常で通常は非診断的である．細胞診では 32％ の症例で中皮腫の診断に至り，56％ の症例で疑われる．
生検：98％ の症例で診断がつく．

無気肺

症例　60 歳女性．アスベストの曝露歴があり，肺炎にて長期入院後，1 週間の呼吸困難がある．

定義

　無気肺は肺組織が虚脱した状態で，閉塞性と非閉塞性とに分類される．閉塞性無気肺は気道の閉塞によって生じ，末梢気道の虚脱を伴うのに対し，非閉塞性無気肺は瘢痕，浸潤，肺実質圧迫，サーファクタント機能障害などによって肺組織が虚脱する病態を呈する．

症例集　**67**

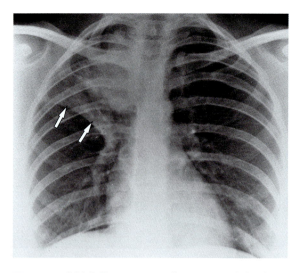

図 2-37　右肺上葉のコンソリデーションと無気肺
正面像では右上縦隔にシルエットを認める．小葉間裂の挙上（⇨）によって容積が減少している

頻度の高い原因は？

最も頻度の高い原因を以下に要約する．

閉塞性	粘液栓，異物，誤嚥，気道内腫瘍，慢性感染症や瘢痕による気道狭窄
非閉塞性	胸壁外傷，腫瘍（気道を閉塞しないもの），慢性肺感染症や瘢痕，肺炎，胸水，気胸

鑑別診断は？

呼吸困難・胸痛：肺悪性腫瘍，被包化胸水，肺炎，非定型肺炎，アスベストーシス，傍脊椎腫瘍．

どのような徴候がみられるか？

呼吸困難，非胸膜性胸痛，咳嗽．

どのような身体所見がみられるか？

バイタルサイン：頻呼吸や発熱がみられることがある．
視診：悪液質に見えることがある．
打診：病変のある肺領域上で濁音．
聴診：病変のある肺領域上でラ音，wheeze，rhonchi，ヤギ音，呼吸音減弱．

どのような検査を行うべきか？

臨床検査：全血算（白血球増多のみ）．
画像検査：胸部 X 線撮影にて肺組織の虚脱を認める（図 2-37），同様の変化は CT 検査でも確認される．

サルコイドーシス

症例 32歳女性．3週間前からの咳嗽，呼吸困難，胸痛を主訴に来院．肺門部リンパ節腫脹を指摘された．

定義

サルコイドーシスは非乾酪性肉芽腫をきたす炎症性疾患であり，両側肺門部リンパ節腫脹，肺網状影，皮膚や関節，眼の病変をおこす．

頻度の高い原因は？

サルコイドーシスの病因は不明であるが，環境要因，病原体への曝露によるもの，遺伝子の関与によるT細胞異常が考えられている．

鑑別診断は？

肺門部リンパ節腫脹：感染症（細菌，真菌），過敏性肺臓炎，薬剤性肺炎，血管炎〔多発血管炎性肉芽腫症（granulomatosis with polyangiitis：GPA），好酸球性多発血管炎性肉芽腫症（eosinophilic granulomatosis with polyangiitis：EGPA）〕．

どのような徴候がみられるか？

咳嗽，呼吸困難，胸痛，体重減少，発熱，不快感．

どのような身体所見がみられるか？

バイタルサイン：発熱．
視診：結節性紅斑　皮下腫瘤・結節．
聴診：wheeze，ラ音，呼吸音減弱．

どのような検査を行うべきか？

臨床検査：全血算（感染の除外），生化学（クレアチニン，電解質），その他の血漿検査〔アンジオテンシン変換酵素（angiotensin-converting enzyme：ACE）の上昇が75％の症例にみられる〕．
画像検査：胸部X線撮影：両側肺門部または右傍気管リンパ節の腫脹，上肺野網状影（図2-38）．胸部CT検査：肺門部あるいは縦隔リンパ節腫脹，肺胞血管に接した結節，胸膜下結節，非乾酪性肉芽腫，石灰化，空洞，気管支拡張，すりガラス陰影，嚢胞，線維化．

特殊検査

呼吸機能検査：拘束性の呼吸機能障害および拡散能の低下．
気管支肺胞洗浄液：＞16％のリンパ球のCD4：CD8比が＞4に上昇し，生検において

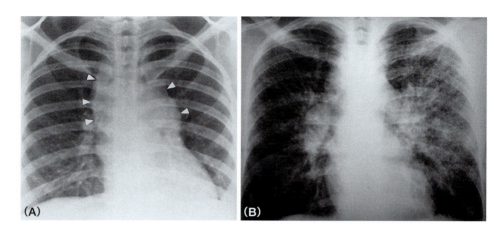

図 2-38　サルコイドーシス
(A)「bumps（こぶ）」と表現される肺門部結節のパターン（▷）
(B)間質影と肺門部結節影が混合したパターン
特に左肺のびまん性間質性疾患と同様に縦隔と肺門リンパ節の腫大がおこることに注目

非乾酪性肉芽腫が示されればサルコイドーシスの陽性的中率100％．CD4：CD8比が＜1ならサルコイドーシスの陰性的中率100％．
生検：非乾酪性肉芽腫を主に肺胞隔壁や気管支壁，肺血管に接して認める．

心臓弁膜症

症例　80歳男性．労作時呼吸困難と運動耐容能の低下が1か月の経過で進行している．

定義

弁膜症は4つの弁（三尖弁，肺動脈弁，僧帽弁，大動脈弁）のいずれかの狭窄や機能不全により生じる（図2-39）．

頻度の高い原因は？

最も頻度の高い原因を以下に要約する．

加齢性変化	65歳以上の男性，75歳以上の女性はカルシウム沈着をきたし，弁の硬化や狭窄に至る可能性がある
感染	感染性心内膜炎〔D群レンサ球菌，黄色ブドウ球菌，*Aspergillus*（稀）〕は血行性に疣贅を形成して弁に付着し，機能不全をきたす．リウマチ熱は無治療のレンサ球菌感染により僧帽弁に瘢痕や狭窄をきたす
結合組織病	僧帽弁逸脱（mitral valve prolapse：MVP）が最も多く，全人口の1〜2％の頻度で生じる．逸脱した弁が収縮期に左心房へ嵌入する
先天性疾患	主に大動脈弁や肺動脈弁の形態異常，癒合，弁輪への付着異常を引き起こす

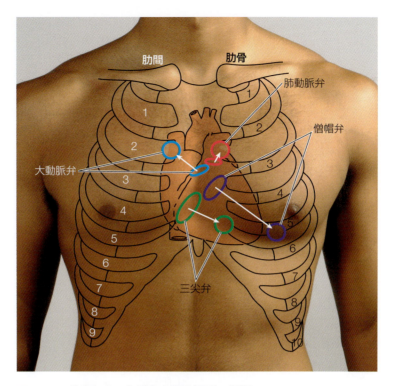

図 2-39　体表からの心臓弁や聴診場所の指標
大動脈弁と肺動脈弁は第 2 肋間の胸骨縁に，三尖弁は第 5 肋間または第 6 肋間の胸骨左縁付近，僧帽弁は心尖部（第 5 肋間鎖骨中線）で最もよく聴取される

鑑別診断は？

呼吸困難：CHF，不安定狭心症，喘息，COPD，PE，貧血，甲状腺機能低下症．

どのような徴候がみられるか？

息切れ，起坐呼吸，動悸，下腿浮腫，体重増加，運動耐容能低下．

どのような身体所見がみられるか？

バイタルサイン：低酸素血症．
視診：発熱のある患者で静注薬物使用（皮膚注射痕）がある場合はより疑わしい．
聴診：特徴的な心雑音で潜在する弁膜症がわかる（図 2-40，41）．

どのような検査を行うべきか？

臨床検査：感染が疑わしい場合，全血算（白血球増多，貧血），血液培養と炎症の状態を把握するため，血漿検査〔ESR，C 反応性蛋白（C-reactive protein：CRP）〕を考慮する．
画像検査：経食道心エコーが弁膜症の評価に最適である．弁の解剖，心房の大きさ，心室の機能を評価できる．Doppler を使用すると，弁の領域の圧較差の評価を可能にし，特に大動脈弁狭窄症で有用である．胸部 X 線撮影や CT 検査は弁の石灰化や大動脈の拡張を発見し，それらは長期大動脈弁狭窄症を示唆する（図 2-42）．

症例集　71

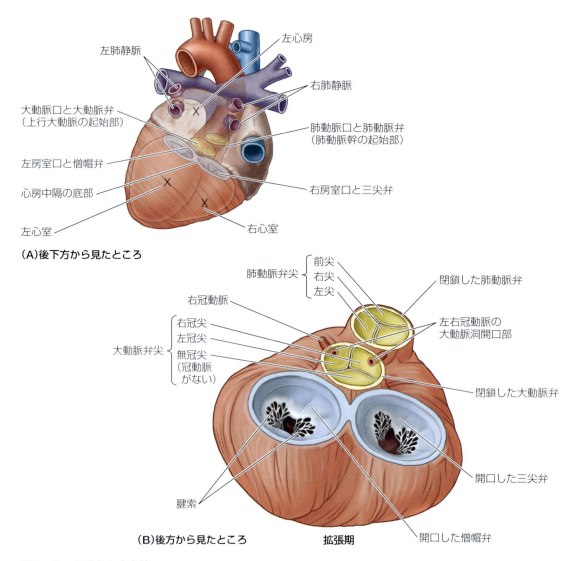

図 2-40 心臓弁と大血管
(A)本症例における冠静脈弁
(B)大動脈弁と肺動脈弁は拡張初期には閉鎖している．一方，三尖弁と僧帽弁は開口している

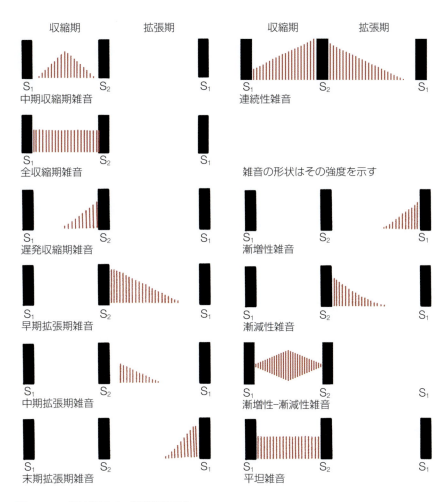

図 2-41 収縮期および拡張期雑音

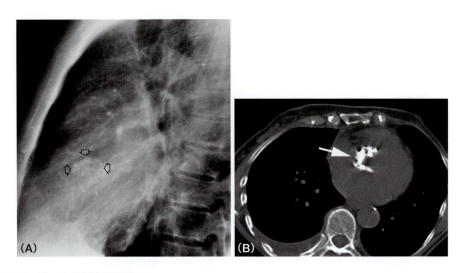

図 2-42 大動脈弁石灰化
(A)胸部の側面像で大動脈弁の石灰化を認める(⇨)．胸部X線撮影で認めた場合，狭窄は概して高度である
(B)CT軸位断像で同様の所見を認める(⇨)

急性冠症候群

症例 生来健康な55歳男性で，数時間前からの胸痛，胸部圧迫感，悪心を主訴に救急外来を受診．

定義

急性冠症候群（acute coronary syndrome：ACS）は症候性の心筋虚血である．非ST上昇型急性冠症候群（不安定狭心症と非ST上昇型心筋梗塞）とST上昇型心筋梗塞を含む．約50%の症例では，古典的な前胸部の胸痛，圧迫感，絞扼感とは無関係な症例である．ACSは女性，糖尿病や心疾患の患者，高齢者では非典型的な徴候を示すことがある．

頻度の高い原因は？

ACSは一般的にアテロームプラークの破綻により，血管内血栓を形成して血管の閉塞に至る．ほとんどのプラークは75%以下の狭窄に関連し，血行動態的に重要ではない．運動負荷，ストレス，失血，手術に伴って酸素の需要が増大するとプラークの破綻がなくてもACSを発生する．

鑑別診断は？

胸部圧迫感と悪心：不安症，食道の痙攣・過敏，食道炎，肋軟骨炎，心膜炎，PE．

どのような徴候がみられるか？

胸痛，圧迫感，息切れ，発汗，動悸，悪心，運動耐容能低下．

どのような身体所見がみられるか？

バイタルサイン：頻脈，低血圧（または高血圧），低酸素血症．
視診：発汗を伴う急性の脱力，労作時の呼吸数増加，頸静脈拡張．
触診：心原性ショックによる四肢冷感，脈拍微弱．
聴診：肺水腫によるwheezeとラ音，S_3とS_4の出現．

どのような検査を行うべきか？

臨床検査：全血算（白血球増多），生化学（クレアチニン，電解質），凝固能，血漿検査（心筋トロポニン，ESRとCRPの上昇）．80%の症例において，心筋トロポニンの上昇が2～3時間以内におこる．
画像検査：カテーテル検査が冠動脈描出のゴールドスタンダードである．胸部X線撮影は心拡大や肺水腫の評価に有用であり，大動脈解離や肺炎などの症状の原因を見つける手がかりになる．経胸壁心エコーは局所的な心筋壁運動の異常や心室運動全体の機能を評価できる．さらに，急性の僧帽弁逆流，左心室破裂，心嚢液貯留も

発見できる．冠動脈 CT 検査は冠動脈造影で判断不可能な石灰化プラークとソフトプラークの鑑別，3 次元画像の再構成ができる．

特殊検査

心電図検査：有症状期に記録された心電図検査は有用である．ST 上昇あるいは下降や T 波の動的な変化が症状に一致してみられた場合，冠動脈病変を強く示唆する．

診断スコア

TIMI risk スコア：不安定狭心症あるいは非 ST 上昇型心筋梗塞が内在している場合，TIMI スコアが 14 日以内の死亡，心筋梗塞，繰り返す心筋虚血のリスクを予測できる．さらに TIMI スコアは緊急の再灌流療法をすべきか決定するのに用いることもできる．

急性大動脈解離

症例 61 歳男性．高血圧や脂質異常症の既往と喫煙歴がある．背部に放散する急性の鋭い胸痛を主訴に来院した．

定義

急性大動脈解離は大動脈壁内膜に発生した裂隙に血液が流入し，内膜と中膜を剥離して偽腔を形成することにより生じる．Stanford 分類により，上行大動脈を含むもの（鎖骨下動脈よりも近位）を Type A，含まないものを Type B と分類する．

頻度の高い原因は？

急性大動脈解離では大動脈壁の内層の脆弱化と破壊がおこり，それにより大動脈壁のストレスが上昇し，大動脈の拡張をきたし，解離に至る．

鑑別診断は？

胸痛：不安症，食道の痙攣・過敏，肋軟骨炎，心膜炎，PE．表 2-1 も参照のこと．

どのような徴候がみられるか？

急性発症の胸痛，「引き裂かれるような」胸痛，失神，腹痛．

どのような身体所見がみられるか？

バイタルサイン：頻脈と血圧低下は心タンポナーデを考慮する．奇脈は観察すべきである（「心膜炎と心タンポナーデ」の症例を参照）．上肢の血圧を測定し，収縮期に 20 mmHg 以上の差は有意となる．

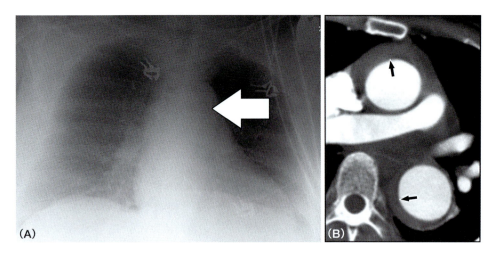

図 2-43 大動脈解離
(A)ポータブルの胸部 X 線撮影で大動脈弓の肥厚と石灰化した内膜の偏位を認め(▷)，大動脈解離を疑う
(B)CT 軸位断像で大動脈壁内に血腫を認める(➡)

視診：皮膚冷感，青ざめた皮膚，毛細血管再充満時間の延長．
触診：頸動脈，橈骨動脈，大腿動脈，足背動脈，後脛骨動脈の脈拍消失を認めた場合，解離の確率が高まる．
聴診：拡張期雑音の発現は解離により大動脈弁閉鎖不全が引き起こされている可能性を考慮する(感度，特異度ともに低い)．
神経学的所見：局所的な感覚の消失は解離の可能性が高まる．

> ● Clinical Pearl
>
> 大動脈解離の合併症に心タンポナーデ，急性大動脈弁閉鎖不全，偽腔の進展による分枝動脈閉塞がある．

どのような検査を行うべきか？

臨床検査：全血算(失血した場合の貧血)，生化学(BUN，クレアチニン，電解質の上昇)，心筋逸脱酵素(トロポニン，NT-BNP)，凝固能．大動脈解離の可能性が低い場合，発症から 24 時間以内で，D-ダイマー＜500 ng/mL であれば除外診断できる(感度 97％)．
画像検査：胸部 CT 血管撮影は大動脈解離の迅速診断として最も広く用いられている(感度 0.9〜1.0，特異度 0.87〜1.0．図 2-43)．胸部 X 線撮影はすべての胸痛の検査として推奨される．特筆すべきだが，大動脈解離のある症例の 20％ は胸部 X 線撮影で正常である．しかし，縦隔の拡大はみられる可能性がある．胸部 X 線撮影は他の胸部病変の除外に最も有用である．経胸壁心エコーは急性大動脈逆流や心タンポナーデ，心虚血をおこす可能性のある近位の大動脈病変が迅速に検査できる．

> ● **Clinical Pearl**
>
> ほとんどの Stanford Type A 解離は 1 時間ごとに 1〜2% 死亡率が上昇するため，外科的介入がされる．

うっ血性心不全

> **症例** 51 歳男性．糖尿病の既往と喫煙歴がある．体重増加，労作時呼吸困難，下腿浮腫を主訴に来院した．

定義

うっ血性心不全は末梢組織の代謝需要に対し，心臓が送り出す血流の不全あるいは血圧を上昇させたうえでのみ血流が達成される状態である．米国心臓病学会と米国心臓協会は心不全を分類するシステムを作成した．ニューヨーク心臓協会による機能分類は心不全による身体障害の重症度を伝えるのに用いられる．

頻度の高い原因は？

最も頻度の高い原因を以下に要約する．

虚血	冠動脈疾患に対するリスク因子：高血圧，糖尿病，高コレステロール血症，喫煙，冠動脈疾患の家族歴
構造異常	心臓弁膜症（例：大動脈弁狭窄症，僧帽弁逆流など），先天異常，心筋障害（例：分娩関連，肥大型，家族性，特発性）
感染と炎症	ウイルス性心筋炎またはループス心膜炎
薬剤性	娯楽性（例：アルコール，コカイン），治療用（例：ドキソルビシンなどのアントラサイクリン系薬）

鑑別診断は？

呼吸困難：急性腎障害，肝硬変，COPD，肺炎，PE，肺線維症．

どのような徴候がみられるか？

安静時および労作時呼吸困難，起坐呼吸，夜間呼吸困難，易疲労感，筋力低下，食欲不振，悪心．

どのような身体所見がみられるか？

バイタルサイン：頻脈，頻呼吸，酸素飽和度低下．
視診：意識障害，無気力，混乱，咳嗽，顕性 wheeze，努力性呼吸時の息切れ，JVP の上昇，異常な肝頸静脈逆流（右心房圧＞8 mmHg なら感度 0.73，特異度 0.87）．

症例集 **77**

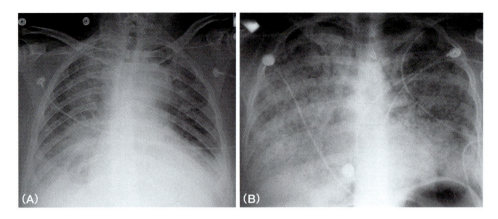

図 2-44　肺水腫
(A)肺胞性肺水腫の初期は中心性である．両側胸水が下葉野の透過性低下を引き起こすことに注意する
(B)間質性および肺胞性肺水腫．低密度な部分と不明瞭な心辺縁に注意する

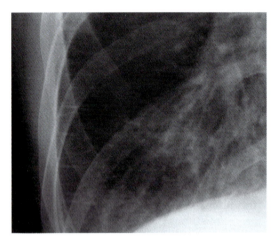

図 2-45　カーリー B ライン
拡大した右下肺野でカーリー B ラインを認める

触診：PMI が外側下方に偏位する（感度 0.66，特異度 0.96）．肝腫大もみられる可能性がある（Chapter 3 を参照）．

打診：肺底部の濁音化は胸水の存在を反映している．

聴診：胸水がある場合，ラ音および呼吸音減弱が肺底部にみられる．左側臥位，心尖部で S_3 を聴取する．S_4 は心尖部でベル型聴診器で聴取できる．

どのような検査を行うべきか？

臨床検査：全血算（貧血），生化学（低ナトリウム血症，BUN，クレアチニン，肝酵素の上昇）．BNP は呼吸困難を訴える患者に対して感度の高い検査である（BNP＜100 pg/mL）．

画像検査：心臓超音波検査は拡張機能障害と収縮機能障害の判別，潜在する病因の特定（肥大型心筋症による心筋梗塞）に重要な検査である．胸部 X 線撮影は肺水腫（図 2-44），脳回状陰影，カーリー B ライン（図 2-45），胸水，心拡大の存在を証明する．

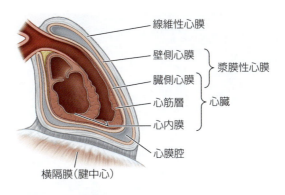

図 2-46　心膜層

心膜炎と心タンポナーデ

症例 53歳女性．糖尿病と高血圧がある．3日前から安静時の鋭い胸痛と増悪する呼吸困難があり，救急外来を受診．2週間前に発熱を伴う悪寒，鼻汁，咽頭痛の症状があった．

定義

心膜炎は心膜の炎症であり，急性から慢性まで存在し，緻密な線維化，石灰化，臓側心膜と壁側心膜間の癒着を生じる（図 2-46）．心膜炎により心膜腔へ液体が産生された場合，心タンポナーデを引き起こすことがある．心タンポナーデは心膜腔に液体が貯留した状態で，心室拡張不全，肺水腫，心原性ショック，死亡に至ることもある．

頻度の高い原因は？

頻度の高い原因を以下に要約する．

悪性腫瘍	50％以上の心タンポナーデは潜在する悪性腫瘍に関連する．肺癌が最も多く，次いで乳癌，腎癌，リンパ腫，白血病である
薬剤性	ヒドララジン，プロカインアミド，イソニアジド，ミノキシジル
感染	ウイルス性（例：コクサッキーウイルス，エコーウイルス，HIV），細菌性（結核菌，肺炎球菌），真菌性（ヒストプラズマ症，ブラストミセス症）も心嚢液の貯留にかかわる
結合組織病	全身性エリテマトーデス（systemic lupus erythematosus：SLE），関節リウマチ，皮膚筋炎は漿膜炎に関連がある
心筋梗塞	心筋梗塞により，心室自由壁破裂やドレスラー症候群がおこることがある
その他	尿毒症

鑑別診断は？

呼吸困難と胸痛：鑑別診断は敗血症，心筋梗塞，非代償性心不全，PEである．心タンポナーデは大量胸水や緊張性気胸で報告がある．

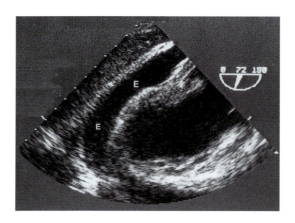

図 2-47　胸骨傍の長軸超音波画像で描出された心囊液
E：心囊液

どのような徴候がみられるか？

呼吸困難，非労作性の胸痛．

どのような身体所見がみられるか？

バイタルサイン：心タンポナーデでは頻脈や低血圧，脈圧の低下（例：＜35 mmHg）がみられる可能性があるが，血行動態が破綻して血圧が正常なこともある．
視診：意識障害，四肢冷感とまだらな濃度異常がみられることがある．JVP はしばしば上昇する．肺水腫により呼吸はしばしば努力性である．
聴診：心音は不明瞭化し，心膜摩擦音はほとんど聴取できない．
Kussmaul 徴候：吸気時の JVP と収縮期圧の奇異性な上昇がみられる．これは収縮性心膜炎に特異的であり，心タンポナーデにはみられない．
Beck の 3 徴：JVP の上昇，血圧低下，心音の減弱の 3 徴は心タンポナーデの 10〜40％ にみられる．
Ewart 徴候：気管支呼吸音の減弱，広範な心囊液貯留によって生じる無気肺による左肩甲骨角下方の触覚振盪音の増大．

どのような検査を行うべきか？

臨床検査：全血算（白血球増多），生化学（クレアチニン，電解質，肝酵素，甲状腺刺激ホルモン），心筋逸脱酵素（CK とトロポニンが上昇している場合がある）．
画像検査：経胸壁心エコーが第一選択である．費用対効果に優れ，ベッドサイドでも用いられるという点，被曝や造影剤を用いることなく心膜腔や重要な生理機能の描出が可能な点で広く用いられている．拡張期の右心房の内反が心タンポナーデの早期の徴候であり，続いて収縮期で右室流出路の圧迫がみられる．心囊液が多量の場合，心臓は心囊液内で心拍に合わせて振り子様に揺れる．この運動は心電図変化と一致する（図 2-47）．胸部 X 線撮影では心陰影の拡大がみられる（図 2-48）．心臓

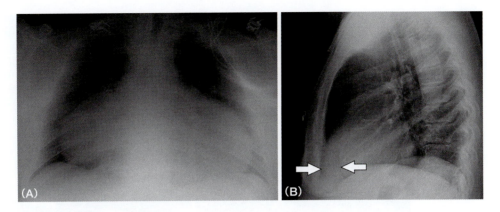

図 2-48　胸部画像での心嚢液
(A)ポータブルの胸部画像による大きく肥大した心陰影(water bottle 心)
(B)側面像でみられる「オレオクッキー」徴候．中央の白い部分を黒い部分が挟んだような像で，心嚢液の存在を示す(⇨)．この徴候は特異度は高いが，感度は高くない

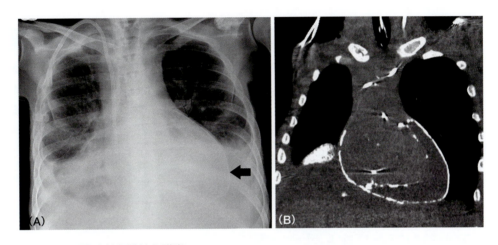

図 2-49　尿毒症性収縮性心膜炎
(A)正面像．線維素の沈着により，心膜の肥厚と石灰化がおこっている(➡)
(B)CT 冠状断像で腹側心膜と壁側心膜の石灰化が認められる．この石灰化が最終的に収縮性生理を引き起こす

CT 検査では心膜の肥厚と不整な輪郭がみられる(図 2-49)．心嚢液がみられた場合，心嚢液の CT 吸収値を測定すると成分の特徴づけが可能になる．心臓 MRI 検査では心嚢液の詳細な位置や性状の評価ができ，CT 検査と組み合わせることで心嚢穿刺のガイドとなる(図 2-50)．

> 特殊検査

心電図：心膜炎では広い凹形の ST 上昇，ほとんどの肢誘導(Ⅰ，Ⅱ，Ⅲ，aVL，aVF)や前胸部誘導(V2～6)での PR 低下がみられる．ST 低下と PR 上昇は aVR(±V1)でみられる．

症例集　**81**

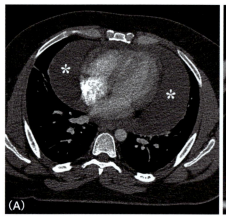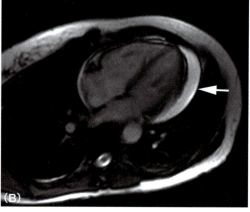

図 2-50　心嚢液
(A)CT 軸位断像．漿液性の液体貯留(＊)が心膜腔にあることがわかる
(B)MRI 軸位断像で明るい漿液性の液体貯留(⇨)が心臓を取り囲んでいるのがわかる

Clinical Pearl

心嚢液貯留がみられる患者で奇脈が存在する場合，心タンポナーデである確率が非常に高い(感度 0.82)．奇脈を計測する際は，収縮期血圧よりわずかに高い位置に手動でカフを膨らませ，コロトコフ音が聞こえるまで脱気する．最初はコロトコフ音は呼気時のみに聴取されるが，脱気を続けると呼吸サイクル全体で聴取される．奇脈とはこの 2 つの圧較差のことであり，12 mmHg 以上のときに陽性所見となる．

アカラシアとびまん性食道痙攣

症例　65 歳男性．5 日前からの放散しない胸骨下の胸痛，および固形物と液体の重度の嚥下困難を主訴に来院した．

定義

びまん性食道痙攣は食道平滑筋の非協調性に同時収縮することにより固形物および液体の奇異性の運動に至る．アカラシアは正常な食道蠕動の消失および下部食道括約筋の異常な弛緩による．どちらも固形物や液体の著明な嚥下障害を引き起こし，しばしば胸部不快感を伴う．

頻度の高い原因は？

びまん性食道痙攣は病因がはっきりしていない．アカラシアは食道に分布する筋層間の神経節細胞が破壊されるものである．

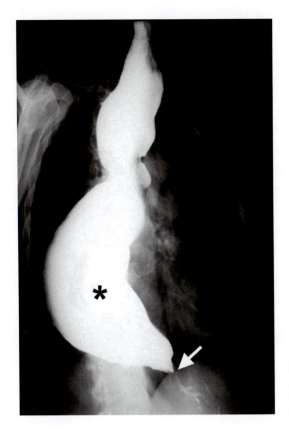

図 2-51　アカラシア
単相食道造影で鳥の嘴状の狭窄を胃食道接合部に認め（⇒），上流の食道の拡張がみられる（∗）

鑑別診断は？

胸痛と嚥下困難：消化管蠕動障害（アカラシア，びまん性食道痙攣，シャーガス病，強皮症，食道炎，胃食道逆流症（gastroesophageal reflux disease：GERD），リンパ球性または好酸球性食道炎），器質的な異常（異物，腫瘍，狭窄，食道ウェブ，食道リング，Zenker 憩室），神経病（脳幹梗塞，パーキンソン病，認知症，多発性硬化症，筋萎縮性側索硬化症，ギラン・バレー症候群）．

どのような徴候がみられるか？

嚥下障害，胸痛，胸焼け，逆流，げっぷ，悪心・嘔吐，嚥下痛がみられる．

どのような身体所見がみられるか？

他の系統の疾患（例：全身性強皮症）でない限り，身体所見は不明瞭である．

どのような検査を行うべきか？

臨床検査：特異的検査はない．全身性強皮症が疑わしい場合，抗核抗体（上昇する可能性がある），Scl-70 抗体，抗セントロメア抗体（強皮症で上昇する）を確認する．
画像検査：バリウム検査が第一選択の検査である（図 2-51）．びまん性の食道痙攣で

は，「ビーズ状」あるいは「らせん状」の見た目の重度な非蠕動性収縮がみられることがある．アカラシアを示唆する所見として，食道の拡張があり，下部食道括約筋周辺が狭くなっていることから「鳥の嘴」のように見える．

特殊検査

食道圧検査：この検査は端子を食道内に挿入し，下部食道括約筋を通過させることにより行う．この端子は他と一定の距離をあけて多くの圧力感知部位が含まれている．食道が収縮・拡張すると端子に内圧が記録される．アカラシアを示唆する所見は蠕動運動の消失と食道括約筋の不十分な弛緩である．

上部消化管内視鏡検査：上部消化管内視鏡検査の役割は，嚥下障害を引き起こす他の疾患，食道原発性悪性腫瘍，食道炎の除外にある．

食道穿孔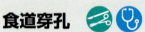

症例 60歳男性．多数の非血性嘔吐の2時間後に胸骨下の胸部圧迫感，発熱，呼吸困難がある．

定義

食道穿孔またはブールハーフェ症候群は食道壁の貫壁性の破裂である．消化管内の内容物や空気が周辺組織に入り込むことにより皮下気腫，縦隔気腫，胸水が生じる．消化管内容物の周囲組織への脱出により急激な全身性の炎症反応が引き起こされる．

頻度の高い原因は？

頻度の高い原因を以下に要約する．

医原性	最も多い原因は，狭窄部あるいは病変部の内膜に対する内視鏡操作である．併存疾患として多い悪性腫瘍，GERD，アカラシア，狭窄，強皮症，食道裂孔ヘルニアの穿孔が関連している
特発性（ブールハーフェ症候群）	悪心・嘔吐により食道内腔の圧力が上昇し，脆弱部位に貫壁性の破裂がおこる
外傷	胸部の鈍的外傷が食道穿孔に至ることはほとんどない．穿通性外傷は食道に沿っていればどこでもできる可能性がある
その他	異物の嚥下，特に鋭い部分をもつもの．アルカリ性の異物は酸性の異物と比べて重大な損傷を与えることが多い

● Clinical Pearl

強制悪心・嘔吐は非貫壁性の損傷を遠位食道に与え，粘膜裂傷を引き起こす．これはマロリー・ワイス症候群といわれ，粘膜下の動脈の破裂による重大な出血でしばしば発症する．

鑑別診断は？

胸痛：表 2-1 参照.

どのような徴候がみられるか？

疼痛，呼吸困難，悪心・嘔吐，吐血.

どのような身体所見がみられるか？

バイタルサイン：炎症や敗血症の重症度により，発熱や頻脈が現れる.
視診：鈍的外傷痕や穿通性外傷痕.
触診：皮下気腫がみられることがある.
打診：肺底部の濁音が胸水の存在を示唆する.
聴診：「ペコペコ」した音(Hamman crunch)が心尖部に収縮期に一致して聴取され，縦隔気腫を示唆する.

● Clinical Pearl

頸部痛とこわばりはしばしば頸部食道の穿孔でみられ，遠位食道の穿孔ではあまりみられない.

どのような検査を行うべきか？

臨床検査：全血算(貧血，白血球増多)，生化学(クレアチニン，電解質の上昇)，凝固能(INR，PTT).潜在性出血を減らすために必要となるかもしれない.
画像検査：食道造影は第一選択であり，偽陰性は 10% である.バリウムは水溶性造影剤(ガストログラフイン)と比べて感度は高いが，穿孔があった場合は消化管外に漏出し，線維性縦隔炎を引き起こす原因となる.胸部 X 線撮影は皮下気腫，胸水，気胸，縦隔気腫を発見できるかもしれない.胸部 CT 検査は縦隔や消化管外の空気，食道壁の肥厚，造影剤の血管外漏出，胸水を描出する.

特殊検査

胸腔穿刺：胸水(食道穿孔がある場合，低 pH，アミラーゼ上昇がみられる).

● Clinical Pearl

皮下気腫，胸痛，嘔吐は Mackler の 3 徴といわれ，特発性食道破裂(ブールハーフェ症候群)に特徴的である.

食道癌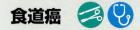

症例 55歳男性．アルコール依存と喫煙歴があり，増悪する嚥下障害と2か月で約9kgの体重減少を主訴に来院した．

定義

食道癌は食道内層の腺上皮の悪性化細胞の無秩序な増加である（図2-52）．食道扁平上皮癌と腺癌の2つは最も頻度の高い食道癌の種類である．扁平上皮癌は上部から中部に発生し，腺癌は遠位食道に発生する．

頻度の高い原因は？

最も頻度の高い原因を以下に要約する．

扁平上皮癌	喫煙，アルコール摂取，果物や野菜の摂取不足
腺癌	GERD/バレット食道，喫煙，body mass index(BMI)の上昇，果物や野菜の摂取不足

鑑別診断は？

嚥下障害：アカラシア，食道痙攣，GERD，咽頭感染．「アカラシアとびまん性食道痙攣」の症例も参照のこと．

どのような徴候がみられるか？

固形物の嚥下障害（くっついたような感覚），胸部の焼けるような不快感，吐血，下血．

どのような身体所見がみられるか？

バイタルサイン：特記事項はないが，変化を記録するために正確な体重が必要である．
視診：痩せ形に見え，側頭窩がくぼみ，鎖骨や肋骨が浮き上がる．

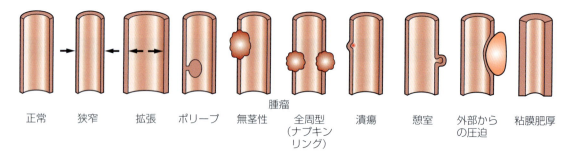

図2-52　管腔構造を侵す病気のパターンと画像的特徴

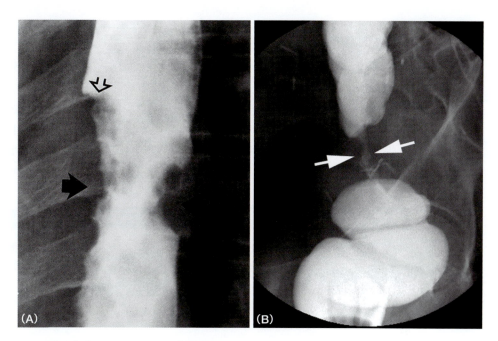

図 2-53 食道内腔の腫瘍の全周性増殖による apple-core 様の粘膜病変
(A) 食道癌により狭窄部位(➡)での粘膜表面の変形を認め，tumor shoulder(⇗)と呼ばれる
(B) 形状が似ていることから apple-core lesion(⇨)と呼ばれる

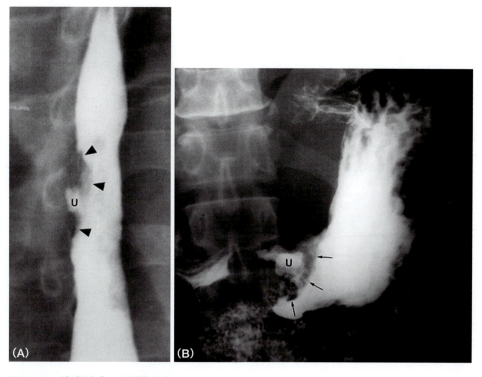

図 2-54 潰瘍形成する悪性病変
食道癌潰瘍形成であり，粘膜腫瘍内に潰瘍部を認める(▶と➡)．U：潰瘍部

どのような検査を行うべきか？

臨床検査：全血算（貧血），生化学（低アルブミン血症），その他の血漿検査（ESR, CRP）．

画像検査：バリウム食道造影により，内腔（単層造影），粘膜（二重造影）の不整が描出できる．消化管癌は内腔の全周性の狭窄をきたし，apple-core 様の所見を形成する（図 2-53）．生検を伴う内視鏡は食道癌を診断する第一選択であり，事前にバリウム食道造影を施行することもしないこともある（図 2-54）．

● Clinical Pearl

バレット食道は遠位食道の正常な扁平上皮が異形成の円柱上皮細胞に置き換わる異常である．これは主に慢性の GERD に起因し，食道腺癌を形成する重大なリスク因子である．

Chapter 3 腹部

　腹部は骨盤部（Chapter 4）と連続し，消化器系，上部尿路系，循環器系の臓器を含む．腹膜により腹腔と後腹膜腔に分けられる（図 3-1, 2）．腹腔内臓器には胃，十二指腸上部（十二指腸第 1 部），空腸，回腸，横行結腸，S 状結腸，直腸の上部 1/3，肝臓，脾臓が含まれる．腹膜の外側や後方に位置する後腹膜腔内には副腎，腎臓，大動脈，下大静脈，膵臓，十二指腸下行部・水平部・上行部（十二指腸第 2〜4 部），上行結腸，下行結腸，直腸の一部が含まれる．

初期評価

　腹部の病態は幅広くさまざまな症状として現れる．症状が現れそうな臓器（表 3-1）や腹痛の部位（表 3-2，図 3-3）から鑑別診断をあげていく．

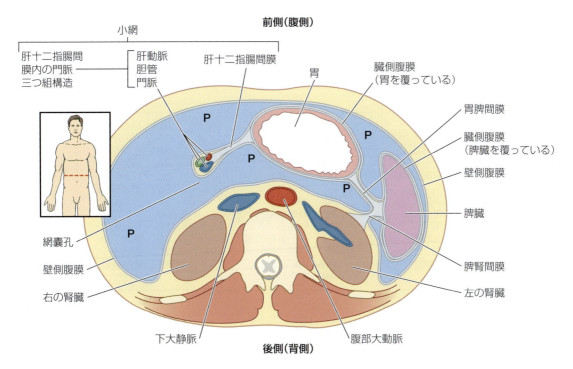

図 3-1　網嚢レベルの腹部横断像
左の正面像は横断部分の高さを示している．腹腔内（青）を P で示す．胃や門脈三つ組構造，脾臓がみられる．この位置の後腹膜臓器として両側腎臓，大動脈，下大静脈がある

89

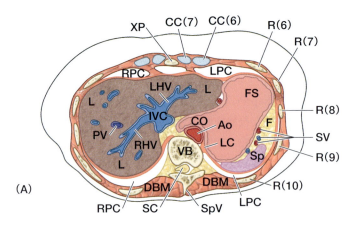
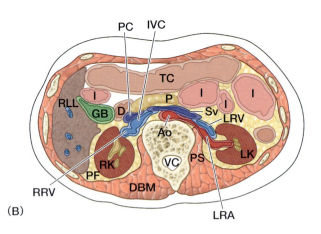

Ao	大動脈	LHV	左肝静脈	RLL	肝右葉
CC	肋軟骨	LK	左の腎臓	RPC	右の胸膜腔
CO	胃噴門部	LPC	左の胸膜腔	RRV	右腎静脈
D	十二指腸	LRA	左の腎動脈	SC	脊髄
DBM	深背筋	LRV	左腎静脈	Sp	脾臓
F	脂肪	P	膵臓	SpV	椎体棘突起
FS	胃底部	PC	門脈本幹	Sv	脾静脈
GB	胆囊	PF	腎周囲脂肪	SV	脾動静脈
I	小腸	PS	腸腰筋	TC	横行結腸
IVC	下大静脈	PV	肝門脈（三つ組）	VB	椎体
L	肝臓	R	肋骨	VC	脊柱管
LC	横隔膜左脚	RHV	右肝静脈	XP	剣状突起
		RK	右の腎臓		

図 3-2 **腹部正常解剖**
(A) T10 レベルの正常解剖の横断像
(B) L1〜2 レベルの正常解剖の横断像

表 3-1 解剖学的領域別の腹部症状原因

解剖学的領域・システム	症状
上部消化管(食道から十二指腸下行部まで)	嚥下障害,嚥下痛(Chapter 2),早期満腹感,悪心・嘔吐,腹部膨満感,げっぷ,消化不良,胃逆流症状(胸焼け,咳嗽,胃のむかつき)
肝胆道系(肝臓と胆囊)	黄疸,瘙痒感,褐色尿,灰白色便,腹囲増大,意識混濁
消化管(小腸と大腸)	便秘,下痢,悪心,腹痛,便狭小化,血便,黒色便,タール便,粘液便,腹部切迫感,しぶり
肛門周囲	排便痛,肛門腫瘤,血便
血管系(大動脈と腸間膜動静脈)	食後の腹痛,血便,嘔吐,背部に放散する鋭い痛み
尿路系(腎,尿管,膀胱)	側腹部痛,血尿,無尿,頻尿,浮腫,高血圧

表 3-2 腹部領域別の腹痛の原因

心窩部	
• 膵炎 • 胃・十二指腸潰瘍,食道炎 • 肝炎,肝膿瘍,肝腫瘤 • 腹部大動脈瘤破裂,上腸間膜動脈症候群,心筋梗塞	
右上腹部	**左上腹部**
• 胆囊炎,胆管炎,総胆管結石症,胆囊結石 • 肝炎,肝膿瘍・肝腫瘤,バッド・キアリ症候群 • 膵炎 • 右下葉肺炎・肺気腫 • 妊婦の虫垂炎 • 尿路結石,腎盂腎炎,腎囊胞への感染	• 脾梗塞,脾破裂 • 腸炎 • 尿路結石,腎盂腎炎,腎囊胞への感染
右下腹部	**左下腹部**
• 異所性妊娠,卵管卵巣膿瘍,卵巣捻転,骨盤内炎症性疾患,月経痛(Chapter 4) • 虫垂炎,クローン病,下腸間膜動脈虚血,鼠径ヘルニア • 精巣捻転(Chapter 4)	• 異所性妊娠,卵管卵巣膿瘍,卵巣捻転,骨盤内炎症性疾患,月経痛(Chapter 4) • 憩室炎,下腸間膜動脈虚血,鼠径ヘルニア • 精巣捻転(Chapter 4)
全体的な腹痛	
代謝性:糖尿病性ケトアシドーシス,アジソン病,高カルシウム血症,ポルフィリン症,血管性浮腫(先天性・後天性),セリアック病 機械性:腸管閉塞,イレウス,腸重積,腸捻転 炎症性:炎症性腸疾患(クローン病,潰瘍性大腸炎)と合併症,中毒性巨大結腸症,腸瘻,腸管狭窄,腹腔内膿瘍 感染性:家族性地中海熱,小腸細菌過増殖症候群 多元性:腹膜炎,腸炎(感染性,虚血性,炎症性)	

91

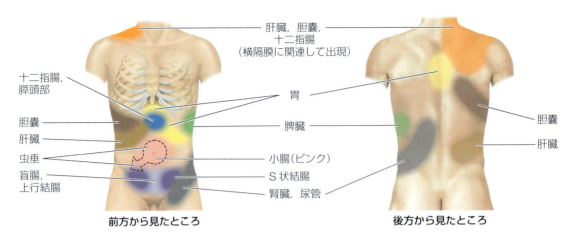

図 3-3 病態に基づいた痛みの部位
内臓痛は背部や肩に現れることがある

一般的な腹部の診察

　腹部の病態を詳しく評価するため，身体診察は腕を体側に沿わせ，仰臥位にして腹部の筋肉の緊張がない状態で行っていく．前腹壁は乳頭と前上腸骨棘の間に位置する．体系的な腹部診察には視診，聴診，打診，触診がある．打診や触診は腸蠕動を亢進させるため，聴診のあとに行うようにする．

　医師は診察台の足元側に立って視診を行う．腹部の輪郭を観察して腹部膨隆の有無を確認する．全体的に膨満感がある，あるいは限局的な膨隆であれば，肝腫大や脾腫，ヘルニア（腹壁瘢痕ヘルニアや鼠径ヘルニア）などを考える．また，体表から確認可能であれば，腸の蠕動運動や血管拍動を観察する．蠕動運動は痩せ型の人の正常な所見でもあるが，小腸における機械的閉塞を示唆する場合もある．腹壁の手術痕，明瞭な静脈の怒張や蛇行，皮膚の発赤や皮膚線条の有無なども観察する．

　視診の次に聴診を行う．聴診器の接触面を手掌ですばやく擦り温める．腹部を4分割し，各部の腸音や血管雑音を聴取する．腸音は腸管の蠕動を示すもので2～20秒ごとに聴取され，2分間まで聴取する．過剰な腹腔内脂肪や腹水が存在すると腸音は減弱する．次に血管雑音の聴取を行う．粥状硬化や硬化性変化，動脈瘤などで血管が狭窄している場合，血流の乱流が聴取できる．主要な腹部動脈を図3-4にまとめる．

　腹部臓器の血液供給は発生学に基づいている．前腸から発生する臓器（食道，胃，十二指腸上部・下行部，肝臓，膵臓，脾臓）は腹腔動脈からの分枝（図3-5）によって血液が供給されている．中腸由来臓器（十二指腸下行部・水平部，小腸，上行結腸，横行結腸，虫垂）は上腸間膜動脈から血流を受け，後腸由来臓器（下行結腸，S状結腸，直腸）は下腸間膜動脈から血液が供給されている．門脈やリンパ系，交感神経系も動脈の走行に並行して位置しており，支配域の動脈から，門脈，腹腔・上腸間膜・下腸間膜リンパ節，腹腔・上腸間膜・下腸間膜神経節のシナプスにそれぞれ反応的にドレナージを行っている．

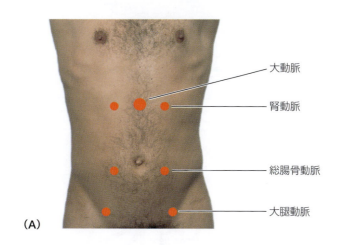

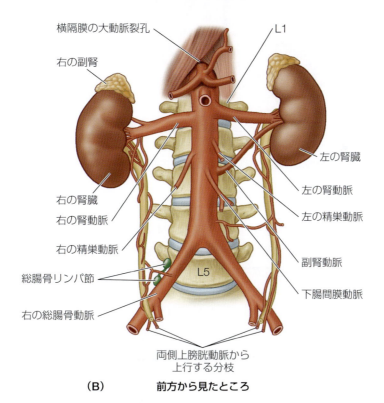

図 3-4 腹部の動脈
(A) 血管雑音を聴診する際の解剖学的位置
(B) 腹部大動脈の主要分岐. 腹部大動脈は L1〜4 の前にある. 腎動脈は L1 で分岐する. 副腎動脈が存在する. 両側総腸骨動脈の分岐部は L4 にみられる

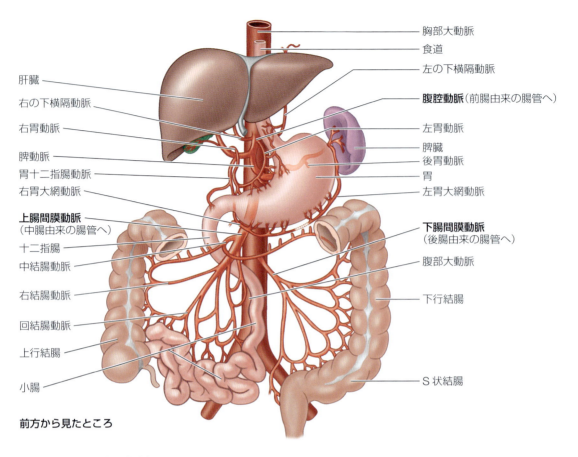

前方から見たところ

図 3-5 消化器系の動脈支配
腹部大動脈からは3つの主要な分岐がある．腹腔動脈，上腸間膜動脈，下腸間膜動脈であり，それぞれ前腸，中腸，後腸に由来した血管支配になっている

聴診のあとに打診を行う．通常，打診をすると鼓音が聴取される．音が鈍く聞こえる場所は腫瘍や腹水貯留，臓器肥大の存在が疑われる．鼓音が亢進している場合，腹腔内遊離ガスや胃腸内のガスの貯留が考えられる．打診に続いて触診を行う．軽い触診を行い，軟らかさ，硬直や筋性防御の有無を調べ，深く触診を行うことで腹膜炎の局所症状がわかる．腹膜炎とは腹膜の炎症のことで，感染や穿孔，外傷によって生じ，緊急で外科的介入を行う必要がある．深く触診することで皮下脂肪や皮下組織，筋膜，筋（腹直筋，外腹斜筋，内腹斜筋，腹横筋），腹膜，場合によっては腫瘤性病変を同定することもできる．

臨床検査

一般的な臨床検査は腹部の病態生理の診断に役立つ．例えば，採血検査では感染症や肝機能障害などがわかる．採血検査は血液疾患を診断することも可能である．血清肝酵素〔アスパラギン酸アミノ基転移酵素（aspartate aminotransferase：AST），アラニンアミノ基転移酵素（alanine aminotransferase：ALT），アルカリホスファターゼ（alkaline phosphatase：ALP）〕やビリルビンは肝胆道系疾患で上昇することがある．

ビリルビンの上昇は胆道系の病態だけでなく，その他の病因でもみられることがある（**Box**）．胆道系疾患は血清γ-グルタミルトランスペプチダーゼ（γ-glutamyl transpeptidase：GTP）の値でより深く考察することができる．もし AST や ALT が ALP や GTP よりも高値の場合，肝細胞パターンと考えられ，肝臓の疾患をより疑う．また，筋疾患でも AST や ALT の上昇がみられることは覚えておくべきである．一方で，ALP や GTP の上昇が AST や ALT の上昇より大きい場合，胆汁うっ滞パターンの肝胆道系酵素の上昇である．腎臓はクレアチニンや血中尿素窒素（blood urea nitrogen：BUN），電解質，尿検査によって調べることができる．凝固検査は出血がある場合や手技・手術を行う可能性がある場合，肝機能異常が考えられる場合などに行われる．その他の臨床検査や体液の培養検査は患者の症状にあわせて適宜行われる．

腹部画像

　腹部の一般的な画像検査に腹部 X 線撮影，超音波検査，核磁気共鳴画像（magnetic resonance imaging：MRI），コンピュータ断層撮影（computed tomography：CT）がある．また特定の状況では，内視鏡的逆行性胆膵管造影（endoscopic retrograde cholangiopancreatography：ERCP），経皮経肝胆管造影法（percutaneous transhepatic cholangiography：PTC），核医学検査〔胆道シンチグラフィあるいは肝胆イミノ二酢酸撮影（hepatobiliary iminodiacetic acid scan：HIDA）〕などが行われる．

　腹部疾患を考えるときに，最初に行われることが多いのが腹部 X 線撮影である（図3-6）．腹部 X 線撮影の読影方法の 1 例を以下に示す．

1. 撮像方向を確認する〔anterior-posterior（AP）像，側臥位，仰臥位，腹臥位など〕．
2. 骨格を見る．骨折や関節腔の疾患の有無を確認する（Chapter 6）．
3. 胃や腸管内のガスのパターンを見る．通常，胃や腸管内のガスは腸管の場所や直径を示す天然の造影剤としての役割をもつ．小腸は Kerckring ヒダ（輪状ヒダ）と呼ばれる円形のリングが特徴的で腹部の中央に位置する．大腸は通常辺縁に存在

Box 黄疸へのアプローチ

　黄疸は血清ビリルビン値の上昇により，強膜や舌小帯，皮膚が黄染することをいう．黄疸は肝前性，肝内性，肝後性に分けることができる．肝酵素や全血算，末梢血スメアから直接ビリルビンと間接ビリルビンの割合を比較すると，黄疸の原因を同定することができる．

　肝前性の機序としては赤血球の破壊やヘム鉄の代謝異常があげられ，間接ビリルビンが上昇する．肝前性の要因には溶血や巨大な血腫などがある．肝内性の原因としては肝疾患や肝内胆管の閉塞があげられ，間接・直接ビリルビンの両方が上昇する．Gilbert 症候群や門脈圧亢進症，肝硬変，後天性免疫不全症候群（acquired immunodeficiency syndrome：AIDS）による胆管症，薬剤性（タモキシフェン，経口避妊薬，アモキシシリン/クラブラン酸，シクロスポリン，アザチオプリン），エタノールなどの中毒によるものなどが鑑別になる．肝後性としては胆道系の閉塞が考えられ，原則的に直接ビリルビンが上昇する．肝後性の原因疾患として胆石や胆管炎，悪性腫瘍（例：膵癌，胆管癌，十二指腸乳頭部癌）などがあげられる．

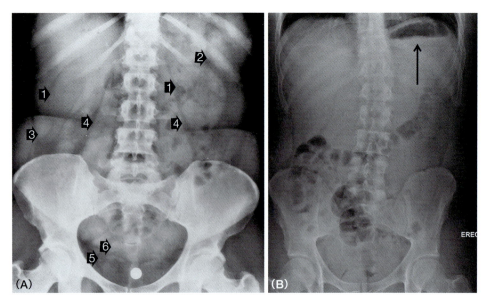

図 3-6　腹部 X 線撮影
(A)正常仰臥位撮影による正常な腸管ガス像．軟部組織を見るのには適さないが，矢印で示した部分が以下の通りである．(1)腎臓，(2)脾臓，(3)肝辺縁，(4)腸腰筋，(5)膀胱，(6)尿管
(B)正常立位撮影による液面形成した胃泡を示す(→)．これは横隔膜下にみられ，free air とは異なる

し，ハウストラで小腸と見分けることができる(図 3-7, 8)．腸管の大きさは解剖学的な位置によって決まる(表 3-3)．
4. 横隔膜下の free air を探す．立位の X 線撮影で横隔膜直下に透過性が亢進した領域を認めたら腹腔内の free air と考えられ，腸管の穿孔が示唆される．

　腹部超音波検査では肝臓や脾臓，腎臓などの各臓器の形態を観察し，大きさを計測する．腹水や胆石，腹部大動脈瘤，水腎症などを発見できる．ベッドサイドでの超音波検査は腹水を描出できる．超音波検査の探触子を鎖骨中線上の右下の肋間に置き，頭側から尾側に振ると肝臓と右腎臓が隔てられる潜在的な空間である肝腎境界(Morison 窩)が描出でき，腹水の存在を確認することが可能である．
　CT 検査は腹部臓器の明瞭な描出に優れ，ヘルニア，腫瘍性病変，膿瘍，腎石灰化，胆石などの診断に直結する所見を得ることができる．経口/経静脈的に造影剤を投与することで，動脈瘤などの血管性病変の状態，腸閉塞での循環状態の異常(虚血の把握)，腹部腫瘤の性状などの詳細が得られる．MRI 検査は腹部臓器，特に肝臓や胆道系の評価に優れる．

特殊検査

　腹部の特殊検査には肝臓や大腸の生検などがある．内視鏡検査は上部・下部消化管で出血源精査や悪性腫瘍検索目的に行われる．その他の特殊検査は症状によって適宜追加される．

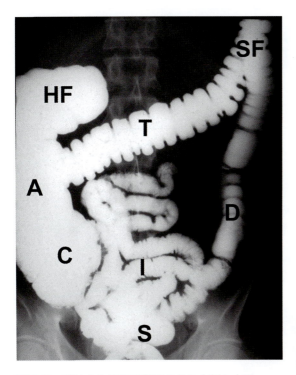

図 3-7　バリウム検査で描出された小腸と大腸
大腸は小腸の周囲に位置していることがわかる．大腸の描出位置が理解できる画像である．A：上行結腸，C：盲腸，D：下行結腸，HF：肝弯曲部，I：回腸，S：S状結腸，SF：脾弯曲部，T：横行結腸

表 3-3　解剖学的部位別の腹部X線撮影での腸管の正常サイズ

部位	正常腸管径
小腸	<3 cm
盲腸	<12 cm
近位大腸	<9 cm
遠位大腸	<6 cm

Daffner R：Clinical Radiology：The Essentials, Chapter 7 より引用

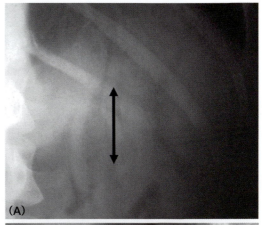

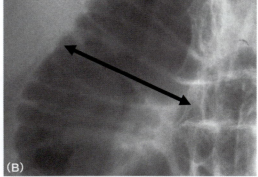

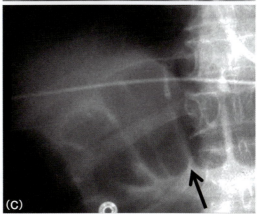

図 3-8　腸管の画像診断
(A)胃のガス像．胃粘膜ヒダ（⬌）が胃の長軸方向に平行に走行している
(B)小腸のガス像．腸管の外周を取り巻くようなヒダ（⬌）がみられる．ヒダの幅は狭い．いわゆる Kerckring ヒダ（輪状ヒダ）である
(C)大腸のガス像．横走する溝（→）で仕切られた外側への膨らみがみられる．これを結腸膨起（ハウストラ）と呼ぶ

器官系の概要

肝臓

概要

　肝臓は表面から見ると解剖学的に2つの葉（右葉と左葉）と2つの副次葉（方形葉と尾状葉）に分けられる．通常，肝臓の大部分は右横隔膜下の第7～11肋骨の奥に位置する（図3-9）．栄養素や薬剤は胃腸管から吸収され，門脈を通じて肝臓に流入する．

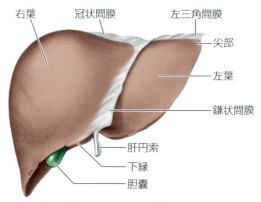

(A) 前方から見たところ（横隔面）

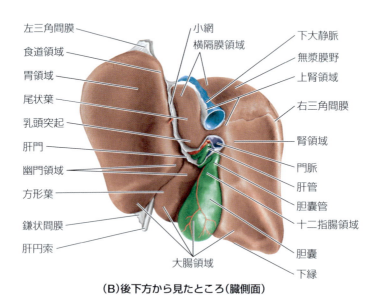

(B) 後下方から見たところ（臓側面）

図3-9　肝臓と腹膜やその他臓器との位置関係
(A) 肝臓は鎌状間膜と冠状間膜によって右葉と左葉に分けられる
(B) 肝臓の後下像

肝臓は食事中の脂肪の乳化に必要な胆汁も生成する．肝臓内では肝細胞から胆汁が生成され，毛細胆管から葉内胆管に流れる．これらが集合して左右の肝管となり，最終的に総肝管になる．総肝管の分岐は肝門部から肝動脈や門脈の分岐と並行して走る．

身体診察

　肝臓の診察は肝疾患の原因や明らかな皮疹などを視診することから始まる．視診に続いて右上腹部の聴診を行い，血管雑音や摩擦音がないか確認する．摩擦音は部分的な炎症により生じるとされている．肝臓は密な臓器のため，体表からは鈍い音が聞こえる．肝臓を上下にわたって打診し，肝辺縁の打診の音の変化から，肝臓の範囲を同定することができる．打診は鎖骨中線と右第3肋間の交点から始める．その下には肺があり，反響する鼓音を確認できるためである．そして尾側に向かって打診を続け，鼓音が濁音になるところを同定する（図3-10）．そこが肝上縁になる．肝下縁を同定

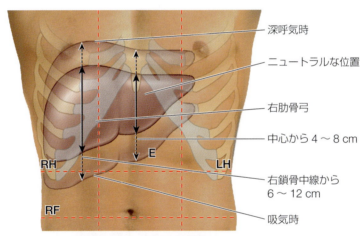

(A)肝臓の垂直方向の移動範囲

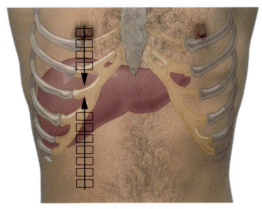

(B)肝臓の打診の範囲

図3-10　肝臓の診察
(A)体表から見た肝臓の解剖学的位置と呼吸による変動を示した．E：食道領域，LH：左季肋部，RF：右側腹部，RH：右季肋部
(B)肝臓の打診

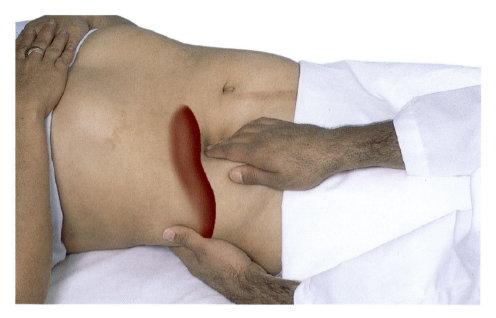

図 3-11　肝辺縁の触診のテクニック

するためには右下腹部から打診を開始する．その部分には腸管があるため，腸管内のガスを反映した鼓音がするはずである．そこから右鎖骨中線沿いに頭側に向かって打診を続けていくと鈍い音に変わる．そこが肝下縁である．肝上縁から下縁までの長さは肝臓の短径を示し，だいたい 8〜12 cm とされる．打診のあとは触診を行う．臍部レベルの右下腹部から始め，頭側に向かって触診を行い，吸気時に肝辺縁が触れるまで行う（図 3-11）．もし触診することができれば，腫瘤や結節の存在を指摘する．

画像所見

画像診断は肝臓の評価に有用である．MRI や超音波検査について図 3-12 で述べる．

胆道系

概要

胆道系は胆管と胆囊を含む．胆囊は 7〜10 cm で底部，体部，頸部に分かれ，胆囊管に連続する．胆汁は肝臓で生成され，胆囊で貯蔵され濃縮される．食事内の脂質に反応して胆汁は胆囊管，総胆管を通って分泌される．膵臓と胆囊は共通管を形成し，十二指腸下行部に開口する（図 3-13）．

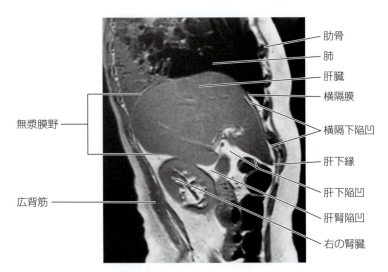
(A) 鎖骨中線上で右側から見た MRI 矢状断像

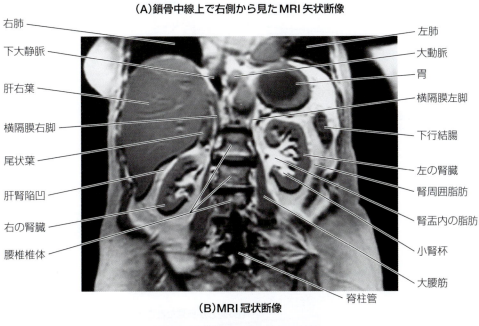
(B) MRI 冠状断像

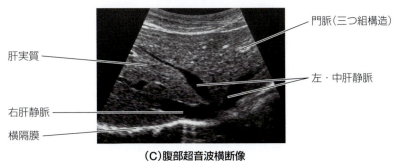
(C) 腹部超音波横断像

図 3-12　肝臓の画像所見
(A) MRI 矢状断像．肝臓，横隔膜，肺，腎臓が描出されている
(B) MRI 冠状断像．肝臓の解剖学的位置がわかる
(C) 肝臓の腹部超音波検査．肝静脈が描出されている

器官系の概要　**101**

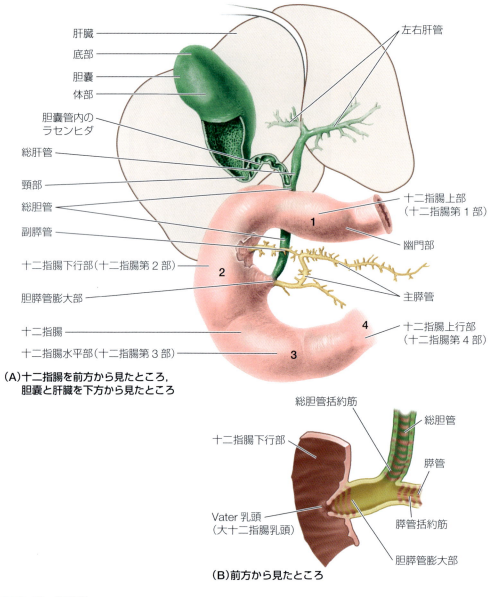

図 3-13　胆道系
(A)胆嚢・胆管と肝臓・十二指腸下行部の位置関係
(B)総胆管と膵管は合流し，十二指腸に開口する

身体診察

　胆嚢の診察では，腹直筋と右季肋部の下に指を滑り込ませ，患者に深呼吸させる．この診察で痛みが出現したり，吸気が止まったりしたらMurphy徴候陽性で胆嚢炎の可能性を考える．触診での腹部の軟らかさや黄疸の所見は「一般的な腹部の診察」に記載する．

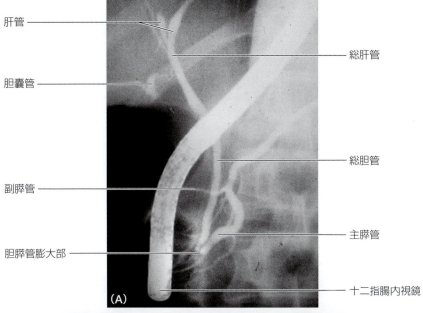

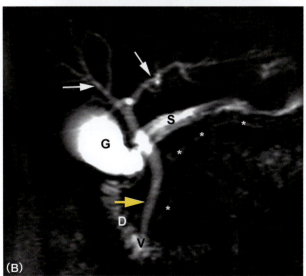

図 3-14 胆道系の画像所見
(A)ERCP
(B)MRCP．胆嚢は正常である．肝内胆管（▷）や総胆管（➡）が拡張なく描出されている．
膵管（✳）は細い．膵管は総胆管と十二指腸壁内で合流し，Vater 乳頭を経て十二指腸に開口する．
D：十二指腸，G：胆嚢，S：胃，V：Vater 乳頭

画像所見

　画像診断は胆道系疾患の評価に有用である．核磁気共鳴胆膵管造影（magnetic resonance cholangiopancreatography：MRCP），ERCP については図 3-14 に示す．

表 3-4 脾臓の打診方法と脾腫のとらえ方

手法	説明	感度・特異度
Nixon 法	患者を右側臥位にする．左肋骨弓の中間から打診を始め，肋骨弓に垂直に頭側に向かって進める．この線上の濁音が肋骨弓から 8 cm 以上にあれば，脾腫を示唆する	感度 0.59，特異度 0.94
Castell 法	患者を仰臥位にする．患者に深呼吸をしてもらいながら，左前腋窩線と最下端の肋間（第 8～9 肋間）の交点を打診する．呼気時に共鳴性の鼓音を聴取し，吸気時に濁音を呈するようであれば，脾腫を疑う（腫大しているが触れない脾臓によって吸気時は濁音を呈するが，呼気時は横隔膜と脾臓が頭側に移動し，鼓音に戻る）（図 3-15）	感度 0.82，特異度 0.83
Traube 腔触診法	患者を仰臥位にする．第 6 肋骨と中腋窩線と左肋骨弓で作られる三角形を打診する．正常な打診音は鼓音であるが，濁音を聴取したら脾腫を意味する	感度 0.62，特異度 0.72

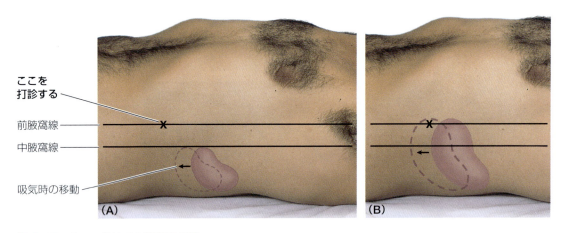

図 3-15 Castell 法での脾臓の打診
(A) 陰性の場合
(B) 陽性の場合

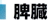 脾臓

概要

脾臓は卵形の臓器で左横隔膜直下の第 9～11 肋骨レベルに位置する．脾臓は長径 12 cm，幅 7 cm とされ，伸縮性の高い繊細な線維性被膜に覆われている．機能的には，壊れた血小板や消耗した赤血球の除去を行い，細胞内グロビン，ヘム，鉄などに分解している．また，血液内の特定の抗原に対して初期の免疫反応を示す．

身体診察

脾臓の診察は左上腹部の視診から始める．腹部の輪郭に左右差があれば脾臓の腫瘤や腫大が疑われる．その後，聴診を行って血管性雑音や摩擦音を聴く．よく行われる 3 つの打診については表 3-4 と図 3-15 を参照のこと．

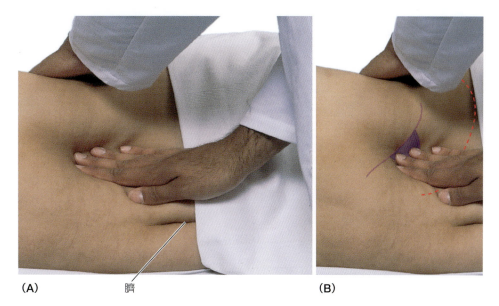

図 3-16　脾臓の触診
(A) 脾臓の触診方法
(B) 脾腫の場合，深吸気時の左肋骨弓の約 2 cm 下に触れる

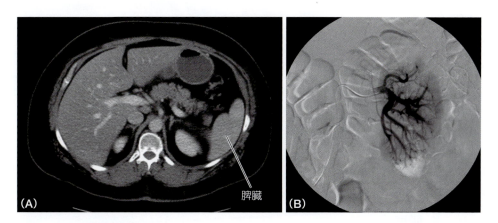

図 3-17　脾臓の画像所見
(A) T12 の腹部 CT 横断像．脾臓は左上腹部に位置する
(B) 脾臓の血管撮影．脾動脈が描出されている

　脾臓は腫大したときにしか触知されない．触診は右下腹部から始め，左上腹部に向かって横断するように行う．左側に向かって徐々に緩やかな圧力をかけることで脾臓を上縁に押しつけることが可能になり，触診の助けになる（図 3-16）．

画像所見

　画像診断は脾臓の評価に有用である．CT 検査や血管撮影については図 3-17 に示す．

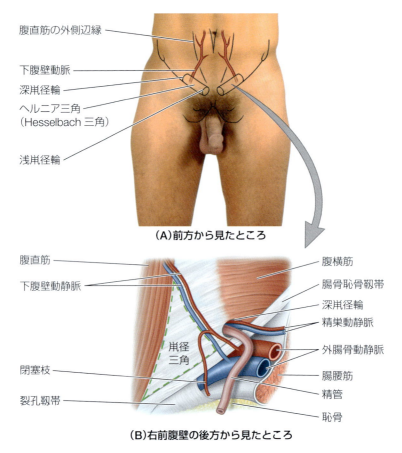

図 3-18　鼠径ヘルニア
(A)体表面からの解剖
(B)鼠径ヘルニアに関連する解剖学的構造

鼠径ヘルニア

概要

　鼠径部に腸管の突出があるときは鼠径ヘルニアを疑う．下腹壁動静脈より外側にあり，内(深)鼠径輪から腸管が脱出している場合を間接鼠径ヘルニアという．間接鼠径ヘルニアは先天的なもので男性に多い．一方，直接鼠径ヘルニアは下腹壁動静脈より内側にあり，腸管が前腹壁の脆弱な場所と外(浅)鼠径輪を脱出する．直接ヘルニアは成人に多い(図 3-18)．大腿ヘルニアは鼠径ヘルニアと比較して女性に多いとされる．

身体診察

　鼠径ヘルニアの身体診察では患者に足をそろえ，手を体側に沿わせ，立位をとってもらう．鼠径部の視診では腫瘤の存在を確認し，咳嗽時や仰臥位時に陥入することを見る．次に，腫瘤を触れるか，鼠径靱帯に沿って触診する(図 3-19)．男性では精索，精嚢や浅鼠径輪の下面に腫瘤が触れることがある．

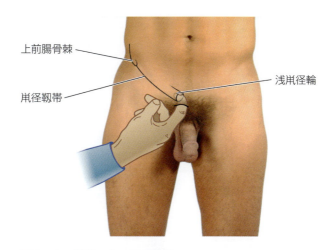

図 3-19　鼠径ヘルニアの診察

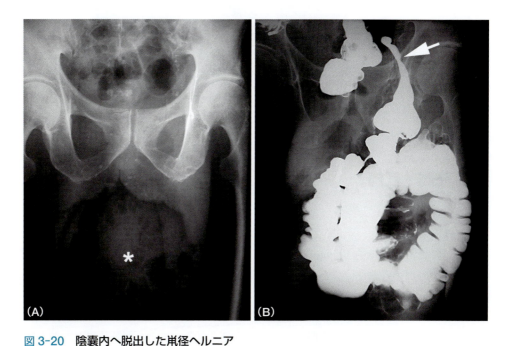

図 3-20　陰嚢内へ脱出した鼠径ヘルニア
(A) X 線撮影．陰嚢内に腸管とともに空気を含む軟部組織を認める(✽)
(B) バリウム検査では大腸の一部が描出される．鼠径部にみられるヘルニア門は狭小化している(⇨)

　ヘルニアは大きさ，位置，温度，還納性によって表現される．還納できるヘルニアは用手的に圧力をかけることで腹腔内に容易に戻すことができる．一方，還納できないヘルニアは腹腔内に戻すことができない．閉塞性ヘルニアは，腸管血流が保たれていても，脱出腸管が腸管自体を閉塞させることでおこる．絞扼性ヘルニアは腸管への血流が障害されて腸管虚血がおこるため，緊急手術の適応である．

画像所見

　画像診断はヘルニアの評価に有用である(図 3-20)．

器官系の概要　**107**

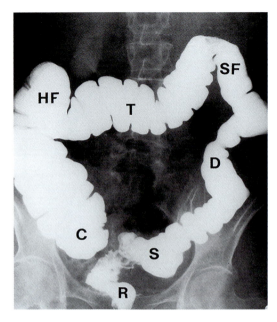

図 3-21　通常のバリウム検査
直腸（R）は大腸の遠位端である．C：盲腸，D：下行結腸，HF：肝弯曲部，S：S 状結腸，SF：脾弯曲部，T：横行結腸

直腸・肛門

概要

　直腸は約 12 cm の S 状結腸のあとに続く腸管である．直腸は肛門管につながる大腸の最終部分である．

身体診察

　肛門と直腸は直腸診によって評価される．患者を側臥位にし，膝と腰を曲げて，殿部を広げ，肛門に痔核や瘻孔，皮膚の疣贅がないか視診する．手袋をした示指に潤滑剤を付け，患者に声をかけたあとに肛門に示指を挿入する．時計回りや反時計回りに手首を回して直腸の全周を触り，腫瘤や潰瘍，便が触れるかを確認していく．次に患者に息んでもらう（Valsalva 法）ことで直腸内腔や直腸粘膜の最も奥の部分まで調べることができ，腸管圧の評価を行うこともできる．医師は示指を抜き，皮膚に残った潤滑剤を拭く．最後に手袋に付着した便で FOB 試験を行い，便潜血を調べる．前立腺の診察については Chapter 4 で述べる．

画像所見

　直腸と肛門の画像診断は CT や MRI を使って評価する．バリウム検査も行われることがある（図 3-21）．

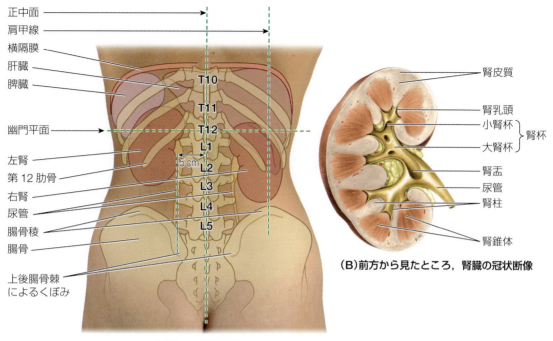

図 3-22　腎臓の解剖
(A)体表面から見た腎臓の解剖
(B)腎臓の冠状断像．腎臓の構造を示す．腎錐体は集合管を含み，腎髄質を形成する．腎皮質は腎小体を含む

腎臓

概要

　腎臓はT12〜L3レベルにみられる後腹膜臓器で肝臓との関係性により左腎は右腎より少し上部に位置する．ネフロン(1対の腎小体と尿細管)が腎の機能的単位である．腎臓は血液からの毒素の除去，血液量や血圧，電解質，pHの調整，赤血球産生に必要なエリスロポエチンの産生という役割がある．

　顕微鏡的に腎臓は腎髄質と腎皮質に分けられる．腎皮質は腎小体を含む．腎乳頭(錐体の鈍角な先端)は小腎杯に突出する．そこに尿が排出され，次に大腎杯と腎盂に流れ，尿管につながっていく(図 3-22)．

身体診察

　腎臓の診察は腹部の視診から始め，輪郭の左右差や腫瘤がないか確認する．次に上腹部の聴診を行い，血管雑音がないかを確認する．腎動脈に狭窄がある場合，血管雑音が聴取されることがある．次に触診を行う．背部傍脊柱に片手を置いて腎臓を腹側に突き出すように押し，もう一方の手で腹側から腫瘤などの異常所見がないか探す

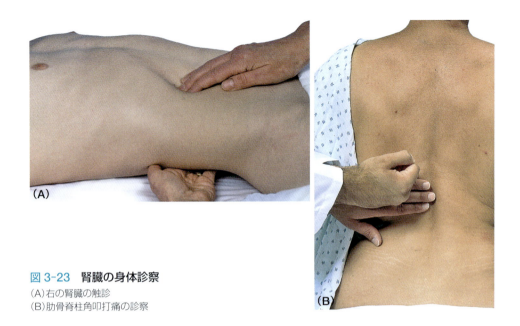

図 3-23　腎臓の身体診察
(A)右の腎臓の触診
(B)肋骨脊柱角叩打痛の診察

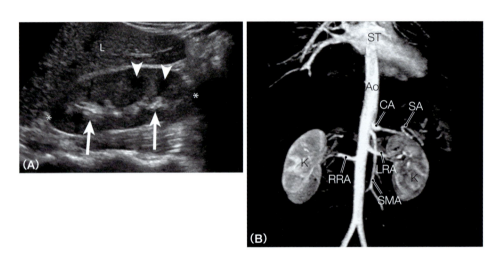

図 3-24　腎臓の画像所見
(A)正常の腎臓超音波矢状断像．腎門部の脂肪は高エコー領域として描出される（⇒）．一方，腎錐体は低エコーに映る（▷）．＊は腎臓の上端と下端を示す．L：肝臓
(B)腹部大動脈の MR 血管撮影．主要な分岐と両腎が描出されている．Ao：大動脈，CA：腹腔動脈，K：腎臓，LRA：左腎動脈，RRA：右腎動脈，SA：脾動脈，SMA：上腸間膜動脈，ST：胃

（図 3-23）．最後に患者を坐位にし，肋骨脊柱角を打診して叩打痛があるかを確認する．

画像所見

画像診断は図 3-24 に要約されるように腎臓の評価に有用である．よく使われる検査として超音波や MRI があげられる．

症例集

急性膵炎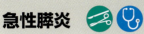

症例 背部に放散する上腹部痛が急激に生じた65歳男性．非出血性の嘔吐を3回認めた．

定義

膵炎は膵臓を傷害する膵酵素の過剰分泌と早期活性化に起因する直接的または間接的な急性炎症である(図3-25)．膵炎は間質性浮腫を生じ，5～10％の症例では感染を合併して壊死性膵炎を生じる．膵炎は臓器不全や全身症状がない場合には軽度，48時間以内に解消する臓器不全がある場合は中等度，持続性または複数の臓器不全がある場合は重度に分類される．慢性膵炎は繰り返す炎症により線維化や続発する膵外分泌および内分泌機能不全を生じることによる病態である．

頻度の高い原因は？

急性膵炎の原因を以下に要約する．慢性膵炎は70～80％の症例でアルコールが関連している．

胆石	膵炎の原因として最多．女性が男性より高リスク
アルコール	膵炎の原因として2番目に多い．男性が女性より高リスク
閉塞	悪性腫瘍(例：膵臓またはVater膨大部)と解剖学的破格(例：乳頭部狭窄，膵癒合不全，輪状膵)による二次的な物理的膵管閉塞
感染	コクサッキーウイルス，Epstein-Barrウイルス(EBV)，サイトメガロウイルス(cytomegalovirus：CMV)，ヒト免疫不全ウイルス(human immunodeficiency virus：HIV)，単純ヘルペスウイルス(herpes simplex virus：HSV)，A型肝炎，B型肝炎，真菌症(例：結核)，*Mycoplasma*, *Candida*, *Cryptococcus*, *Toxoplasma*, 回虫症
自己免疫	IgG4の上昇が自己免疫性膵炎に関連があるとされ，IgG4関連疾患を反映している可能性がある
薬	ジダノシン，ペンタミジン，メトロニダゾール，スチボグルコネート，テトラサイクリン，フロセミド，チアジド，スルファサラジン，5-ASA*，L-アスパラギナーゼ，アザチオプリン，バルプロ酸，スリンダク，カルシウム，エストロゲン
外傷	鈍的外傷またはERCP
代謝	高中性脂肪血症，高カルシウム血症
虚血	血管炎(例：結節性多発動脈炎，全身性エリテマトーデス)，コレステロール栓，ショック
毒素	サソリ刺傷による膵臓の過刺激による炎症

*5-ASA：メサラジンは炎症性腸疾患における消化管の炎症を抑える薬である

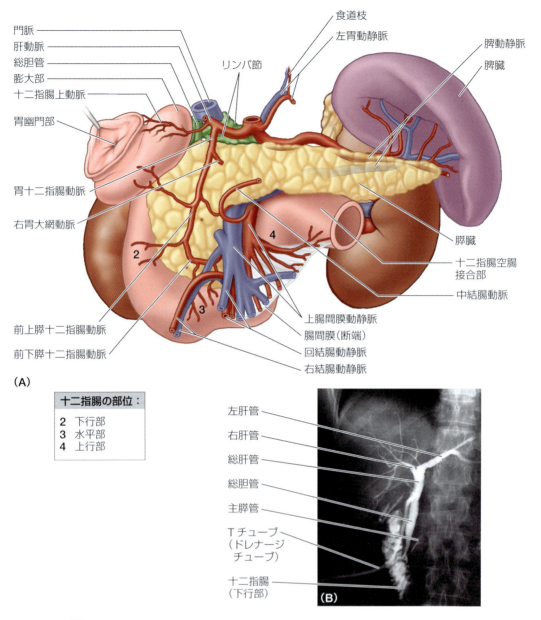

図 3-25 膵臓
(A)膵臓と解剖学的構造
(B)ERCP による胆管および膵管

鑑別診断は？

右上腹部痛：肝炎，胆嚢疾患，横隔膜刺激（例：右肺下葉肺炎）（表 3-1）．
上腹部痛：消化管の潰瘍性病変，食道裂孔ヘルニア，胃腸障害，膵炎，心筋梗塞（表 3-1）．

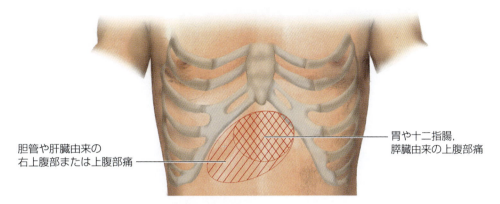

図 3-26　急性膵炎に関する一般的な疼痛部位

どのような徴候がみられるか？

　膵炎の症状は，急性発症（10～20分程度）の背部へ放散する上腹部痛または右上腹部痛であり（図3-26），前傾姿勢や悪心・嘔吐で軽快する（Ingelfinger徴候）．呼吸困難は病状が進行し，二次的な横隔膜刺激，胸水，急性呼吸窮迫症候群（acute respiratory distress syndrome：ARDS）をきたす可能性がある．

どのような身体所見がみられるか？

バイタルサイン：血液分布異常性ショックをきたす重症膵炎において頻脈，頻呼吸，低酸素，低血圧を生じる可能性がある．
身体所見：眼球結膜黄染や黄疸は胆管閉塞を伴う場合にみられる場合がある．出血性膵炎の徴候は periumbilical ecchymosis（Cullen徴候）や flank ecchymosis（Grey Turner徴候）を含めた膵壊死や後腹膜血腫により生じる．
聴診：腸音の減弱（麻痺性イレウス）．
打診：典型的には正常であるが，濁音は膵仮性嚢胞内の液体貯留の可能性がある．
触診：上腹部の圧痛や腹壁防御．腹部腫瘤は膵癌や膵仮性嚢胞を示している可能性がある．

どのような検査を行うべきか？

臨床検査：全血算（血液濃縮は血球三系統増加や単系統の白血球増加を引き起こすことがある），生化学（アミラーゼとリパーゼが指標となり，後者がより特異的で，正常上限値の3倍以上の上昇は膵炎をより示唆する．AST，ALT，ALP，ビリルビンの上昇は胆石や胆道の物理的閉塞で生じる．γ-GTP の上昇と大球性貧血はアルコールに起因した膵炎の可能性がある．クレアチニン，BUN，血糖，乳酸，LDH の上昇は膵炎の重症度を示すことがある．脂質項目では高中性脂肪血症が明らかになる），その他の血漿検査（IgG4：自己免疫性膵炎が疑われた場合），尿検査〔β-human chorionic gonadotropin（β-hCG）測定は異所性妊娠除外のために行う〕．

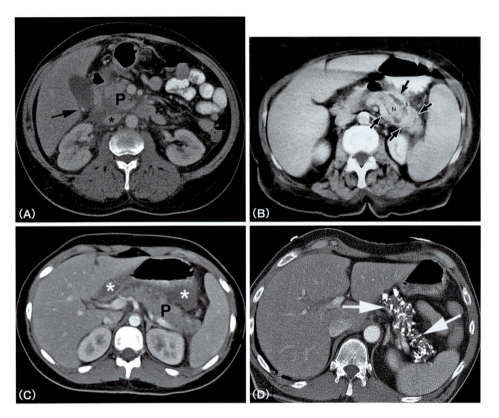

図 3-27 膵炎の CT 検査所見（軸位断像）
(A)膵頭部と十二指腸下行部周囲に炎症反応と液体貯留を認める．後腹膜液体貯留(*)と胆囊内に胆石(➡)を認める．P：膵頭部
(B)壊死組織を伴う膵腫大(➡)を認める．N：壊死組織
(C)膵前面に液体貯留(✱)を伴う膵腫大を認める．P：膵
(D)膵臓に石灰化(⇨)があり，慢性膵炎として矛盾しない所見である

画像検査：腹部 CT 検査は必須ではないが，膵炎の診断におけるゴールドスタンダードである．CT 検査において間質性浮腫のある膵炎は脂肪織濃度上昇を伴う膵実質の均一な造影効果を示す．CT 検査は膵炎の重症度，壊死，感染（膵臓組織内の腸管外ガス）や仮性囊胞，仮性動脈瘤などのおこりうる合併症を評価できる（図 3-27）．膵壊死の最大効果が CT 検査で明らかになるには数日かかる．慢性疾患において，膵臓の石灰化が CT 検査でみられる．腹部超音波検査は胆道系を視覚化し，胆石の有無を判定するのに最適である．MRCP は超音波検査に次いで胆囊結石症や総胆管結石症の診断に使用される．

診断スコア

BISAP：bedside index of severity in acute pancreatitis（BISAP）は急性膵炎に対して広く用いられているリスク分類である．BUN＞25 mg/dL，Glasgow Coma Scale（GCS）＜15，systemic inflammatory response syndrome（SIRS）の有無，60 歳以上，胸水の有無に基づいて算出される．

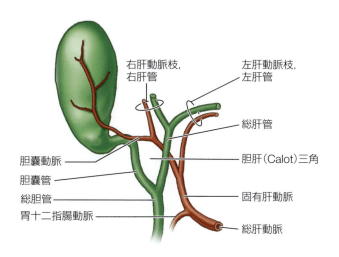

図 3-28　胆道と動脈供血

Clinical Pearl

SIRS は以下の 2 項目以上により規定される全身性炎症反応の状態である．
体温＜36℃ または＞38℃，心拍数＞90 回/分，呼吸数＞20 回/分または PCO_2 ＜32 mmHg，白血球数＜$4×10^9$/L または＞$12×10^9$/L．
sequential organ failure assessment(SOFA)は SIRS に置き換わりうる敗血症の新しい定義である．その他のリスク分類には Acute Physiology and Chronic Health Evaluation(APACHE)Ⅱ，Ranson criteria(診断時および 48 時間後の評価)，CT 重症度スコア(severity index：CTSI)，Balthazar score がある．

胆道系疾患

症例　悪心・嘔吐，38.5℃ の発熱を伴う急性の右上腹部痛のある 57 歳女性．数か月の間に，大食後や脂肪分の多い食事後に同様の疼痛発作を経験していた．

定義

　胆道系疾患は胆管系と胆嚢の疾患で構成され，胆石症(胆嚢内の胆石)，胆道痛(炎症は引き起こさないが，疼痛発作を誘発する胆石による一過性の胆嚢管閉塞)，胆嚢炎(胆嚢管閉塞による胆嚢の炎症や感染)，総胆管結石症(総胆管内の胆石)，胆管炎(総胆管閉塞による総胆管の上行性化膿性感染)が含まれる(図 3-13，28)．

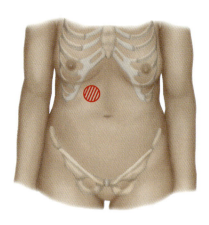

図 3-29　胆道系疾患の右上腹部痛として典型的な部位

頻度の高い原因は？

最も頻度の高い原因を以下に要約する．

胆石症	胆石は 90％ がコレステロール結石であり，10％ が色素結石である．コレステロール結石は胆汁が胆汁酸塩とリン脂質により溶解されるよりも多くコレステロールを含むときに形成される．色素結石は黒色または褐色である．黒色石は非抱合型ビリルビンから形成される(例：溶血，回腸切除術，肝硬変)．褐色石は胆管内感染やうっ滞に関連している
胆嚢炎	急性胆嚢炎は 90％ 以上の症例に結石がある．有石胆嚢炎は胆嚢管に胆石が嵌頓し，胆嚢が炎症や腫脹することによりおこる．無石胆嚢炎は胆石を有さずに発症し，重症患者における胆汁うっ滞と胆嚢虚血によりしばしば引き起こされる
総胆管結石症	総胆管内に 1 つ以上の胆石を認める
胆管炎	総胆管閉塞による感染である．胆石は胆管閉塞の最も一般的な原因である．その他の原因には狭窄，悪性腫瘍，肝吸虫や肝蛭，タイ肝吸虫のような寄生虫感染などがある．胆管炎は救急疾患であり，迅速な ERCP が必要である

鑑別診断は？

右上腹部痛：肝炎，胆嚢疾患，横隔膜刺激(例：右肺下葉肺炎) (表 3-1)．
上腹部痛：消化管潰瘍，食道裂孔ヘルニア，胃腸炎，膵炎，心筋梗塞(表 3-1)．

どのような徴候がみられるか？

　胆石症の症状は無症候から肩甲骨や肩への放散痛をきたす右上腹部痛や上腹部痛(図 3-29)，悪心をきたすものまでさまざまである．総胆管結石症は胆石症に症状が類似するが，瘙痒感が含まれることがある．胆管炎の症状は総胆管結石症に類似するが，一般的に患者の全身状態は不良である．

表 3-5 胆道系疾患の血液生化学

	胆石症	胆囊炎	総胆管結石症	胆管炎
白血球数	正常	↑	正常	↑
ビリルビン	正常	↑	↑	↑
ALP	正常	↑	↑	↑
AST, ALT		↑（<500）	↑（>500）	↑（>500）
アミラーゼ		↑	↑緩徐	↑緩徐
血液培養		稀に陽性		陽性

● Clinical Pearl

胆管炎は古典的には発熱，右上腹部痛，黄疸を示す（Charcot の 3 徴）．Charcot の 3 徴にショックと意識障害が加わったものは Reynolds の 5 徴と呼ばれる．

どのような身体所見がみられるか？

全身状態：胆管炎の場合，患者はぐったりとし，病的に見える．

バイタルサイン：胆石症や総胆管結石症の場合は典型的には正常である．胆囊炎や胆管炎の場合は発熱，頻脈，低血圧がしばしばみられる．

身体所見：眼球結膜黄染，黄疸．

聴診：典型的には正常であるが，腸音の減弱がみられることがある．

打診：右上腹部の叩打痛．

触診：右上腹部の圧痛，特に胆囊炎でみられる（感度 0.21，特異度 0.80）．

特殊検査

Murphy 徴候：陽性であれば胆囊炎が示唆される（「器官系の概要」を参照）（感度 0.65，特異度 0.87）．

どのような検査を行うべきか？

臨床検査：表 3-5 に要約した．胆管炎では AST と ALT の急速な上昇がある一方，ALP とビリルビンはしばしば 1～3 日遅れて緩徐に上昇する．

画像検査：胆石評価のために右上腹部の超音波検査が優先される．胆囊炎の疑いに対して，右上腹部の超音波検査は胆囊壁肥厚，胆囊周囲の液体貯留，胆囊の緊満，超音波での Murphy 徴候の有無を特定できる．CT 検査もまた胆囊の浮腫や結石を検出する（図 3-30）．胆囊炎の存在が超音波検査では不明瞭であるが臨床的に強く疑われる際に，胆道シンチグラフィが施行される．総胆管結石症や胆管炎（図 3-31）の疑いに対して，診断および治療目的に ERCP が施行される．ERCP が成功しない場合や行えない場合は PTC が経皮胆道ドレナージとして施行される．

症例集 **117**

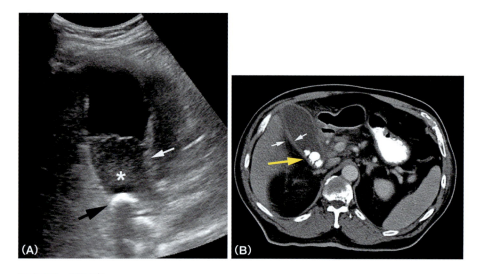

図 3-30 胆石症
(A)腹部超音波検査において，胆嚢壁肥厚(⇨)や胆石(➡)を伴う胆泥(✲)が胆嚢内部に示されている
(B)CT 画像において，胆嚢壁肥厚(⇨)と多数の胆石(⇨)が示されている

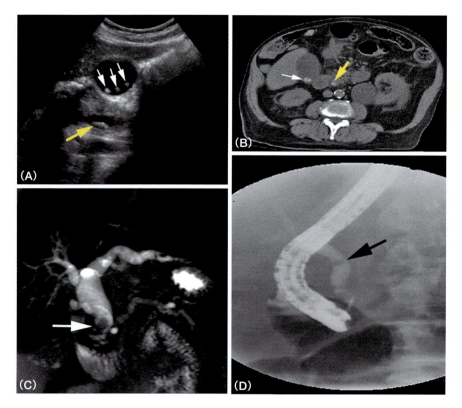

図 3-31 総胆管結石症
(A)腹部超音波検査において，胆石症(⇨)と総胆管結石症(⇨)が示されている
(B)腹部 CT 軸位断像において，胆石症(⇨)と下部総胆管の胆石による総胆管結石症(⇨)が示されている
(C)MRCP において，胆嚢から総胆管に移行した二次的な胆石(⇨)の欠損像が示されている
(D)ERCP において，総胆管の結石(➡)が示されている．放射線透過性のチューブは内視鏡である

肝炎

> **症例** 倦怠感，食欲不振，悪心・嘔吐，右上腹部痛を訴える 25 歳男性．彼は 4 週間前にメキシコ旅行から帰国していた．

定義

肝炎は肝臓の炎症である．肝炎は組織学的な診断であるが，血清 AST，ALT 上昇という生化学的に特徴的な所見をしばしば示す．肝炎は 6 か月未満であれば急性，それ以上であれば慢性である．劇症肝炎は急速に進行し，以前は健康であっても生命を脅かすことがある肝炎〔凝固異常(INR＞1.5) と定義〕である．

頻度の高い原因は？

頻度の高い原因を以下に要約する．

ウイルス	A 型肝炎(HAV)：肝炎の原因の 30〜45％ を占める一本鎖 RNA ウイルスである．食物や水の汚染，自家感染を介した糞口経路により感染する．潜伏期間は 2〜6 週間であり，通常は病状は急性で自然治癒する．また，典型的には劇症肝不全や慢性肝炎，肝硬変には移行しない
	B 型肝炎(HBV)：肝炎の原因の 45％ を占める二本鎖 DNA ウイルスである．輸血，性行為，周産期により感染する．潜伏期間は 6〜24 週間であり，病状は急性期と慢性期があるのが特徴的である．急性 HBV の成人の 95〜99％ は自然にウイルスが除去される．慢性肝炎となった患者の 25〜40％ で肝細胞癌を発症する
	C 型肝炎(HCV)：肝炎の原因の 10〜30％ を占める一本鎖 RNA ウイルスである．血液(例：1992 年以前の輸血や経静脈薬剤投与)と一般的ではないが性行為により感染する．潜伏期間は 4〜20 週間である．感染者のうち 70％ は慢性肝炎となり，30％ は肝硬変となる
	D 型肝炎(HDV)：HBV の感染を必要とし，同時または重複感染を引き起こす一本鎖 RNA ウイルスである．輸血，経静脈薬剤投与，性行為により感染する
	E 型肝炎(HEV)：妊娠中に 10〜20％ の死亡率となる急性肝炎を引き起こす一本鎖 RNA ウイルスである．食物や水の汚染，自家感染により感染する
	その他：EBV，HSV，水痘・帯状疱疹ウイルス(varicella-zoster virus：VZV)，CMV，HIV
アルコール	急性と慢性のいずれもありうる(平均アルコール摂取量 100 g/日)．黄疸，肝不全をきたすことがある．AST は 300 IU/L 未満で上昇し，時に AST は ALT の 2 倍程度上昇する
薬剤	肝障害の最も頻度の高い原因はアセトアミノフェンであり，典型的には 24 時間に 7.5 g 以上の経口摂取で生じる
自己免疫	肝細胞障害の結果であり，女性優位におこる

(次頁に続く)

（続き）

血管	うっ血性心不全，敗血症，低血圧，ショックにより肝の血流灌流は低下する．肝酵素の急激な低下とともにアミノ基転移酵素が1,000 IU/L 以上に上昇する可能性がある．肝静脈，下大静脈の血栓もまた静脈うっ滞や肝炎を引き起こす
非アルコール性脂肪性肝疾患（nonalcoholic fatty liver disease：NAFLD）	アルコール性肝疾患のない肝の脂肪浸潤である．主なリスク因子は2型糖尿病，メタボリックシンドロームである

鑑別診断は？

右上腹部痛：肝炎，胆嚢疾患，横隔膜刺激（例：右肺下葉肺炎）（表 3-1）．
黄疸：溶血，肝炎，閉塞性の胆嚢疾患および膵疾患（Box ➡ 95 頁）．

どのような徴候がみられるか？

　肝炎は右上腹部痛，褐色尿，無胆汁便（白色便），瘙痒感，筋力低下，食欲不振，悪心・嘔吐をきたすことがある．

どのような身体所見がみられるか？

バイタルサイン：発熱，頻脈，低血圧，急性肝不全をきたす．肝性脳症においては意識障害の恐れがある．
視診：眼瞼結膜黄染，黄疸．
聴診：典型的には正常である．
打診：肝全体で増強する．
触診：右上腹部の圧痛，肝腫大．

どのような検査を行うべきか？

臨床検査：全血算（感染による白血球増多，感染や肝障害による血小板減少），生化学〔AST，ALT，ALP，ビリルビンの上昇．肝酵素上昇のパターンは原因検索に有用である．AST よりも ALT が上昇した場合はウイルス性肝炎や NAFLD/非アルコール性肝疾患（nonalcoholic steatohepatitis：NASH）が疑われる．仮に AST が ALT の 2 倍以上に上昇した場合はアルコール性肝炎がより疑わしい．乳酸値は肝炎により虚血が生じた場合に上昇する．アルブミンは低値を示す〕，凝固能（INR の延長），その他の血漿検査〔脳性ナトリウム利尿ペプチド（brain natriuretic peptide：BNP）は肝炎により右心不全となった場合に上昇する．抗核抗体（antinuclear antibody：ANA），免疫グロブリン定量，総蛋白，抗平滑筋抗体（anti-smooth muscle antibody：ASMA），抗肝腎ミクロソーム抗体，抗肝抗体は自己免疫性肝炎において血清および尿検査で陽性となる〕，血清ウイルス（表 3-6）．
画像検査：腹部超音波検査は血管異常や静脈血栓を描出するために施行される（図 3-32）．超音波検査において，低輝度肝に関する門脈三つ組のエコー輝度の上昇（starry sky appearance）と胆嚢壁肥厚が描出されることがある．肝臓の CT 検査と MRI 検査は脂肪肝の定量化や検出に優れている（図 3-33）．

表 3-6　肝炎に対するウイルス血清学

A型肝炎（HAV）	抗 HAV-IgM 抗体は活動性感染を示し，抗 HAV-IgG 抗体は既感染またはワクチン接種を示す
B型肝炎（HBV）	HBs 抗原は活動性または慢性感染を示す．抗 HBs 抗体は既感染またはワクチン接種を示す．抗 HBc-IgM 抗体は活動性感染を示し，最も早期に検出できる抗体である．抗 HBc 抗体または HBs 抗原のいずれかが陽性であれば HBe 抗原，抗 HBe 抗体，HBV-DNA を感染力の判定のために計測するべきである
C型肝炎（HCV）	抗 HCV 抗体は活動性感染を示す．陽性の場合，HCV ウイルス量（RNA レベル）と HCV 遺伝子型を診断と治療のために計測すべきである
D型肝炎（HDV）	抗 HDV 抗体は活動性感染を示す
E型肝炎（HEV）	抗 HEV-IgM 抗体は活動性感染を示す
その他	HSV，VZV，EBV，CMV，HIV

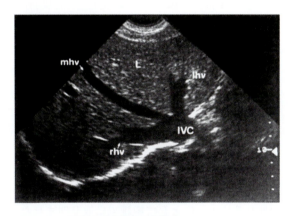

図 3-32　肝臓の腹部超音波検査
肝静脈，肝実質，横隔膜が描出されている．L：肝臓，IVC：下大静脈，rhv：右肝静脈，mhv：中肝静脈，lhv：左肝静脈

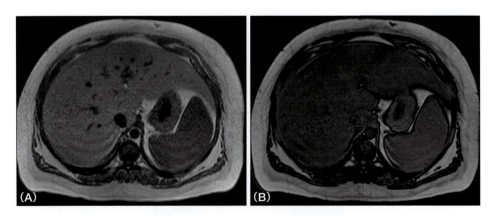

図 3-33　腹部 MRI
びまん性脂肪肝を認める．T1 強調画像で in phase（A）と比較し，out phase（B）で信号が低下しており，脂肪含有を示す

症例集　121

診断スコア

Rumack-Matthew nomogram：アセトアミノフェンを内服した時間と血中アセトアミノフェン濃度による肝毒性のリスク予測である．N-acetylcysteine による治療が有用である．

Maddrey discriminant function：アルコール性肝炎の患者における副腎皮質ステロイドによる治療効果の予測である．判別方法は以下の定式により算出される．

$$[4.6 \times PT\text{-}control + 血清総ビリルビン(mg/dL)]$$

上記の数値が 32 より大きい場合，副腎皮質ステロイドを開始すべきである．副腎皮質ステロイド投与 7 日後，Lille モデルを使用し，治療を継続するかどうかを判断する．Lille モデルは年齢，血清ビリルビン（治療前と治療 7 日後），クレアチニン，アルブミン，プロトロンビン時間（prothrombin time：PT）により算出される．Lille スコアが 0.45 より大きい場合，予後は不良であり，副腎皮質ステロイドの減量が望ましい．

肝硬変

症例 易疲労感，筋力低下，腹部膨満感を訴える 52 歳男性．C 型肝炎キャリアである．

定義

肝硬変は慢性肝障害の反応として線維束に取り囲まれた再生結節の発達をきたし，門脈圧亢進や肝不全を引き起こす（図 3-34）．

頻度の高い原因は？

頻度の高い原因を以下に要約する．

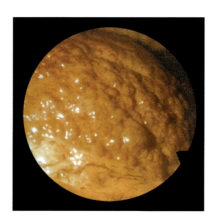

図 3-34　肝硬変の表面の結節

アルコール (60〜70%)	アルコールは肝硬変の最も頻度の高い原因であり，典型的には小さな再生結節を形成する（小結節性肝硬変）
ウイルス性肝炎 (10%)	慢性 B・C・D 型肝炎による
自己免疫性肝炎	自己免疫異常により肝硬変に至り，生検にて形質細胞浸潤が明らかになる．女性に多い傾向にある
代謝疾患（5%）	遺伝性ヘモクロマトーシスは鉄輸送に異常があり，鉄が組織に過剰に蓄積される劣性遺伝疾患である．多くの患者（85%）が *HFE* 遺伝子（C282Y または H63D 対立遺伝子）に変異をもつ
	Wilson 病は銅輸送障害と銅過剰蓄積を引き起こす劣性遺伝疾患である．患者は *ATP7B* 遺伝子にしばしば変異をもつ
	α1-アンチトリプシン欠損症は肝硬変を引き起こすポリメラーゼのα1-アンチトリプシン蛋白異常による常染色体劣性遺伝疾患である．また，肺気腫もきたすことがある
血管病変	慢性静脈うっ滞や肝硬変をきたしうる右系不全，収縮性心膜炎，バッド・キアリ症候群
NAFLD (10〜15%)	特発性肝硬変の最も頻度の高い原因は肥満またはメタボリックシンドロームの基準を満たす患者にみられる
胆道系疾患	原発性胆汁性肝硬変，原発性硬化性胆管炎，続発性胆汁性肝硬変（例：狭窄，胆石症，腫瘍，閉鎖）
薬	薬剤性障害（例：アセトアミノフェン，NSAIDs，メトトレキサート，イソニアジド）

鑑別診断は？

腹水：腹水は肝硬変で頻度の高い所見である．腹腔穿刺により液体を解析すると鑑別診断を絞ることができる．腹水は白血球数，グラム染色の培養と感受性により感染が判断され，悪性腫瘍は細胞診で判断され，原因は生化学（特にアルブミン）により判断される．腹水血清アルブミングラデーション（serum ascites albumin gradient：SAAG）は血清アルブミンから腹水アルブミンを減じることで計算できる．

$$SAAG ＝（血清アルブミン）－（腹水アルブミン）$$

SAAG が 1.1 g/dL より高い場合は漏出性であり，門脈圧亢進により液体が骨盤部に移行する．原因には急性肝炎，心不全，Budd-Chiari 症候群，門脈または脾静脈血栓，肝硬変がある．

SAAG が 1.1 g/dL より低い場合は滲出性であり，門脈圧亢進に関連せず，腹膜炎（例：結核や破裂した粘液），腹膜播種，低アルブミン血症（例：ネフローゼ症候群，蛋白漏出性腸症，低栄養状態），Meigs 症候群（例：胸腹水を伴う良性卵巣腫瘍），リンパ漏，腸閉塞，腸虚血によって生じる．

どのような徴候がみられるか？

肝硬変の症状には食欲不振，瘙痒感，易疲労感，易出血性や紫斑，腹部や下肢の腫脹，息切れがある．

症例集　**123**

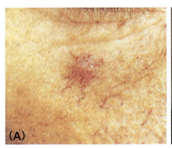
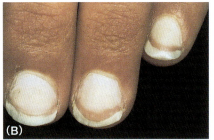
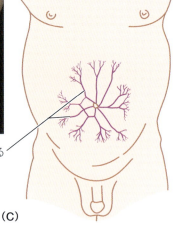

肝硬変における
Medusa の頭

図 3-35　肝疾患の肝外徴候
(A) くも状血管腫
(B) Terry nails
(C) Medusa の頭

どのような身体所見がみられるか？

バイタルサイン：頻脈，低血圧，発熱を特に消化管出血や感染で認める．

視診：眼瞼結膜黄染または黄疸（感度 0.28，特異度 0.93），エストラジオール過剰の徴候として手掌紅斑（感度 0.46，特異度 0.91），くも状血管腫（感度 0.46，特異度 0.89）（図 3-35A），前頭部の薄毛，女性化乳房（感度 0.18〜0.58，特異度 0.98），精巣萎縮（感度 0.18，特異度 0.97）がある．手の所見としてばち状指，肥大性骨関節症，Dupuytren 拘縮がある．爪の所見として Muehrcke 線，Terry nails（感度 0.44，特異度 0.98）（図 3-35B）がある．腹部の所見として Medusa の頭（図 3-35C），腹部膨満感または緊満（感度 0.81，特異度 0.59）がある．下肢の所見として浮腫がある（感度 0.37，特異度 0.90）．

聴診：腸音は腹水により遠くに聞こえる．

打診：右上腹部の濁音は肝腫大を示唆し（感度 0.74，特異度 0.69），左上腹部の濁音は脾腫を示唆し，側腹部の濁音は腹水を示唆する（図 3-36）．

触診：肝臓の辺縁に沿った結節（感度 0.73，特異度 0.81），肝腫大，脾腫を触れる．

特殊検査

直腸診：痔核と血便は急性消化管出血において認めることがある．

どのような検査を行うべきか？

臨床検査：全血算（好中球減少，貧血，血小板減少），生化学（ビリルビン，AST，ALT 上昇をきたす．血清ナトリウムは低値である．クレアチニンは腎血流量の低下により上昇する．病状が進行すると低血糖を生じる），凝固能（INR 延長），その他の血漿検査〔肝炎ウイルス（「肝炎」の症例を参照），代謝疾患の検査としてはヘモクロマトーシスに対する *HFE* 遺伝子変異，ウィルソン病に対する血清セルロプラスミンの減少，α1-アンチトリプシン遺伝子検査がある〕．

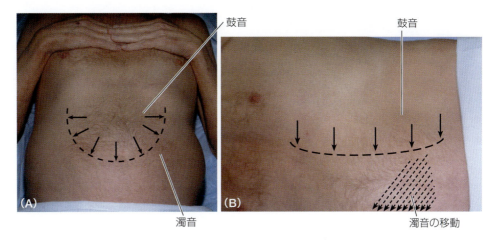

図 3-36　腹水の身体診察
(A)腹水は腹部膨満感をきたす．打診で濁音を聴取する
(B)側臥位で腹水が重力に従って移動し，腹水が移動した部位は鼓音から濁音に変わる

画像検査：腹部超音波検査は肝硬変，門脈圧亢進，門脈血流の変化，門脈血栓症の検出に用いられる．超音波検査は肝細胞癌の検出にも用いられる．CT 検査や MRI 検査は肝硬変の続発症や肝細胞癌診断の精査のために施行される．フィブロスキャンやエラストグラフィは小さな超音波探触子を使用し，非侵襲的に肝臓の硬さを測定する．6 kPa 以上は線維化，14 kPa 以上は肝硬変を示す．

特殊検査

腹腔穿刺：腹水や好中球数 250/mm³ 以上または血液培養陽性の特発性細菌性腹膜炎の診断をするときに施行される．腹腔穿刺は腹水の発現や病状が変化したときに施行されるべきである．
内視鏡：肝硬変と診断された患者の食道・胃静脈瘤の検索のために施行される．
生検：経皮または経静脈的肝生検は肝硬変の診断のゴールドスタンダードである．

診断スコア

Fibro テスト：肝線維化の程度の予測は $\alpha 2$-マクログロブリン，γ-GTP，ALT，ハプトグロビン，アポリポ蛋白 A1，総ビリルビンでなされる．慢性 B・C 型肝炎，アルコール性肝障害，NAFLD・NASH に続発する肝硬変患者で測定される．
AST to platelet ratio index (APRI)：C 型肝炎，HIV，慢性アルコール性肝障害のある入院患者の肝硬変の予測に用いる．

〔(AST/AST の正常上限値)/血小板数〕×100

APRI スコア＞1.0 の場合は肝硬変が示唆される（感度 0.76，特異度 0.72）．

脾腫

症例 易疲労感，頸部リンパ節腫脹，咽頭炎を訴える20歳女性．腹部身体診察で脾腫が疑われた．

定義

脾腫は脾臓の重量が250 gより重い，あるいは画像診断で12 cm×7 cmより大きい場合とされる．

頻度の高い原因は？

頻度の高い原因を以下に要約する．

脾機能亢進	球状赤血球症やα/βサラセミア，鎌状赤血球症，栄養性貧血(例：ビタミンB$_{12}$，葉酸，鉄欠乏)に次いで生じた欠陥のある赤血球の除去
	感染：細菌(例：腸チフス，ブルセラ症，レプトスピラ症，結核，エーリキア症)，ウイルス(例：単核球症，HIV，肝炎)，真菌(例：ヒストプラズマ症)，寄生虫(例：マラリア，リーシュマニア症，トリパノソーマ症，住血吸虫症，エキノコックス症)
	自己免疫性疾患(例：関節リウマチ，SLE)，血清病，自己免疫性溶血性貧血，サルコイドーシス，薬剤性障害による免疫異常
	骨髄線維症，骨髄浸潤，薬剤性や放射線による骨髄障害に関連する骨髄機能低下による髄外造血
脾臓の血流異常	肝静脈，門脈，脾静脈の血栓症による静脈うっ滞，肝硬変
脾浸潤	代謝疾患(例：ゴーシェ病，ニーマン・ピック病，アミロイドーシス)
	白血病，リンパ腫，骨髄増殖性疾患，転移(例：悪性黒色腫など)による悪性病変の浸潤
	血管腫，リンパ管腫，脾嚢胞，過誤腫による良性病変の浸潤

鑑別診断は？

脾腫：「頻度の高い原因は？」を参照．

どのような徴候がみられるか？

左上腹部痛，肩痛，早期満腹感，易疲労感，紫斑，出血．

どのような身体所見がみられるか？

バイタルサイン：典型的には正常である．発熱が生じることがある．
視診：左上腹部の腫瘤．
聴診：典型的には正常である．左上腹部に血管雑音や摩擦音が生じることがある．
打診：左上腹部の濁音(Chapter 1)．
触診：右下腹部あるいは左上腹部に脾臓の辺縁を触知することがある．

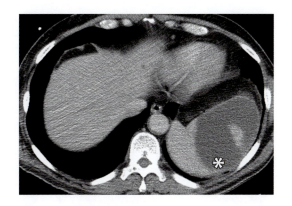

図 3-37　脾腫の CT 検査
上腹部造影 CT 軸位断像において，左側に脾腫を認める（※）

どのような検査を行うべきか？

臨床検査：全血算（白血球増多または減少，貧血，血小板減少を認める．末梢血スメアで破砕赤血球や分裂赤血球を示す），生化学（溶血による低ハプトグロビン，ビリルビン上昇，LDH 上昇を示す．LDH 上昇はリンパ腫でもみられる．肝酵素上昇は肝うっ血を示唆する），微生物検査（感染源精査の血液培養）．

画像検査：腹部超音波検査が脾臓のサイズ測定のゴールドスタンダードである．超音波検査は静脈血栓症を指摘することもある．CT 検査（図 3-37），MRI 検査，PET 検査は脾腫や他の腹腔内疾患の検索に有用である．

消化性潰瘍

症例　42 歳男性．食事により軽快する間欠的な上腹部痛を訴えて救急外来を受診した．2 週間前からの間欠的なタール便を自覚していた．

定義

消化性潰瘍は，胃や十二指腸に生じるある程度の深さがある粘膜の破綻である．潰瘍は胃と比較して十二指腸に 4 倍生じやすい．また，著明な上部消化管出血，穿孔，閉塞をきたすことがある（図 3-38）．

頻度の高い原因は？

頻度の高い原因を以下に要約する．

| *Helicobacter pylori* | 十二指腸潰瘍の 80％，胃潰瘍の 60％は *H. pylori* が原因である．世界人口の約 50％には *H. pylori* が定着しているが，消化性潰瘍が生じるのは 5〜10％ 程度である |

（次頁に続く）

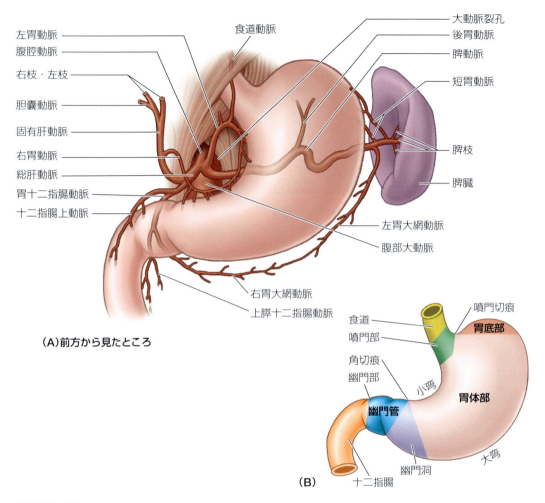

図 3-38 胃
(A)腹腔動脈からの胃，十二指腸，脾臓への動脈供給
(B)胃の解剖学的部位

(続き)

NSAIDs	NSAIDs はプロスタグランジンの産生を制御する酵素群であるシクロオキシゲナーゼを阻害する．プロスタグランジンは胃の保護に関与しており，プロスタグランジンの産生を阻害することによりびらんや潰瘍が生じる
悪性腫瘍	腺癌，消化管間質腫瘍(gastrointestinal stromal tumor：GIST．Cajal の介在細胞から生じる腫瘍)および悪性リンパ腫が胃潰瘍の原因の 5～10% を占める
産生過剰状態	ゾリンジャー・エリソン症候群(ガストリン分泌腫瘍が胃の壁細胞を刺激して胃酸を分泌させる)およびカルチノイド腫瘍(神経内分泌腫瘍がセロトニンなどの物質を血中に放出する))は稀だが胃酸分泌増加に関連した潰瘍の原因となる
その他	その他の原因として重篤な疾患，喫煙，ウイルス感染(たとえば CMV や HSV)，放射線照射による潰瘍，クローン病，経鼻胃管，食道裂孔ヘルニア(Cameron 病変)，薬(ステロイド，化学療法，スピロノラクトン，高用量アセトアミノフェン)などがある

鑑別診断は？

ディスペプシア：機能性ディスペプシア，悪性疾患〔例：胃癌や粘膜関連リンパ組織（mucosa-associated lymphoid tissue：MALT）〕，炎症性腸疾患（例：セリアック病やクローン病），薬剤性ディスペプシア（NSAIDs，テオフィリン，カフェイン，アルコール），食道炎，多発血管炎性肉芽腫症（以前はウェゲナー肉芽腫症と呼ばれていた），メネトリエ病（低ナトリウム性の肥厚性胃炎を引き起こす），胃や十二指腸の抗酸菌感染症．

上部消化管出血：食道・胃静脈瘤，食道炎，胃炎，消化性潰瘍，マロリー・ワイス症候群，デュラフォイ潰瘍，胃前庭部毛細血管拡張症（gastric antral vascular ectasia：GAVE, watermelon stomach），消化管血管形成異常，消化管悪性疾患，大動脈腸管瘻．

どのような徴候がみられるか？

消化性潰瘍の症状として，食事によって改善（十二指腸潰瘍）または増悪（胃潰瘍）する疼痛，早期満腹感，悪心・嘔吐がある．

どのような身体所見がみられるか？

バイタルサイン：消化管出血に伴う頻脈，低血圧，起立性血圧変化．
視診：胃・腸管穿孔に伴う腹部膨満感．
聴診：典型的には正常，あるいは腸音減弱．
打診：胃・腸管穿孔に伴う叩打痛や鼓音．
触診：上腹部の圧痛．

どのような検査を行うべきか？

臨床検査：全血算（貧血），生化学（BUN 上昇，クレアチニン上昇），凝固能〔INR や部分トロンボプラスチン時間（partial thromboplastin time：PTT）が延長している場合には抗凝固状態の補正が必要となる場合がある〕，微生物検査〔初回感染の診断として *H. pylori* 血清検査（感度＞0.80，特異度＞0.90）．ただし，反復感染では陽性となり続けるため診断できないことがある．患者がプロトンポンプ阻害薬（proton pump inhibitor：PPI）を使用していなければ，活動性感染の診断のために迅速尿素呼気試験を実施する．*H. pylori* 便中抗原は診断への適応はないが，根治の確認に有用である〕．

画像検査：潰瘍穿孔をきたしていれば立位腹部 X 線検査で横隔膜下に free air がみられる．バリウム造影剤による上部消化管検査で潰瘍が描出できる（図 3-39）．稀ではあるが，出血，穿孔，瘻孔，胃流出路閉塞といった合併症を同定するため CT 検査がオーダーされることもある（図 3-40）．

特殊検査

内視鏡検査：消化性潰瘍の確定診断や *H. pylori* と悪性腫瘍の生検には上部消化管内

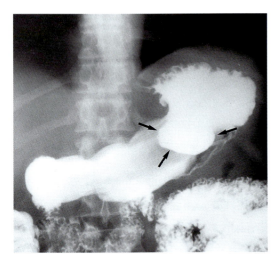

図 3-39　経口バリウム造影剤を用いた上部消化管の X 線撮影
大きな胃潰瘍が見える（➡）

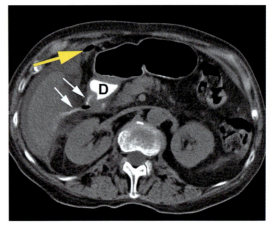

図 3-40　十二指腸潰瘍穿孔の腹部 CT 軸位断像
経口造影剤が使用されており，十二指腸球部に造影剤が確認できる．肝周囲への造影剤漏出がみられる（⇨）．少量の free air すなわち気腹が描出されている（⇨）．D：十二指腸球部

視鏡検査が必要である．潰瘍の形態や部位が良性と悪性との鑑別に有用である．典型的には，良性の潰瘍は胃小弯側，後壁，前庭部におこり，平滑な放射状のひだを有する境界明瞭な粘膜欠損である．

腸管閉塞

症例　78 歳女性．1 日前からの腹痛および腹部膨満感，頻回の嘔吐を訴えて救急外来を受診した．胆嚢摘出術，ヘルニア修復術，子宮摘出術など複数回の腹部手術歴がある．

定義

腸管閉塞は腸管内容物の移動が機械的閉塞により妨げられることによって生じる．閉塞部より近位部の腸管は拡張し，遠位部の腸管は虚脱する．

頻度の高い原因は？

頻度の高い原因を以下に要約する．

小腸閉塞	最も一般的な原因は癒着である（70％）．手術歴や炎症性腸疾患が主なリスク因子である．他の原因として小腸・大腸の悪性腫瘍，リンパ腫，卵巣癌，肉腫，腹膜癌，ヘルニア，腸軸捻転がある（図 3-41）．稀な原因として子宮内膜症，先天奇形，放射線照射に伴う狭窄，腸重積，胆石，胃石，異物，寄生虫（例：*Ascaris lumbricoides*，*Strongyloides stercoralis*）などがある
大腸閉塞	主な原因は腫瘍である．他の原因として癒着や腸軸捻転などがある

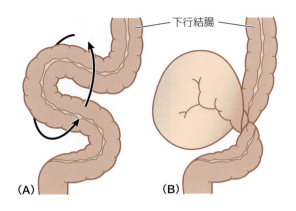

図 3-41　腸軸捻転の図解
(A)腸軸捻転の形成
(B)腸軸捻転

鑑別診断は？

腸閉塞：便秘，麻痺性イレウス，中毒性巨大結腸症，急性大腸偽性腸閉塞症(オギルヴィー症候群)．

どのような徴候がみられるか？

小腸閉塞の症状としては，痙攣痛や臍周囲の疝痛，腹部膨満感，悪心・嘔吐(時に便性)，便秘，食欲不振がある．大腸閉塞の症状としては，下腹部痛(臍と恥骨結節の間)や便秘がある．

どのような身体所見がみられるか？

バイタルサイン：腸管の虚血や壊死，穿孔に伴う頻脈や低血圧，発熱がみられることがある．
視診：手術創やヘルニアなどがあり，閉塞の原因がわかることがある．
聴診：急性閉塞では高調な金属音が特徴的である．進行すると内腔は拡張し，腸音は減弱する．
打診：腹部膨満感により鼓音を呈する．腸管に液体が貯留すると濁音となる．
触診：疼痛，膿瘍，腫瘍，腸軸捻転，ヘルニアでは腫瘤を触れることがある．

特殊検査

直腸診：宿便，直腸腫瘤．

どのような検査を行うべきか？

臨床検査：全血算(白血球増多，貧血)，生化学(低ナトリウム血症，低カリウム血症，クレアチニン上昇，乳酸上昇は腸管虚血や敗血症を示唆する．動脈血ガスでは代謝性アシドーシスがみられる)，微生物検査(血液培養)．

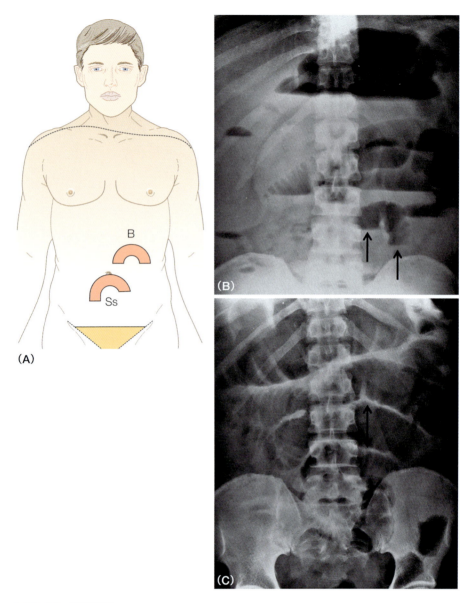

図 3-42　腸管閉塞
(A)液面形成の図解．腸管閉塞の際にみられる所見．B：水平な液面形成，Ss：階段状の液面形成
(B)立位 X 線撮影において，小腸閉塞に伴う多数の液面形成がみられる（→）
(C)臥位 X 線撮影において，拡張した小腸ループ（↔）が腸管閉塞部の近位にみられる

　　画像検査：腹部 X 線撮影を施行するべきである（感度 0.64〜0.79，特異度 0.82〜0.83）（Chapter 1）（図 3-42, 43）．X 線撮影で判断がつかない場合，CT 検査が閉塞の部位，重症度，原因を同定するのにより感度が高い（感度 0.93，特異度 1.00）．X 線撮影（図 3-44）と CT 検査はともに腸管穿孔に伴う free air を同定することができる．

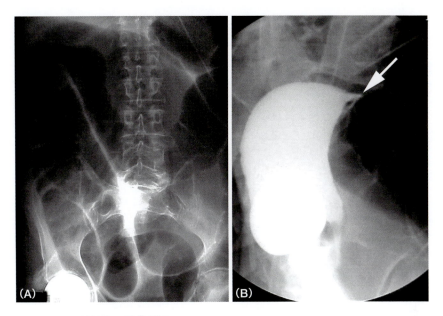

図 3-43 腸軸捻転の画像所見
(A)拡張した2つの腸管ループが隣接し,「コーヒー豆」徴候を呈している
(B)バリウム注腸造影では捻転部に狭窄がみられ,クチバシ状の形態を呈している(⇒)

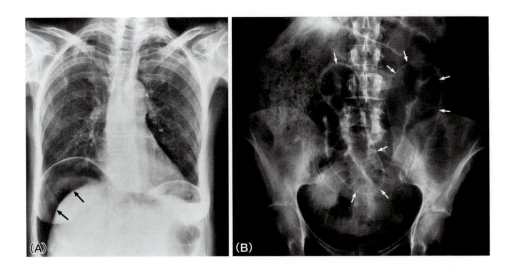

図 3-44 気腹の画像
(A)胸部X線撮影において,横隔膜下・肝上にガスがみられる(→)
(B)臥位X線撮影において,腸管壁の内外にガスがみられる.漿膜面の輪郭をはっきりと追えることに注目(⇒)

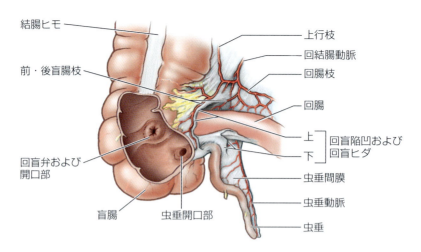

図 3-45 虫垂への血液供給

虫垂炎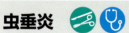

> **症例** 27 歳男性．10 時間前に心窩部痛が出現した．右下腹部痛，微熱，悪心・嘔吐を訴えて救急外来を受診した．

定義

虫垂炎は虫垂内腔の閉塞によっておこる虫垂の急性炎症であり，腸管の closed loop や炎症，時に穿孔や壊死，腹膜炎を生じる．典型的には虫垂は回盲部の近くにあるため（図 3-45），右下腹部痛をきたすが，後述するように盲腸背側や骨盤部に虫垂がある患者では症状が異なることがある．

頻度の高い原因は？

頻度の高い原因を以下に要約する．

内腔閉塞	閉塞は糞石，リンパ球増殖症（特に，小児，炎症性腸疾患や胃腸炎・単核球症といった感染症がある成人），腫瘍（良性，悪性，カルチノイド腫瘍）によっておこる
感染	Yersinia pestis，アクチノミセス症，抗酸菌，Histoplasma などの細菌感染
	アデノウイルスや CMV などのウイルス感染
	住血吸虫症，蟯虫，Strongyloides stercoralis などの寄生虫感染

鑑別診断は？

右下腹部痛：腎結石や憩室炎．女性では異所性妊娠や骨盤内炎症性疾患，卵巣囊腫（表 3-1）．

134 Chapter 3 腹部

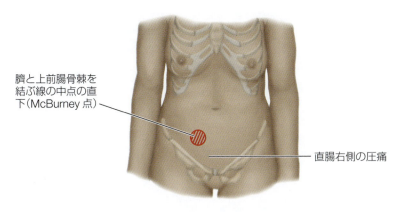

図 3-46　虫垂炎における右下腹部の圧痛の解剖学的部位（McBurney 点）
発症初期には痛みがないこともある

どのような徴候がみられるか？

虫垂炎の症状として右下腹部痛（感度 0.81，特異度 0.53），McBurney 点に移動する臍周囲痛（感度 0.64，特異度 0.82）（図 3-46），悪心，下痢，食欲不振などがある．

> ● Clinical Pearl
>
> 嘔吐は痛みの発症後におこる（感度 1.00，特異度 0.64）．

どのような身体所見がみられるか？

バイタルサイン：腹膜炎により微熱，低血圧，頻脈が生じることがある．
視診：典型的には正常だが，時に苦悶様．
聴診：腸音の亢進．
打診：叩打痛．
触診：右下腹部痛．McBurney 点（右上前腸骨棘から臍へ 1/3 の点）の痛みが特徴的である．筋性防御，反跳痛，腹部硬直がみられることがある（感度 0.27，特異度 0.83）．

特殊検査

直腸診：虫垂が盲腸背側にある虫垂炎では痛みを訴えることがある．
内診：虫垂が骨盤にある虫垂炎では子宮頸部移動痛，付属器痛がみられることがある．異所性妊娠や骨盤内炎症性疾患においてもみられる．
Rovsing 徴候：患者を仰臥位にして左下腹部を圧迫する．虫垂炎の患者では右下腹部痛を生じる．
Psoas 徴候（感度 0.16，特異度 0.95）：患者を仰臥位にして，右膝関節を完全に屈曲させながら右股関節を伸展させる．虫垂が盲腸背側にある患者では右下腹部痛を生

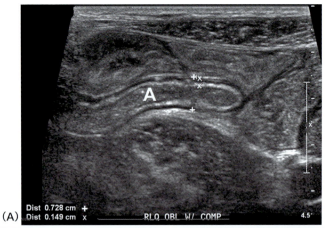
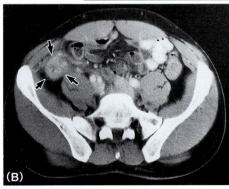
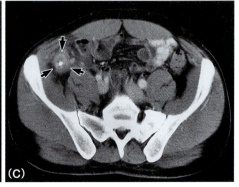

図 3-47 虫垂炎の画像所見
(A)腹部超音波検査において，軽度の虫垂拡張および壁肥厚がみられる．A：虫垂
(B)腹骨盤部の CT 軸位断像において，右下腹部に炎症性の軟部腫瘤（➡）がみられる
(C)腹骨盤部の CT 軸位断像において，腫大した虫垂内に石灰化糞石を認める（➡）

じることがある．

Obturator 徴候：患者を仰臥位にして，股関節と膝関節を屈曲させた状態で股関節を内転させる．虫垂が骨盤部にある患者では右下腹部痛を生じることがある．

咳反射：McBurney 点の圧痛．

どのような検査を行うべきか？

臨床検査：全血算（白血球増多），生化学（乳酸およびクレアチニン上昇），尿検査（妊娠を否定するため，β-HCG 定性）．

画像検査：腹部超音波検査が感度・特異度ともに優れ，小児，妊婦，痩せた若年成人では第一選択となる．CT 検査は虫垂炎を診断するゴールドスタンダードであり，超音波検査で診断がつかない場合や穿孔などの合併症が疑われる場合に行われる（図 3-47）．腹部 X 線検査では穿孔や石灰化糞石が同定できるが，これらがみられるのは全体の 5% 未満である．

診断スコア

修正 Alvarado スコア：以下の項目に基づき虫垂炎の確率を予測する．移動性の右腸骨窩部痛(1点)，食欲不振(1点)，悪心・嘔吐(1点)，右腸骨窩部の圧痛(2点)および反跳痛(1点)，37.5℃以上の発熱(1点)，白血球増加(2点)．

Alvarado スコアの有用性は虫垂炎の除外にある．低スコア(＜5，虫垂炎を除外する)のほうが高スコア(＞7，虫垂炎を考える)よりも有用である．

結腸炎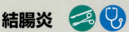

症例 24歳女性．3週間前から左下腹部の疝痛と下痢がある．血液や粘液を含む軟便が平均12回/日ある．

定義

結腸炎は結腸の炎症であり，炎症性，虚血性，放射線性，感染性に分類される．図3-48 に大腸およびその血液供給の概要を示す．

頻度の高い原因は？

頻度の高い原因を以下に要約する．

炎症性腸疾患	クローン病は再発を繰り返す疾患で，消化管(口から肛門まで)の全層性の炎症をきたす．潰瘍性大腸炎とは対照的に，粘膜が傷害された領域内に正常の領域が散在する(飛び石病変)．消化管生検では全層性の炎症および非乾酪性肉芽腫がみられる．主な合併症は肛門周囲疾患，狭窄，瘻孔，膿瘍，吸収不良である
	潰瘍性大腸炎は再発を繰り返す疾患で，結腸に限局する非全層性の炎症をきたす．典型的には，潰瘍性大腸炎は直腸から始まり，盲腸まで近位方向に進行する．逆行性の回腸炎をきたすこともあり，クローン病と誤診される場合がある．主な合併症は中毒性巨大結腸症および結腸癌のリスクである
虚血性	体循環や局所の腸間膜血管の変化や解剖学的変異に続発する非閉塞性の血管疾患である．虚血は高齢者におこりやすい．脾弯曲部や直腸S状部といった分水嶺領域に生じやすい
感染性	クロストリジウム・ディフィシル腸炎は中毒性下痢症の原因となり，偽膜性腸炎をおこすことがある．抗菌薬の使用，加齢，炎症性腸疾患，*C. difficile* 感染の既往がリスク因子となる
	Campylobacter, *Salmonella*, *Shigella*, 大腸菌(腸管出血性大腸菌)，*Yersinia*, 結核菌，非結核性抗酸菌(MAC)による細菌感染
	Entamoeba histolytica, *Cryptospora*, *Isospora*, *Trichuris trichiura*, *Strongyloides* による寄生虫感染
	CMV，HSV，HIV によるウイルス感染

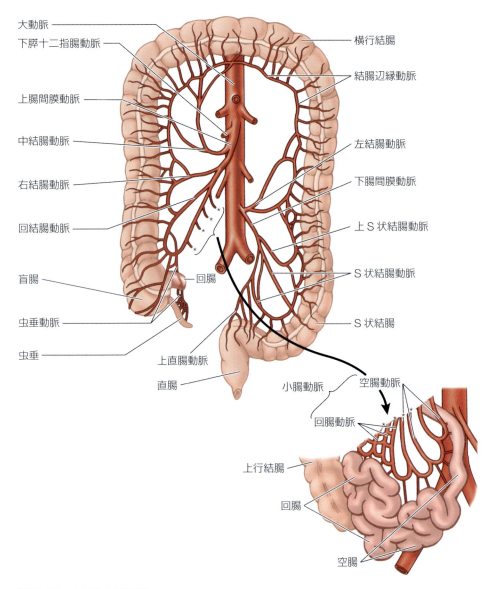

図 3-48 大腸の血液供給

Clinical Pearl

喫煙はクローン病のリスクを増加させ，潰瘍性大腸炎のリスクを減少させる．

鑑別診断は？

結腸炎：憩室炎(症例集「憩室疾患」を参照)，顕微鏡的大腸炎(膠原線維性大腸炎とリンパ球浸潤大腸炎に分類される)，好酸球性胃腸炎，移植片対宿主病，放射性腸炎，

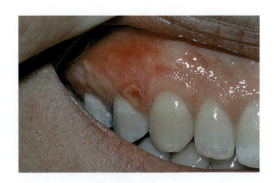

図 3-49　アフタ性潰瘍

ベーチェット症候群，サルコイドーシス，悪性腫瘍，過敏性腸症候群，セリアック病，血管炎．

どのような徴候がみられるか？

炎症性腸疾患の症状として，腹痛，テネスムスすなわち便意切迫感，悪心・嘔吐，下痢（時に血便・粘液便），腹部膨満感，便秘などがあげられる．腹部以外の症状として皮疹，関節痛，眼痛がある．

どのような身体所見がみられるか？

バイタルサイン：発熱，頻脈，低血圧がみられる．
視診：炎症性腸疾患の消化管以外の症状を観察すること．
- 皮膚：下腿の暗赤色結節（結節性紅斑），下肢やストーマ周囲によくみられる壊死性の深部潰瘍（壊疽性膿皮症）
- 眼：発赤や瞳孔の変化（ぶどう膜炎，特に虹彩炎）
- 口腔粘膜：アフタ性潰瘍（図 3-49）
- 筋骨格系：関節炎（膝関節に多い），仙腸関節炎（Chapter 6）

聴診：腸音亢進．重症例での腸音消失は中毒性巨大結腸症を示唆する．
打診：腹部の叩打痛．
触診：腹部全体の圧痛．限局性の圧痛は膿瘍を示唆する．

特殊検査

直腸診：炎症性腸疾患では肛門周囲疾患（裂孔，痔瘻，直腸周囲膿瘍，血便，粘液便など）がみられることがある．

どのような検査を行うべきか？

臨床検査：全血算（白血球増多は感染や副腎皮質ステロイド，貧血，血小板増多に続発し，炎症マーカーとなる），生化学（乳酸上昇は腸管虚血を，低アルブミンは低栄養を示唆する），微生物検査（血液培養，糞便寄生虫卵検査，便培養，*C. difficile* 細

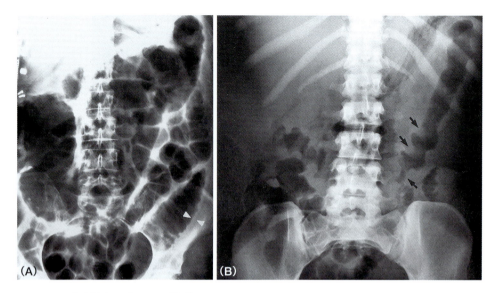

図 3-50 潰瘍性大腸炎による粘膜肥厚
(A)X線撮影の右側に肥厚した腸管壁がみられる(▷)
(B)粘膜が肥厚し,「母指圧痕像」を呈している(➡)

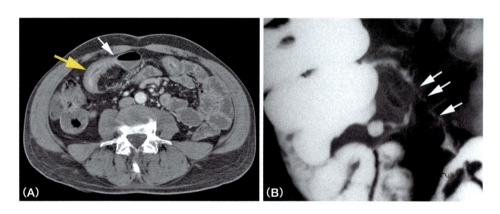

図 3-51 炎症性腸疾患の画像所見
(A)粘膜面の増強効果に伴った腸管壁の肥厚(➡),クローン病による内腔狭窄(⇨)
(B)バリウム小腸造影において,回腸末端部の狭窄がみられる(⇨)

胞毒性試験,*E. histolytica* 血清検査),その他の血漿検査〔赤血球沈降速度 (erythrocyte sedimentation rate:ESR)および C 反応蛋白(C-reactive protein:CRP)上昇.鉄・ビタミン B_{12}・ビタミン D 低値といった栄養欠乏.クローン病では抗 *Saccharomyces cerevisiae* 抗体(anti-*Saccharomyces cerevisiae* antibodies:ASCA)が,潰瘍性大腸炎では核周囲型抗好中球細胞質抗体(perinuclear antineutrophil cytoplasmic antibodies:p-ANCA)が時に陽性〕.

画像検査:腹部 X 線撮影および CT 検査では,結腸壁の肥厚,瘻孔,狭窄,膿瘍といった合併症が観察できる(図 3-50, 51).CT または MR エンテログラフィは,特

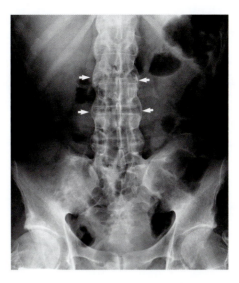

図 3-52 炎症性腸疾患に伴う脊椎関節症
腹部 X 線撮影では仙腸関節の強直や，椎間板を架橋するような靱帯の骨性増殖（靱帯骨棘形成）がみられる（⇨）

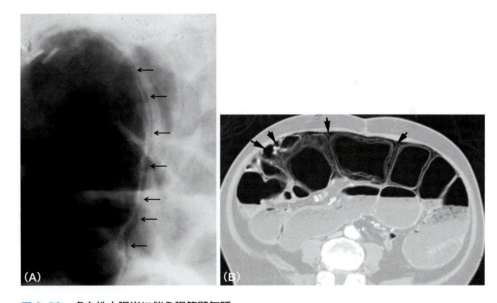

図 3-53 虚血性大腸炎に伴う腸管壁気腫
(A) 左下腹部の X 線撮影において，腸管壁内に薄いガスの層がみられる（→）
(B) CT 軸位断像において，腸管壁内に異常なガス貯留がみられる（➡）

に消化管が全長にわたり障害されるクローン病での小腸の描出に有用である．
仙腸関節の X 線撮影では炎症性腸疾患の腹部外の徴候も確認しうる（図 3-52）．腸管壁内にガスが貯留すると腸壁気腫が生じる．虚血による結腸炎でみられることがある（図 3-53）．

症例集 **141**

特殊検査

内視鏡：クローン病や潰瘍性大腸炎を診断するうえで，大腸内視鏡および軟性S状結腸内視鏡が重要である．クローン病の特徴的な内視鏡所見はもろくない粘膜，敷石病変，アフタ性潰瘍，裂傷である．潰瘍性大腸炎では肉芽腫性のもろい粘膜にびまん性の潰瘍が生じる．クロストリジウム・ディフィシル腸炎では粘膜損傷部を覆う炎症性の滲出液により生じる偽膜がみられる．

憩室疾患

症例 58歳男性．強い左下腹部痛と発熱を主訴に救急外来を受診した．2年前に大腸内視鏡検査でS状結腸憩室を指摘されていた．

定義

憩室症は結腸粘膜および粘膜下の結腸壁からのヘルニア形成，つまり嚢状の突出である（図3-54）．憩室炎は憩室に生じる炎症で，しばしば粗大または微小な穿孔を伴う．憩室出血は憩室に伴う下部消化管出血である．

頻度の高い原因は？

頻度の高い原因を以下に要約する．

憩室症	低食物繊維食による消化管通過時間の延長，内圧上昇，相対的に筋層が脆弱な部位からの結腸粘膜・粘膜下組織の脱出が原因となる．S状結腸は最も径が狭い領域であるため，内圧が最も高くなり，そのため憩室症が最もおこりやすい
憩室炎	憩室内のうっ滞や閉塞により局所の細菌増殖や組織虚血を生じ，感染をきたす．主な原因は嫌気性細菌（*Bacteroides*, *Peptostreptococcus*, *Clostridium*, *Fusobacterium*）である．憩室炎は単純性（微小穿孔および局所感染）であることも複雑性（大穿孔が膿瘍，瘻孔，蜂窩織炎，腹膜炎，閉塞，狭窄をきたす）であることもある
憩室出血	下部消化管出血の23〜30%を占める．直細動脈が憩室部を走行し，そこに内膜の肥厚や中膜の菲薄化があり，血管壁の脆弱化をきたし破綻を引き起こす．憩室は左側結腸に多いが，憩室出血は右側結腸に多い

鑑別診断は？

左下腹部痛：腎結石，憩室炎，また女性では異所性妊娠や骨盤内炎症性疾患，卵巣嚢腫（表3-1）．

下部消化管出血：血管形成異常，大腸癌，痔核，結腸炎（虚血性，感染性，炎症性），裂肛，ポリペクトミー，放射性直腸炎，血管炎．

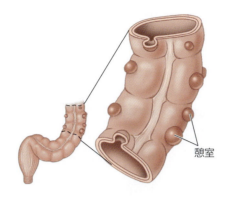

図 3-54　結腸憩室

どのような徴候がみられるか？

憩室症は無症状であることが多い．憩室炎では左下腹部痛，悪心・嘔吐，便秘がみられる．憩室出血では腹部の疝痛や失神がおこる．

どのような身体所見がみられるか？

> ● **Clinical Pearl**
>
> 憩室症は無症状であり，身体所見も正常である．

バイタルサイン：憩室炎や憩室出血では頻脈や低血圧がみられる．憩室炎では発熱がおこることがある．
視診：腹部硬直は憩室炎と関連した腹膜炎を示唆する．
聴診：憩室炎では腸音減弱，憩室出血では腸音亢進．
打診：左下腹部の疼痛や鼓音は憩室炎による膿瘍を示唆する．
触診：左下腹部の圧痛，筋性防御，腹部硬直，反跳痛は憩室炎と関連した腹膜炎を示唆する．憩室出血では軽度の圧痛がみられることがある．

特殊検査

直腸診：憩室出血でははっきりとした鮮血がみられることがある．

どのような検査を行うべきか？

憩室炎

臨床検査：全血算（白血球増多）．
画像検査：診断や穿孔および膿瘍といった合併症の評価には CT 検査が好ましい．あまり行われないが，造影剤を用いた X 線撮影で憩室症を描出することができる（図 3-55）．

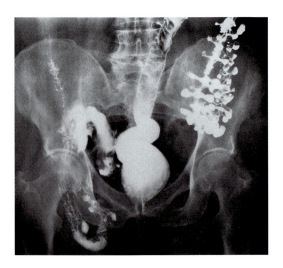

図 3-55　造影剤を用いた腹部 X 線撮影
下行結腸に無数の憩室がみられる

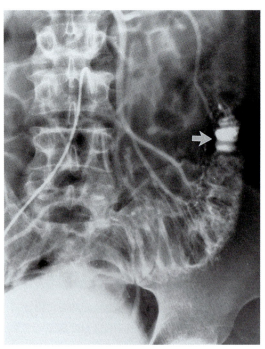

図 3-56　下部消化管出血患者の腸間膜動脈撮影
下行結腸の憩室出血部に増強効果がみられる（⇒）

憩室出血

臨床検査：全血算（貧血），血液型検査，凝固能（凝固異常の補正が必要な症例では，PT/INR の延長がないか確認する）．

特殊検査：診断には大腸内視鏡検査が好ましい．出血が続いており上部消化管出血が除外できれば，診断および治療的塞栓のため動脈撮影を行ってもよい（図 3-56）．

● Clinical Pearl

大腸内視鏡検査は憩室炎の急性期には穿孔のリスクがあるため禁忌である．炎症性腸疾患や悪性腫瘍を除外するため，6 週間が経過したあとに行うべきである．

診断スコア

Hinchey 分類は憩室炎による死亡リスクを予測する．ステージ 1 は結腸周囲や腸間膜に限局する小膿瘍（5％），ステージ 2 はより大きいが骨盤内に限局する膿瘍（5％），ステージ 3 は憩室炎から穿孔をきたして化膿性腹膜炎に至った状態（13％），ステージ 4 は穿孔による糞便汚染がある状態である（43％）．

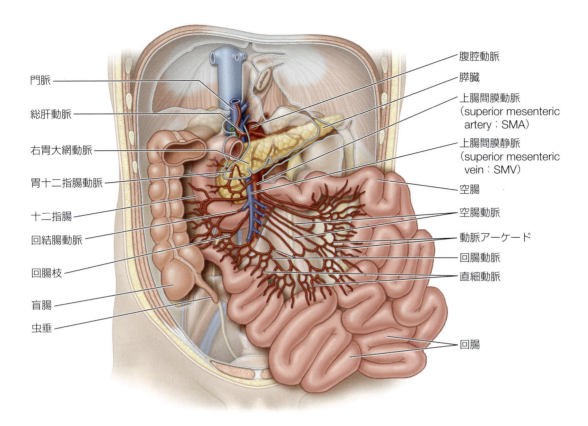

図 3-57　腸間膜および腸管の動脈供給
十二指腸近位部を除き，小腸は上腸間膜動脈から栄養される．上腸間膜静脈は同部位の腸管から血流を受け，門脈に流入する

腸間膜虚血症

| 症例 | 高血圧と高コレステロール血症がある75歳男性．食後の腹痛を訴えて救急外来を受診した．数か月前から食後に腹痛が増悪するようになり，食事をとることを恐れていた． |

定義

腸間膜虚血症は，腸間膜動脈の閉塞による急性または慢性の腸管虚血である（図3-57）．

頻度の高い原因は？

慢性腸間膜虚血症の原因として最も頻度が高いのは複数の主要腸管動脈に関与するアテローム性動脈硬化症である．慢性腸間膜虚血症のリスク因子として高血圧，喫煙，脂質異常症，高コレステロール血症がある．

症例集　**145**

急性腸間膜虚血症の主な原因は以下の4つである.

動脈塞栓症 （40〜50%）	不整脈，心筋梗塞，リウマチ性弁膜症，心内膜炎，心筋症，心室瘤，塞栓症の既往，最近の血管撮影
動脈血栓症 （25%）	動脈硬化，長期の低血圧，高エストロゲン状態（経口避妊薬やホルモン補充療法），凝固亢進状態
非閉塞性血栓症 （20%）	循環血液量減少，低血圧，心拍出量低下状態，ジゴキシン，β受容体刺激薬
静脈血栓症 （10%）	右心不全，深部静脈血栓症，肝脾腫，凝固亢進状態，悪性腫瘍，肝炎，膵炎，最近の腹部手術や感染，高エストロゲン状態，多血症，鎌状赤血球症

鑑別診断は？

通常の腹痛：腹膜炎，腸間膜虚血症，腹部大動脈瘤破裂，腸閉塞（表 3-1）.
強い腹痛：虫垂炎，消化性潰瘍，急性膵炎，内臓破裂，腎結石，急性胆嚢炎.

どのような徴候がみられるか？

慢性腸間膜虚血症の症状として，食事を開始して15〜30分後に始まり1時間以上続く痛み，食事に対する恐怖，悪心・嘔吐，早期満腹感がある．急性腸間膜虚血症では，身体診察と乖離した突然の（動脈塞栓症）または緩徐に増悪する（血栓症）腹痛，血性下痢，腹部膨満感が生じる．著しく状態が悪くなることがある.

どのような身体所見がみられるか？

急性虚血では全体的に具合が悪そうに見える．体重減少は慢性虚血を示唆する.
バイタルサイン：典型的には正常だが，低血圧，発熱，頻脈がみられることがある.
視診：苦痛や疼痛.
聴診：上腹部の血管雑音.
打診：典型的には正常だが，腹部膨満感がある場合は清音が聴取されることがある.
触診：典型的には正常だが，びまん性の腹痛がみられたり，進行すると筋性防御や腹膜刺激症状がみられたりする.

どのような検査を行うべきか？

臨床検査：全血算（血液濃縮，白血球増多），生化学（クレアチニン上昇，乳酸上昇，大きいアニオンギャップを伴う代謝性アシドーシス）.
画像検査：穿孔を除外するために胸腹部X線撮影を行うべきである．腹部CT血管撮影（図 3-58）は腸間膜動静脈の分枝の造影欠損，腸管壁の増強不良や壁肥厚を描出でき，診断および術前評価のゴールドスタンダードである．虚血に至ると気腫や門脈内ガスがみられることがある.

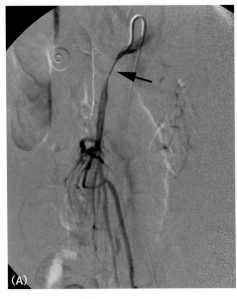
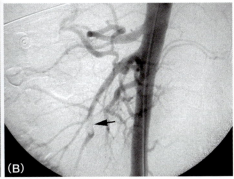

図 3-58　腸間膜画像
(A)下腸間膜動脈撮影において，本幹を→で示す
(B)上腸間膜動脈に塞栓があり，本幹遠位の描出欠損がみられる（→）

Clinical Pearl

腸間膜虚血は罹患率と死亡率がともに高く予後が不良である．腸管梗塞を最小限に抑えるため，早期の手術や血管内治療が必要である．

腸部大動脈瘤

症例　68歳男性．腹部超音波検査で偶発的に4.2 cm大の腎動脈下腹部大動脈瘤を指摘されて受診した．

定義

腹部大動脈瘤は腹部大動脈が正常径から50%を超えて限局性に拡大した状態であり，大動脈瘤のうち最も多い（図 3-59）．

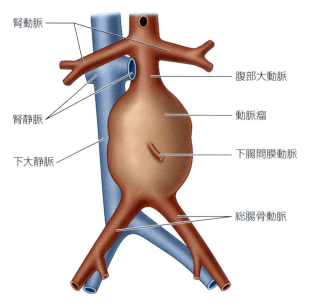

図 3-59 腹部大動脈瘤の図解

頻度の高い原因は？

腹部大動脈瘤の罹患リスク因子は以下の通りである．

年齢	50歳以上であること．女性は平均して男性より発症年齢が10歳ほど高い
性別	男性は腹部大動脈瘤のリスクが5倍になる
喫煙	腹部大動脈瘤のリスクが5倍になる
高血圧	リスクが1.25倍になる
遺伝	腹部大動脈瘤の家族歴とマルファン症候群やエーラス・ダンロス症候群などの結合組織病
アテローム性動脈硬化症	リスクが1.6倍になる

鑑別診断は？

心窩部痛：心筋梗塞，大動脈解離，憩室疾患，腎盂腎炎，胆道疾患，膵炎，消化性潰瘍．

どのような徴候がみられるか？

腹部大動脈瘤の大部分は無症状で，腹部画像検査で偶然に発見される．腹部大動脈瘤破裂は腹部および背部痛をきたし，時に側腹部や鼠径部に放散する．患者は具合が悪そうに見えることが多い．

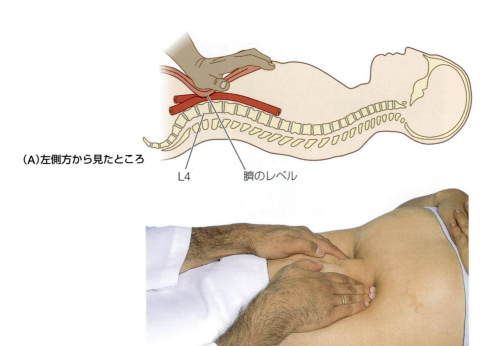

(A)左側方から見たところ
L4　臍のレベル

(B)前方から見たところ

図 3-60　腹部大動脈瘤の身体診察
(A)腹部大動脈瘤触知の図解
(B)腹部の拍動性腫瘤を触知している

どのような身体所見がみられるか？

体調不良，傾眠，混乱．
バイタルサイン：典型的には正常．腹部大動脈瘤破裂では頻脈や低血圧．
視診：典型的には正常．時に苦悶様．
聴診：腹部大動脈部の血管雑音．
打診：典型的には正常．
触診：患者を仰臥位にして両側膝関節を屈曲させ，臍のすぐ左上方に大動脈の拍動を触れる．拍動を触れる2点間の距離で大動脈の径を見積もることができる（図3-60）．筋性防御か腹部大動脈の拍動が感じられる（感度0.45～0.90）．無症状の患者では，大動脈を触知できる割合は大動脈径に応じて以下のようになる．
- 3.0～3.9 cm（感度0.29，≧3.0 cm，陽性尤度比 15.6，陰性尤度比 0.51）
- 4.0～4.9 cm（感度0.50，≧4.0 cm，陽性尤度比 15.6，陰性尤度比 0.51）
- ≧5.0 cm（感度0.76）

どのような検査を行うべきか？

臨床検査：全血算（腹部大動脈瘤破裂では重度の貧血），生化学（腎灌流の評価のためのクレアチニンや電解質，肝酵素），凝固能（出血の補正が必要な患者ではINRやPTT）．

症例集

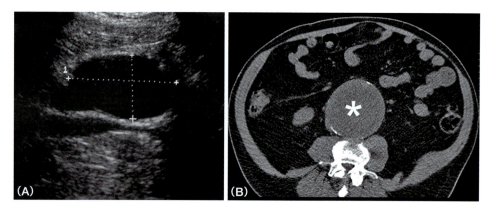

図 3-61　腹部大動脈瘤の画像所見
(A)腹部超音波検査において，巨大な囊状腹部大動脈瘤が描出されている
(B)腹部 CT 軸位断像において，大動脈瘤が描出されている(✻)

画像検査：腹部超音波検査は腹部大動脈瘤の初期評価や経過観察のために行われることがある（図 3-61）．腹部 CT 血管撮影は腹部大動脈瘤の径や広がりの評価，残存腔の定量ができる．さらに，腹部大動脈瘤の形態や主要血管との関係を見ることができ，リークや炎症性変化といった合併症の除外にも有用である．

> ● **Clinical Pearl**
>
> 腹部大動脈瘤の経過観察では径および増大速度に注意する．瘤の増大速度は平均して年間 0.2〜0.5 cm である．径が 4.0 cm 未満の場合，1 年に 1 回の腹部超音波検査を行う．4〜5 cm の場合は破裂のリスクは年間 1〜3％，5〜7 cm の場合は年間 6〜11％，7 cm を超える場合は 20％ である．

膵癌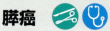

症例　79 歳男性．2 週間前から進行する黄疸および 13.6 kg の体重減少があり来院した．腹痛はないとのことである．

定義

膵癌は一般的には膵外分泌系の悪性腫瘍を指す．全体の 60％ は膵頭部にみられる．

頻度の高い原因は？

頻度の高い原因を以下に要約する．

非嚢胞性膵腫瘍	
膵腺癌	膵腫瘍の 85% を占め，好発年齢は 60〜80 歳である
その他の非嚢胞性腫瘍	より頻度の低い原因として，神経内分泌腫瘍の転移（10%）や悪性リンパ腫がある
嚢胞性膵腫瘍	
膵管内乳頭粘液性腫瘍（intraductal papillary mucinous neoplasm：IPMN）	主膵管や分枝膵管から生じる腫瘍で，腺癌の前癌病変となる（2〜3%）
膵粘液性嚢胞性腫瘍（mucinous cystic neoplasm：MCN）	MCN は典型的には膵体尾部に発生する良性の多房性腫瘍で，卵巣様間質を有する．前癌病変であり，ほとんどが女性に生じる
漿液性嚢胞腺腫	典型的には良性で，女性に多い
solid pseudopapillary neoplasm（SPN）	SPN は若年女性に多く，中等度から高度の悪性化リスクがある

鑑別診断は？

無痛性の黄疸：胆管癌は肝内，肝門部，肝外胆管に生じる腫瘍である．瘙痒感，右上腹部の鈍痛，黄疸，発熱といった症状を生じる．癌胎児性抗原（carcinoembryonic antigen：CEA）や carbohydrate antigen19-9（CA19-9）といった血清バイオマーカーが高値となる．胆管癌の予後は不良で，病勢が進行してから来院することが多い．胆嚢癌は稀な胆嚢腫瘍である．患者は通常無症状だが，悪心・嘔吐，食欲不振，無痛性の黄疸を呈することがある．画像検査や胆嚢摘出術の際に偶然発見されることが多い．画像で胆嚢ポリープが経時的に増大している場合，悪性化のリスクがあるため胆嚢摘出術を行うべきである．乳頭部癌は膵胆管合流部の遠位，十二指腸乳頭部に生じる（図 3-25）．黄疸の鑑別診断は Box（➡ 95 頁）を参照．

どのような徴候がみられるか？

膵癌は早期には自覚症状を呈さないことが多い．無痛性の黄疸，虚弱，腹部・心窩部・背部痛，褐色尿，悪心・嘔吐，下痢や脂肪便，下肢の疼痛・腫脹・発赤などがおこる．

どのような身体所見がみられるか？

バイタルサイン：典型的には正常．
視診：悪液質や黄疸（図 3-62）．腹部膨満感は腹水や癌性腹膜炎を示唆する．
聴診：典型的には正常．
打診：右上腹部の濁音は肝腫大を，側腹部の濁音は腹水を示唆する．
触診：右上腹部腫瘤や黄疸があれば無痛性の胆嚢腫大（Courvoisier 徴候）．

特殊検査

Virchow のリンパ節：左鎖骨上リンパ節を触れると，腹部の悪性腫瘍が示唆される．
直腸診：直腸架（Blumer shelf）を触知する．非特異的な癌性腹膜炎の所見である．

症例集　**151**

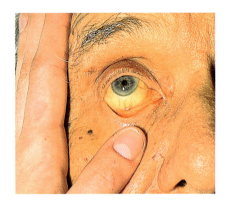

図 3-62　黄疸の診断
強膜や粘膜を見るのが最も簡便で信頼性が高い

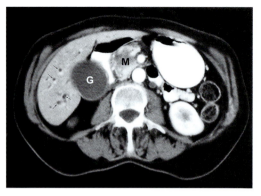

図 3-63　腹部 CT 軸位断像
膵頭部に腫瘤を認め，膵癌に合致する．胆嚢や肝内胆管（→）が拡張している．G：胆嚢，M：腫瘤

> **● Clinical Pearl**
>
> 消化管悪性腫瘍の身体診察において，人名に由来する 5 つの医学的徴候が評価されている．
> 1. 左鎖骨上リンパ節（Virchow node）の触知
> 2. 左腋窩リンパ節（Irish node）の触知
> 3. 臍に突出する播種結節（Sister Mary Joseph node）
> 4. 直腸診で腫瘤を触知する場合，Douglas 窩への播種が示唆される（Blumer shelf）
> 5. 卵巣転移（Krukenberg 腫瘍）

どのような検査を行うべきか？

臨床検査：全血算（貧血），生化学〔ビリルビン，ALP，γ-GTP，AST，ALT，リパーゼ，アミラーゼ高値．高血糖（膵癌により糖尿病を発症するため）〕，その他の血漿検査（CA19-9 高値は膵癌を示唆する．しかし，CA19-9 は肝不全，胆道閉塞，高ビリルビン血症でも上昇する．CA19-9 は術後再発の確認に有用である）．自己免疫膵炎が膵癌のように見えることがあるため，IgG4 値を測定するべきである．

画像検査：閉塞性黄疸では初期検査として腹部超音波検査が行われることが多い．膵癌の診断に最も有用な検査は腹部 CT 検査である（図 3-63）．MRCP はステージングに役立つことがある．

特殊検査

生検：超音波内視鏡（endoscopic ultrasound：EUS），ERCP，画像ガイド下生検が有用である．

大腸癌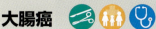

> **症例** 65歳男性．2週間前からの間欠的な下血を主訴として受診した．便柱の著明な狭小化と2か月間に約9kgの体重減少も訴えている．

定義

大腸癌は結腸や直腸の原発性腺癌である．診断時に患者の約90％が50歳以上である．

頻度の高い原因は？

孤発性の遺伝子変異が原因の70％を占める．腺腫は複数の遺伝子変異の蓄積により癌化する．最大で20％の患者に大腸癌の家族歴がある．リンチ症候群，別名遺伝性非ポリポーシス大腸癌（hereditary nonpolyposis colorectal cancer：HNPCC）は遺伝性大腸癌のうち最も多く，DNAミスマッチ修復遺伝子に生じた変異の遺伝により生じる．右側結腸に多く，他の悪性腫瘍（卵巣，小腸，胃，子宮内膜）のリスクも上昇する．家族性腺腫性ポリポーシス（familial adenomatous polyposis：FAP）はadenomatous polyposis coli（APC）腫瘍抑制遺伝子の変異により生じる．若年時より多数のポリープを生じ，大腸全摘出術を施行しない限り発癌リスクは100％である．

鑑別診断は？

下血：憩室症（症例集「憩室疾患」を参照），結腸炎（症例集「結腸炎」を参照），血管形成異常，痔疾，裂肛，ポリペクトミー，血管炎．
結腸腫瘤：カポジ肉腫，悪性リンパ腫，カルチノイド腫瘍，卵巣癌など他の悪性腫瘍からの転移．

どのような徴候がみられるか？

大腸癌の症状には便柱の狭小化や便秘といった排便習慣の変化，腹痛，体重減少，血便，鉄欠乏性貧血，易疲労感がある．

> ● **Clinical Pearl**
> 50歳以上の成人に鉄欠乏性貧血が発現した場合には大腸癌を検索すべきである．

どのような身体所見がみられるか？

バイタルサイン：典型的には正常．
視診：全身の悪液質．進行すると側頭筋や近位筋の萎縮．腹水や癌性腹膜炎がある場合，腹部膨満感．

症例集 **153**

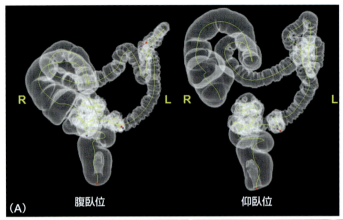

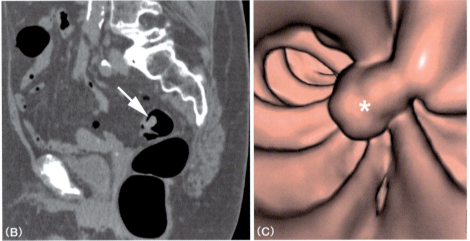

図 3-64 CT コロノスコピー
仰臥位および腹臥位で撮像を行い，アルゴリズムに基づいて大腸を再構成する
(A)再構築された大腸（腹臥位および仰臥位）
(B)有茎性の大腸ポリープ（⇨）
(C)再構成された大腸の内腔像（内視鏡と同様の像）．ポリープが描出されている（✻）

聴診：腸音の消失あるいは高調は腸管の閉塞を示唆する．
打診：右上腹部の濁音は転移による肝腫大を，側腹部の濁音は腹水や癌性腹膜炎を示唆する．
触診：腹部腫瘤，また腫大した結節状の肝辺縁．

特殊検査

直腸診：腫瘤の触知あるいは出血．

どのような検査を行うべきか？

臨床検査：全血算（鉄欠乏性貧血および平均赤血球容積の減少），生化学（肝転移があれば肝酵素上昇），他の血清検査（CEA は診断には用いられないが，治療への反応を定量化したり再発を検出したりするのに有用である．術後に CEA が 5 ng/mL を超える場合は予後不良である）．

● Clinical Pearl

Streptococcus gallolyticus（subtype bovis）菌血症や心内膜炎は大腸癌と関連する.

画像検査：通常の大腸内視鏡検査によるスクリーニングが困難である場合や禁忌である場合，CT コロノグラフィ（CT colonography：CTC）が初期診断のための検査となりうる．CTC は癌および 6 mm を超えるポリープに対しては内視鏡検査と同等の診断能を有する．CTC では他の大腸病変の検索と同時に，大腸癌のステージングを行うこともできる．また，腹部 CT 検査も大腸癌の診断やステージングによく用いられる（図 3-64）.

特殊検査

大腸内視鏡は大腸癌の診断のゴールドスタンダードであり，病理検査のための生検を行うこともできる.

Chapter 4

骨盤部

骨盤は解剖学的には腹部と下肢をつなぐ部位である．骨盤は，骨性の下肢帯，腹部，腰部，殿部に囲まれる．対になった骨盤部の骨は腸骨，坐骨，恥骨が癒合して形成される（図 4-1）．前方は恥骨結合で結合し，後方は仙骨や尾骨と関節でつながる．腸骨は3つの棘をもち，それぞれの名前は腸骨の解剖学的位置を示す．すなわち，上前腸骨棘，下前腸骨棘，上後腸骨棘である．骨盤内の空間は大骨盤と小骨盤の2つに分けられる．大骨盤は腹部の臓器を格納し，小骨盤には血管，神経，筋・腱，消化器系・泌尿器系器官が通る孔がある．それによって骨盤と周囲の区画とがつながっている．

会陰は大腿と殿部の間の部分からなり，尾骨から，恥骨，さらには骨盤隔膜下部の浅い領域を指す．会陰部は肛門と外生殖器（男性では陰茎と陰嚢，女性では陰門）を含む（図 4-2）．

Chapter 4 では，骨盤部と会陰部における頻度の高い疾患の鑑別について，包括的なアプローチを提示する．また，乳房診察のアプローチも紹介する．乳房の疾患で，骨盤の疾患と関連性をもつものがあるためである．

初期評価

骨盤部や会陰部の疾患は以下のような徴候を示すのが典型的である．全身疼痛あるいは局所的な疼痛，発熱，泌尿器徴候（例：排尿障害，頻尿，血尿），皮疹，水疱性病変，性器出血，化膿性の陰茎あるいは腟分泌物などである．

一般的な骨盤部・会陰部の診察

骨盤部・会陰部の疾患の評価では，仰臥位あるいは切石位で身体診察を行う．腹部や下腹部にはドレープをかけ，検査に必要な場所のみ露出させる．系統立った身体診察では，視診，触診，打診，聴診などを行う．

医師は患者の前に立って骨盤部を覆う皮膚を視診し，外傷や紅斑，斑状出血，浮腫の徴候を確認したり，腫脹や明瞭な筋萎縮，骨の隆起の存在を確認したりする．下肢では長さと回転の対称性を確認すべきである．股関節骨折・脱臼による影響がありうるためである（Chapter 6）．さらに鼠径部では，ヘルニアやリンパ腺腫脹を疑わせる皮膚の病変や腫瘤を確認する．徴候が泌尿器系に関係がある場合は外生殖器を検査すべきである．骨盤部の診察では付添人が必要な場合もある．外生殖器では，明らかな病変，排膿，出血，皮膚の状態，斑状出血などを確認すべきである．乳房の検査は他の項で扱う．

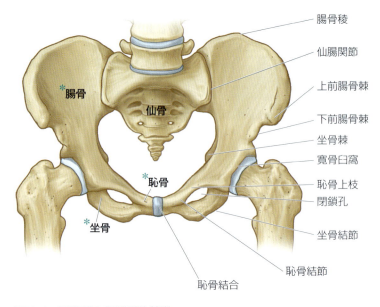

図 4-1　下肢帯の解剖学的特徴
＊：あわせて右の寛骨を形成する

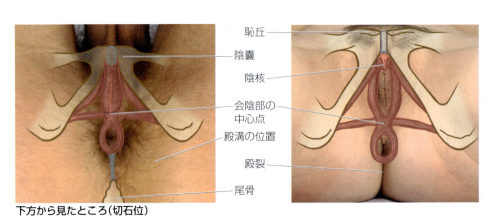

下方から見たところ（切石位）

図 4-2　男性と女性の会陰と関連する表層筋

　検査後は痛みや違和感のあった部位に触れて，腫瘤や結節，リンパ腺腫脹の有無を確認する．内診（個別に扱う）も骨盤の腫瘤を同定するために行うべきである．触診に続いて，打診によって骨盤部の膨満感を評価することもある．最後に骨盤部と腹部の聴診を行うことで，腹部の疾患によって骨盤部の症状が出ている可能性を評価することもある．

臨床検査

　骨盤部や会陰部の疾患の診断に役立つ一般的な臨床検査は，感染や貧血，血液系腫瘍を鑑別する全血算が含まれる．CA125（上皮性卵巣癌などの疾患で上昇する）なども確認できる疾患マーカーである．子宮頸癌のスクリーニングではパップテストが行わ

れることがある．血清電解質(ナトリウム，カリウム)や腎機能〔クレアチニン(Cr)，重炭酸塩，血中尿素窒素(blood urea nitrogen：BUN)〕の計測によって，腎機能を明らかにできる．尿検査や尿沈渣は，尿路感染症(urinary tract infection：UTI)や血尿，蛋白尿の評価，沈渣や腫瘍細胞の有無を判断できる．家族歴から強く示唆される場合は卵巣癌や乳癌のリスク因子である *BRCA1* と *BRCA2* の変異を評価することができる．

骨盤部・会陰部画像

　一般的な画像検査として，X線撮影，コンピュータ断層撮影(computed tomography：CT)，核磁気共鳴画像(magnetic resonance imaging：MRI)，超音波検査がある．場合によっては，炎症や悪性腫瘍でみられる代謝活性の亢進部位を評価するのに陽電子放射断層撮影(positron emission tomography：PET)が使われることもある．初期検査でどの検査を選ぶかは撮像部位による．

　骨盤部X線撮影は骨盤部骨折の評価や外科用インプラントの有無を確認するために使われる典型的な初期検査であり，通常は仰臥位で撮像を行う．両側で撮像する場合には，それぞれを比較することで非対称な病変を検出できる可能性がある．X線撮影読影の1つのアプローチとして以下のような流れがある．

1. X線撮影の方向を決定する〔前後(anteroposterior：AP)像，後前(posterioanterior：PA)像，側臥位〕．
2. 骨折や関節部病変について骨性構造を評価する．
3. 外科用インプラント(例：ネジやプレート)の有無を確認する．
4. 顕著な血腫や結節形成，その他の異常について軟部組織を評価する．

　X線撮影は腎結石や乳房の病変の同定にも用いられる．CT検査は骨の高解像度画像を得ることができるため，X線撮影で検出できない微小な骨折を見つけることが可能である．CT検査は軟部組織の病変の同定や画像ガイド下生検，腎結石の同定にも役立つ(腎結石の同定は単純CT検査で行う．造影CT検査では腎結石がうまく見えないことがある)．MRI検査は軟部組織の病変や股関節，腎実質の病変，乳房の病変の評価に使われる．

159

器官系の概要

女性の生殖器系

概要

女性の生殖器官は骨盤内部にあり，骨盤底筋と腹膜の上部に位置する．女性の生殖器系は骨盤縁と上行・下行・S状結腸に境される．生殖器官として，陰核，腟，子宮頸，子宮，卵管，卵巣がある．卵管は卵巣から放出された卵細胞を子宮まで導く役割をもつとともに，受精の場所でもある．子宮頸は下方，腟円蓋までつながる．子宮頸の遠端中央には外子宮口があり，腟と子宮をつなぐ経路の入り口となっている(図4-3)．

身体診察

女性の骨盤部の診察は検査台の端で仰臥位や切石位で行う．大腿は屈曲・外転させ，股関節で外旋し，足部はあぶみで固定する．身体診察は外生殖器の視診，腟鏡を用いた腟と子宮頸の内診，パップテスト(必要であれば)，双手診を行う．

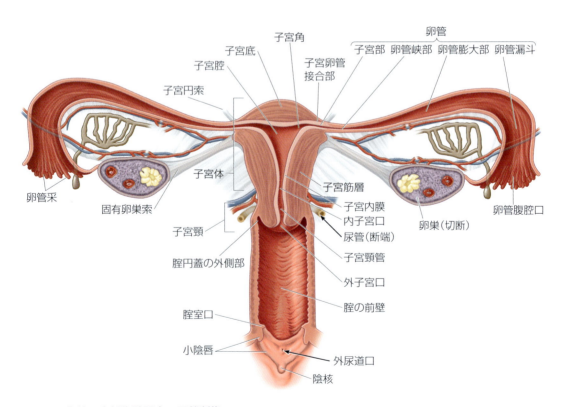

図4-3 女性の内部生殖器官の冠状断像

外生殖器(まとめて外陰部と呼ぶ)は小陰唇，陰核，尿道口，腟口からなり，検査では皮膚の質感の変化，腟分泌物や病変，紅斑，腫脹の有無を確認すべきである．内診では適切な大きさの腟鏡を選択すべきである．手袋を着用し，片方の手で大陰唇を広げ腟口が完全に見えるようにする．もう一方の手で腟鏡を挿入し，優しく下方に押しつつ，ゆっくりと腟円蓋の方へ進み入れる．腟円蓋と子宮頸の検査では，色の変化，腫瘤や出血の有無を確認し，分泌に留意する(図 4-4)．分泌物があれば，適切な子宮頸あるいは腟のスワブ検体を得ることができる．この時点で示唆されれば，パップテストを行うことができる．検体を採取したあとは，腟壁の異常を観察しながら，腟鏡を閉じてゆっくりと引き抜く．

　双手診は子宮，子宮頸，および隣接器官(卵巣や卵管)の評価に役立つ(図 4-5)．この検査を行うには，まず患者に圧痛や不快感を感じる場所を尋ねる．次に，医師の利き手の示指と中指の先に潤滑ゲルを塗り，腟に下向きの角度で優しく挿入する．子宮頸を触診し，大きさや硬さを確認する．子宮は，利き手ではないほうの手を恥骨と臍の間の腹部に置き，利き手で子宮頸を押し上げることで触知できる．子宮の大きさ，形状，可動性，方向性(前傾，後傾，中位)に注意すべきである．隣接器官は左下腹部と右下腹部のそれぞれで，腹部に置いた指と腟内の指の間に触知できることがある．痛み，大きさ，可動性に留意する．直腸腟検査は，悪性腫瘍や子宮内膜症でみられる小結節形成の有無を確認するために直腸子宮窩を検査するのに有効な場合がある．

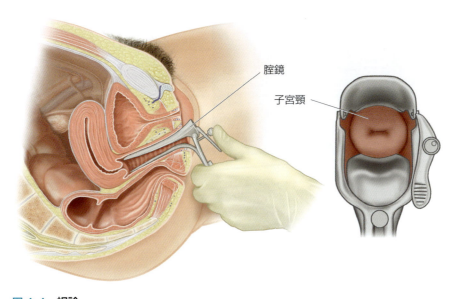

図 4-4　視診
腟鏡による検査で子宮頸と子宮口を見る

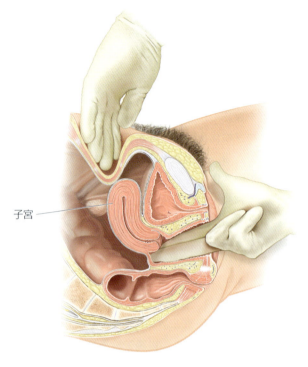

図 4-5　双手診
子宮を触知して形状，大きさ，硬さ，腫瘤の有無を検査する

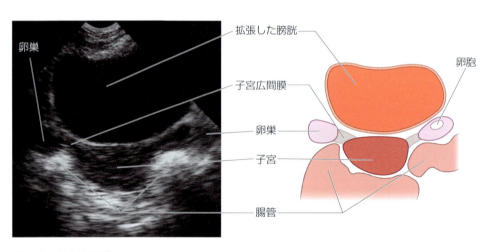

図 4-6　子宮と卵巣
(A)超音波画像
(B)対応図

画像所見

　　超音波検査や MRI 検査は女性の生殖器系の検査に役立つ．図 4-6, 7 にその例を示す．

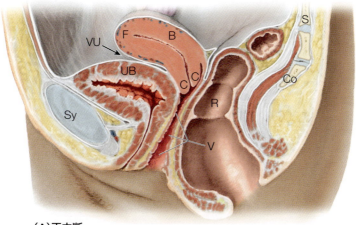

(A)正中断

key	
B	子宮体
C	子宮頸
CC	子宮頸管
Co	尾骨
E	子宮内膜
F	子宮底
M	子宮筋層
R	直腸
RA	腹直筋
RU	直腸子宮窩
S	仙骨
Sy	恥骨結合
UB	膀胱
UC	子宮腔
V	腟
VU	膀胱子宮窩

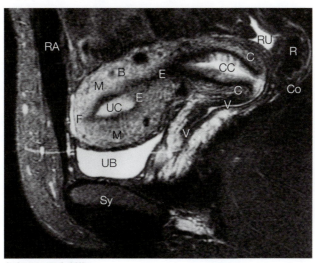

(B)MRI 正中断像

図4-7 女性の骨盤構造
(A)正中断解剖図
(B)MRI検査

男性の生殖器系

概要

　男性の生殖器官は陰囊内の精巣，骨盤腔内の精囊と前立腺，腹膜内のCowper腺，尿管からなる．射精の間，精子は精巣から精巣上体を経て精管に移動する．精管は精囊の管と合流して射精管となり，尿道の前立腺部につながる．Cowper腺からの分泌物と混ざって精液（精子と精囊・前立腺・Cowper腺からの分泌液）となり，外尿道口

器官系の概要　**163**

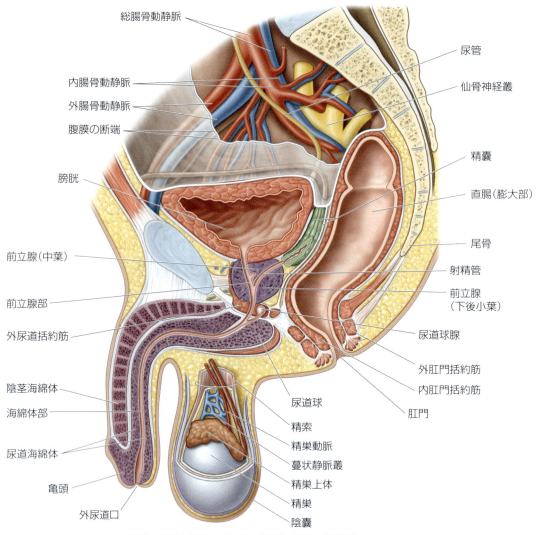

男性の骨盤と陰茎の正中断，陰嚢，精巣の解剖図

図 4-8　男性の骨盤・会陰の内部構造

から射出される（図 4-8）．

　前立腺は膀胱の下部，また身体診察において重要なこととして，直腸の上部にあり，直腸とは薄い直腸膀胱中隔によって隔てられている．前立腺は以下の5葉から構成される．すなわち，外側の1対（右葉と左葉），尿道前部の1葉，尿道後部中央の1葉，前直腸壁に隣接する後部の1葉である．前立腺の外分泌腺の多くは尿道の前立腺部に開口する．前立腺部から先は精液も尿と同様の経路をたどる（図 4-8）．

身体診察

　男性の外陰部の診察はほとんど仰臥位でよいが，陰嚢の検査では精索静脈瘤やヘルニアの鑑別の感度がよいため立位にすべきである．身体診察では外陰部を視診し，腫

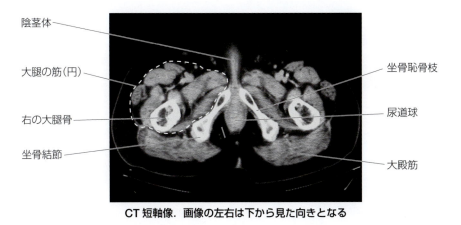

CT 短軸像．画像の左右は下から見た向きとなる

図 4-9　浅会陰隙の位置での男性骨盤の CT 検査

瘤，紅斑，擦過傷，陰茎からの排膿，その他の異常を確認する．陰茎の包皮があれば，患者に包皮を反転させるよう伝える．

> ● Clinical Pearl
>
> 包皮を反転することができない状態を包茎と呼び，反転させた包皮を元の状態に戻せない状態を嵌頓包茎と呼ぶ．

　包皮を反転すると恥垢がみられる場合がある．恥垢は良性の脂性物質で亀頭上を包皮が動く際の潤滑剤となる．亀頭は梅毒性下疳やパピローマウイルスによる疣贅などの性感染症による皮膚病変がおこりやすい部位である．尿道口は亀頭の中心にあるべきだが，生まれつき尿道下裂だと腹側に偏位し，亀頭の辺縁に位置する．視診のあと，陰茎を触知して腫瘤や結節の有無を確認する．亀頭の触診により尿道が開くため，分泌物があれば流出する．
　続いて陰嚢を視診して病変や非対称な変化〔例：片方の陰嚢が空(停留精巣の場合がある)，あるいは膨らんでいる(液体や血液，腫瘤の影響)〕を確認する．精巣や精巣上体，精索を触知して大きさ，形状，硬さの異常を評価する．直腸診(Chapter 3)は前立腺の評価に役立つ．

画像所見

　CT 検査や MRI 検査は男性の生殖器系の評価に役立つ．図 4-9, 10 に例を示す．超音波検査も陰嚢や前立腺の評価に使われることがある．

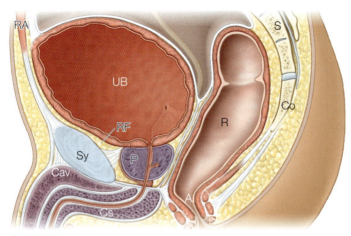

(A) 正中断

key	
A	肛門
Co	尾骨
Cav	陰茎海綿体
Cs	尿道海綿体
P	前立腺
R	直腸
RA	腹直筋
RF	恥骨後方の脂肪
S	仙骨
SG	精嚢
SN	仙骨神経
Sy	恥骨結合
UB	膀胱

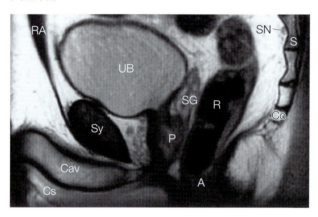

(B) MRI 正中断像

図 4-10　男性の骨盤と会陰
(A) 解剖図
(B) MRI 検査

泌尿器系

概要

　泌尿器系は腎臓，尿道，膀胱から構成される（図 4-11）．腎臓は深部の後腹膜構造であり，患者が痩せ型であるか，腎臓が極端に肥大していない限り，触知しにくい（Chapter 3）．尿管は腎臓から出て，二分する腸骨血管を越え，膀胱底の後方につながる．尿道は膀胱から出て外尿道口へと続く．女性の尿道は非常に短い．男性の尿道は長く，前立腺と陰茎を通っている．男性の尿道は4つに分けられる．すなわち，前立腺前部，前立腺部，隔膜部，海綿体部である．前立腺部から先において，男性の尿道は排泄と生殖の2つの機能を担う．海綿体部は陰茎を通って外尿道口までつながる．

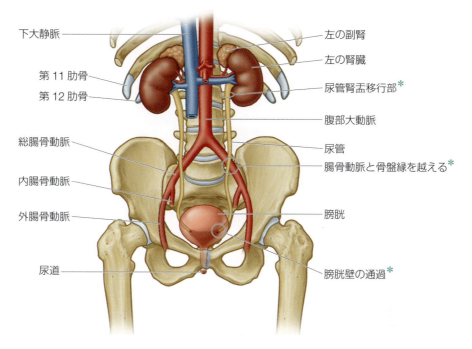

図 4-11　泌尿生殖器系内臓を前方から見たところ
尿管が比較的圧迫されやすい3か所を示す（＊）

身体診察

　患者は検査台で仰臥位になり，医師は患者の横に立ち，片方の手で腎臓を前方に動かし，もう一方の手で腹部を押し下げるようにする．腎臓の硬さや形状，圧痛の有無を確認する．左の腎臓は脾臓があるために触知するのが容易ではない．身体診察は腎盂腎炎の評価にも有用である．背筋を伸ばした坐位の患者の肋骨脊柱角を適度な圧力で打診する．この手技による痛みを肋骨脊柱角叩打痛と呼び，腎盂腎炎の際にみられることがある（図 3-21 ➡ 108 頁，図 3-22 ➡ 109 頁）．

　空の膀胱は恥骨結合の深部に位置するため簡単には触知できない．膀胱に少なくとも 500 mL の尿があれば，仰臥位の患者で恥骨結合の上部に膀胱の丸みを触知できる．さらなる膀胱の膨張は恥骨結合上を打診した際の鈍い感触からわかる．膀胱を触知した際に感じる圧痛は恥骨上痛として知られ，細菌性膀胱炎を示唆する．

画像所見

　X 線画像，超音波検査，CT 検査は男性の生殖器系の評価に役立つ．図 3-23（➡ 110 頁）に例を示す．

器官系の概要　**167**

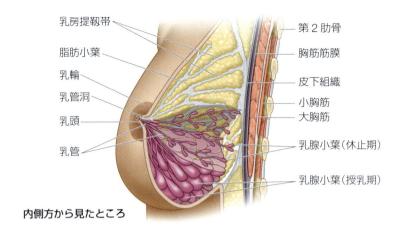

図 4-12　女性乳房の矢状断像
授乳期と休止期の乳腺を示す．乳房と胸部の深部構造との解剖学的関係も示す

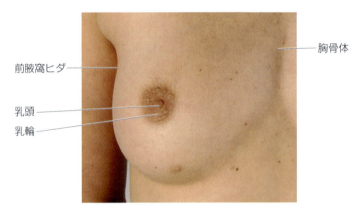

図 4-13　女性乳房の体表解剖

乳房

概要

　乳房は前胸壁の一部であり，男性より女性において顕著である．乳房は腺性組織と線維性支持組織から構成される．乳房で最も目立つのは乳頭であり，周囲の環状の色素沈着した皮膚領域は乳輪と呼ばれる（図 4-12）．外観上，乳房は4つに分けられる．外側上部に最も多くの腺性組織があり，結果として乳癌の頻発部位となる（図 4-13）．

身体診察

　患者を診察台に腕を体側にそろえて腰掛けさせ，女性の付添人を診察中に在室させる．診察に必要な場所以外はドレープで覆うようにする．医師は患者の前に立ち，乳

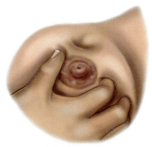 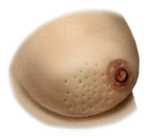 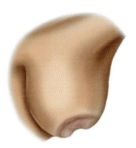

皮膚のえくぼ形成　　皮膚の浮腫　　　　乳頭陥凹と偏位
　　　　　　　　　（オレンジの皮様徴候）

図 4-14　乳癌の体表的徴候

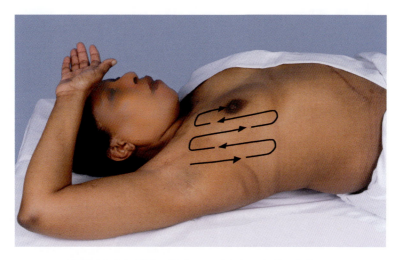

図 4-15　乳房の圧痛や腫瘤を検査する垂直上下方向の方法
検者はある部位から始めて，順番に乳房を触診して異常を確認する

房の色，形状と対称性，乳頭や乳輪部の異常，明らかな腫瘤や皮膚の陥凹，結節，乳頭からの自発的分泌の有無を確認する（図 4-14）．患者の腕を頭上に伸ばしてもらったり，手で殿部を押してもらったり，前傾してもらったりして姿勢を変えて確認を行う．

　視診のあとは仰臥位で触診を行う．乳房の触診法の 1 つに垂直上下方向に行う方法がある（図 4-15）．乳房組織の表層および深層の異常を見つけるのに有効である．最後に乳頭の弾性を触診する．弾性の低下は癌がある場合にみられる．乳房診察は健康診断の一環として女性では頻繁に行われるが，男性に行うこともある．

　乳房組織の視診と触診のあとはリンパ節を評価する．腋窩リンパ節の検診では患者の腕を体側にして座らせる．腋窩のできる限り上部から鎖骨中部の方向に触診すべきである．リンパ節は大きさや形状，均一さ，可動性，質感などを確認する（図 4-16）．

画像所見

　X 線画像，超音波検査，MRI 検査，CT 検査が乳房の評価に役立つ．図 4-17，18 に例を示す．

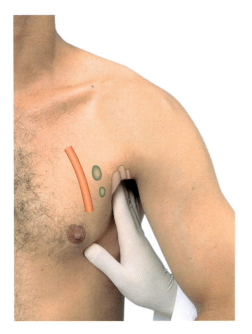

図 4-16　腋窩リンパ節の検査手技

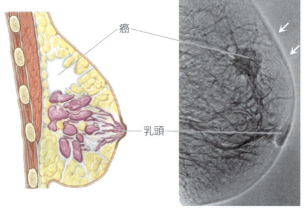

図 4-17　乳癌の解剖図および X 線画像

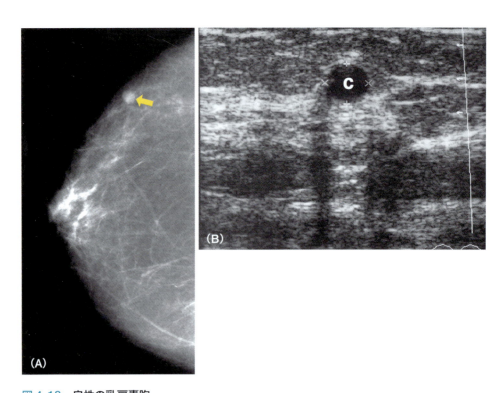

図 4-18　良性の乳房嚢胞
(A)はっきりした腫瘤がある(⇨)
(B)対応する超音波検査．はっきりとした境界が C に見える

症例集

異所性妊娠（子宮外妊娠）

症例 25歳女性．右下腹部痛で受診．最終月経は6週間前．

定義

異所性妊娠とは胎芽が子宮腔以外の場所に着床した状態である．98％の症例が卵管での着床である．

頻度の高い原因は？

最も頻度の高い原因は過去の異所性妊娠と骨盤内炎症性疾患（pelvic inflammatory disease：PID）である．異所性妊娠にて保存的外科的療法が行われた女性の再発率は最大で15％である．一方で，薬物治療が行われた場合の再発率は10％未満である．骨盤内炎症性疾患は典型的には *Chlamydia trachomatis* や *Neisseria gonorrhoea* が原因となり，過去の性交渉人数としばしば相関する．

他の原因として，卵管性不妊，卵管の手術歴，その他腹部の手術歴，子宮筋腫の有無，体外受精がある．

● Clinical Pearl

異所性妊娠の合併症のうち，破裂は生命に関わる合併症である．破裂のリスク因子は卵管損傷の既往や不妊，排卵誘発治療，血清β-hCG 10,000 mIU/mL超である．

鑑別診断は？

腹痛：虫垂炎，尿路結石，卵巣捻転，卵巣囊腫破裂，炎症性腸疾患の急性増悪，過敏性腸症候群，腸腰筋緊張．

どのような徴候がみられるか？

下腹部痛，前失神，無月経，性器出血．

どのような身体所見がみられるか？

バイタルサイン：頻脈と低血圧が観察されることがある．
視診：腟鏡検査で性器出血が観察されることがある．ただし通常は子宮口は閉じている．

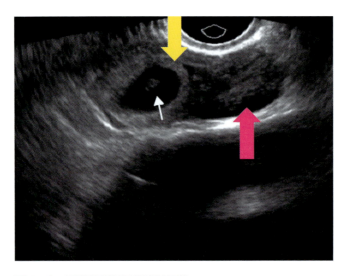

図 4-19　異所性妊娠の超音波画像
厚い壁に囲まれた胎囊（⇨）と近傍の卵巣（⇨）が描出され，胎芽（⇨）が胎囊内にみられる

触診：下腹部痛と著明な圧痛がみられ，反跳痛や筋性防御を伴う．付属器腫瘤を触知することもある．双手診で子宮頸部移動痛を呈することがある．

どのような検査を行うべきか？

臨床検査：全血算（白血球増多は感染を示唆する．貧血があれば著明な失血に合致する），生化学（BUN/Cr＞20で循環血漿量減少が示唆される），血小板が減少しているときは播種性血管内凝固（disseminated intravascular coagulation：DIC）を考慮し，凝固能を確認する〔international normalized ratio（INR）上昇，部分トロンボプラスチン時間（partial thromboplastin time：PTT）延長，フィブリノゲン減少を確認する〕．末梢血スメア（分裂赤血球），免疫グロブリン投与や輸血に備えて，血液型試験やクロスマッチ試験を実施する．尿中や血清の β-human chorionic gonadotropin（hCG）は妊娠のスクリーニングとして使用されることがある．

画像検査：経腟超音波検査は異所性妊娠の診断における主な画像検査である（図4-19）．経腟超音波検査での異所性妊娠の検出の感度は血清 β-hCG によって左右される．β-hCG 値が 1,500〜2,000 mIU/mL 以上であれば異所性妊娠の特異度は 0.9 を超える．値が低いと感度や特異度，陽性的中率はいずれも下がる．

● Clinical Pearl

妊娠可能年齢の女性には，妊娠の有無を確認するために尿中 β-hCG 検査を常に行うべきである．必要に応じて血清 β-hCG 検査も追加する．

前置胎盤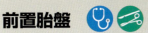

症例 妊娠32週の30歳女性．無痛性の性器出血で受診した．

定義

前置胎盤とは胎盤組織が内子宮口を覆っている，あるいは近傍まで広がっている状態のことである．

頻度の高い原因は？

前置胎盤の主なリスク因子は，前置胎盤の既往，帝王切開の既往，子宮の手術歴，流産，不妊治療歴である．

鑑別診断は？

妊娠中の性器出血：前置血管，胎盤早期剥離，子宮破裂．

どのような徴候がみられるか？

前置胎盤は妊娠32週頃に無痛性の性器出血で発症することが多い．出血は母体と胎児の生命に危険を及ぼすことがある．

どのような身体所見がみられるか？

バイタルサイン：出血量によっては低血圧がみられる．
視診：性器出血がみられることがある．内診によって鮮血が観察されることがあるが，超音波検査でリスクが高いと判断されるときは内診を避けるべきである．
触診：腹部診察は通常は正常であり，圧痛がない軟らかい子宮を触れる．前置胎盤の女性では，胎児が頭位以外の胎位（例：骨盤位や横位）のことがある．

どのような検査を行うべきか？

臨床検査：全血算（白血球増多は感染を示唆する．貧血があれば著明な失血に合致する），生化学（BUN/Cr>20で循環血漿量減少が示唆される）．血小板が減少しているときはDICを考慮し，凝固能を確認する（INR上昇，PTT延長，フィブリノゲン減少を確認する）．末梢血スメア（分裂赤血球）．免疫グロブリン投与や輸血に備えて，血液型試験やクロスマッチ試験を実施する．分娩前出血をきたした場合，母体血中の胎児赤血球を評価するためにKleihauer-Betke試験を行ってもよい．
画像検査：胎盤の位置を確認するため，経腹または経腟超音波検査が行われる．描出能に優れるのは経腟超音波検査である（図4-20）．

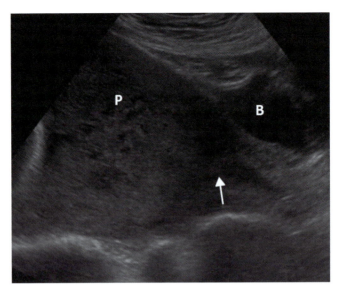

図 4-20　前置胎盤の超音波画像
胎盤（P）と膀胱の一部（B），内子宮口（⇒）が描出されている

胎盤早期剝離

症例　妊娠33週の36歳女性．有痛性の子宮収縮と性器出血で受診した．

定義

胎盤早期剝離とは胎盤が子宮壁から予定よりも早期に剝がれることである．

頻度の高い原因は？

臨床におけるリスク因子は，重篤な子宮内胎児発育遅延，前期破水，高血圧，羊水関連疾患，喫煙，高齢妊娠（>35歳），外傷，コカイン使用，男児の胎児である．双胎では早期剝離が発生するリスクが約2倍となる．

鑑別診断は？

妊娠中の腹痛と性器出血：分娩第2期，絨毛羊膜炎，前置胎盤，子宮破裂．

どのような徴候がみられるか？

前置胎盤とは対照的に，胎盤早期剝離は急性疼痛を伴う性器出血で発症することが多い．

胎盤剝離は陣痛と子宮収縮をもたらす．20%未満の患者は出血の大部分が胎盤の後方に貯留し，主訴が子宮収縮だけにとどまる．concealed abruption と呼ばれる．

どのような身体所見がみられるか？

バイタルサイン：出血量によっては低血圧がみられる．胎児心拍数はしばしば異常である．
視診：鮮血性の性器出血．
触診：子宮収縮，胎動の減少，下腹部痛．

> ● Clinical Pearl
>
> 胎盤早期剝離の疑いがあるとき，内診による大量出血をきたすことがあるため，内診前に超音波検査を行うべきである．

どのような検査を行うべきか？

臨床検査：全血算（白血球増多は感染を示唆する．貧血があれば著明な失血に合致する），生化学（BUN/Cr＞20 で循環血漿量減少が示唆される）．血小板が減少しているときは DIC を考慮し，凝固能を確認する（INR 上昇，PTT 延長，フィブリノゲン減少を確認する）．特にフィブリノゲンは産後出血の予期にきわめて役立つ．血清フィブリノゲン 200 mg/dL 未満は産後出血の陽性的中率がほぼ 100% である．一方，フィブリノゲン 400 mg/dL 超は陰性的中率が約 80% である．免疫グロブリン投与や輸血に備えて，血液型試験やクロスマッチ試験を実施する．分娩前出血をきたした場合，母体血中の胎児赤血球を評価するために Kleihauer-Betke 試験を行ってもよい．

画像検査：一般に超音波検査の意義は少ないと考えられているが（感度 0.25），古典的には胎盤と子宮壁の間に低エコー域が観察される．胎盤早期剝離が強く疑われるが超音波検査が陰性のときは，診断能を向上させる可能性がある MRI を考慮する（図 4-21）．ただし胎盤早期剝離は産科的緊急疾患であるため，画像検査を行わずに臨床診断で対処されることも多い．

尿路結石

症例 35 歳女性．左下腹部から鼠径部にかけて強い発作的な痛みと悪心・嘔吐があり，受診した．数時間前には疼痛を伴う血尿があった．

定義

尿路結石とは，尿路に生じる結石であり，さまざまな物質で構成される．腎臓から腎盂尿管移行部を経て膀胱に至るまで尿管のあらゆる場所を閉塞させ，尿流を妨げることがある（図 4-22）．

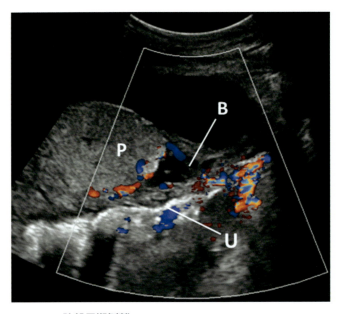

図 4-21 胎盤早期剝離
腹部超音波検査で胎盤(P)と子宮壁(U)の間に血腫(B)が描出されている

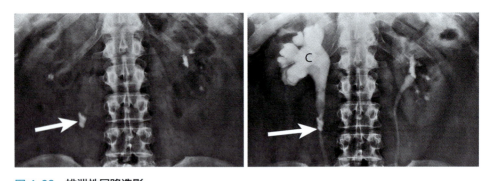

図 4-22 排泄性尿路造影
(A)腹部 X 線撮影で多数の腎結石が観察される．最大のもの(⇒)は L3 の高さにある
(B)大きい腎結石(⇒)により水腎・水尿管症が生じている

頻度の高い原因は？

最も頻度の高い原因は次の通りである．

結石の種類	特徴
カルシウム結石	尿路結石症の大部分(80%)を占める．シュウ酸カルシウム結石(最多)やリン酸カルシウム結石の形態をとる
ストルバイト(リン酸マグネシウムアンモニウム)結石	尿 pH の上昇と *Proteus* や *Klebsiella* といったウレアーゼ産生微生物の感染に関連する(図4-23)
尿酸結石	尿 pH の低下とそれに伴う尿酸の尿路への析出が原因となる．痛風や糖尿病やメタボリックシンドロームといった基礎疾患がみられることが多い
シスチン結石	尿路結石の原因となる遺伝子変異により生じる．小児・若年期に最初の発作がみられることが多い

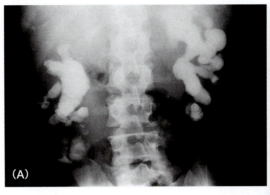
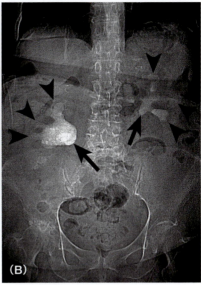

図 4-23　サンゴ状結石
(A) X 線撮影
(B) 別の患者の CT のスカウト写真．腎盂（⟶）や腎杯（▶）にサンゴ状結石がみられる

鑑別診断は？

急性の下腹部痛：虫垂炎，憩室炎，胆石，異所性妊娠，卵巣囊腫破裂．

どのような徴候がみられるか？

側腹部や下腹部の痛みがみられる．しばしば発作的におこる片側の痛みで，鼠径部への放散痛や悪心・嘔吐，排尿障害，排尿切迫感を伴う．

> ● **Clinical Pearl**
>
> 尿管結石の痛みは，鈍い不快感から強く鋭い痛みまでさまざまである．急性腹症や大動脈解離に類似した症状を呈することがしばしばある．

どのような身体所見がみられるか？

バイタルサイン：疼痛により頻脈や頻呼吸がみられる．結石による閉塞性尿路感染症では発熱や頻脈，血圧低下がみられることもある．
視診：鈍い痛みがあるときや疼痛発作の間欠期には中等度の苦痛を示すが，強い発作のときは安静臥床できないほどの強い苦痛を示す．通常，腹部は正常で，病変や瘢痕などの明らかな異常所見は認めない．
触診：腎周囲（感度 0.86，特異度 0.76，陽性尤度比 3.6，陰性尤度比 0.2）や側腹部（感度 0.15，特異度 0.99，陽性尤度比 27.7，陰性尤度比 0.9）の圧痛がみられる．反跳痛や筋性防御は通常は観察されない．

聴診：腸音は通常は正常である．

特殊検査

肋骨脊柱角叩打痛：腎周囲の肋骨脊柱角（costovertebral angle：CVA）を坐位で叩打して強い不快感や痛みが生じる場合，急性腎盂腎炎が発症しかかっていることを示唆する．尿管結石による疼痛に特異的な徴候はない．ただ，他の病態による痛みを除外するために他の徴候（Rovsing 徴候，Psoas 徴候，Obturator 徴候：Chapter 3）を見たり，身体診察（骨盤診察，直腸診）を行ったりすることは有用である．

どのような検査を行うべきか？

臨床検査：全血算（感染があれば白血球増多），尿定性，尿沈渣，尿中 β-hCG（妊娠可能年齢の女性）．必要に応じて血清 β-hCG を測定してもよい．

画像検査：腹部 CT 検査がゴールドスタンダードである．被曝を避けるために超音波検査を行ってもよい（例：妊婦）．腹部 X 線撮影を行ってもよいが，小径の結石や放射線透過性の結石は検出できない．静脈性尿路造影には被曝や造影剤の副作用がある．別の画像検査で代替可能でもあることから，現在では行われない．

膀胱癌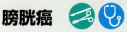

> **症例** 68 歳男性．無痛性の間欠的な血尿が数週間続くと訴えて受診した．尿意切迫感も訴える．

定義

膀胱癌，膀胱組織を侵す悪性腫瘍は頻度の高い泌尿器癌である．癌の発生する膀胱の組織層によってさまざまな組織型の癌があるが，尿路上皮由来の癌が最も多い．

頻度の高い原因は？

最も頻度の高い原因は以下の通りである．

組織型	特徴
移行上皮癌〔訳注：現在では尿路上皮癌（urothelial carcinoma）と呼称するのが一般的〕	先進国で最も多い組織型で，膀胱癌の 90％以上を占める．腎盂や尿管，尿道，尿路など，どこにでも発生する
扁平上皮癌	途上国で最も多い組織型．ビルハルツ吸虫症の感染や慢性的な膀胱結石と関連する
その他の稀な癌	腺癌，肉腫，リンパ腫，小細胞癌

鑑別診断は？

血尿：尿路結石，尿路感染症（細菌，寄生虫），前立腺肥大症，医原性，先天性（多発

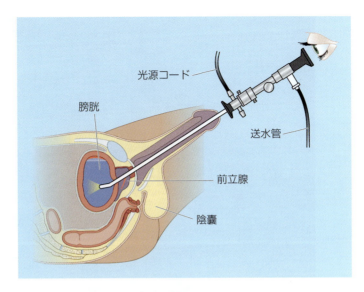

図 4-24　膀胱鏡による膀胱の描出

性囊胞腎), 血管性(腎梗塞), 糸球体腎炎, 偽陽性(月経出血や色素が血尿と誤診される).

どのような徴候がみられるか？

無痛性の血尿で発症することが多い. 側腹部や恥骨上部が痛むときは, 既に浸潤や転移による尿路閉塞や周囲構造の破壊を伴っていることが多い. 他の症状として, 頻尿, 尿意切迫感, 排尿障害, 尿性低下, 残尿感, 全身症状(体重減少・食欲不振・易疲労感)があげられる.

どのような身体所見がみられるか？

バイタルサイン：通常は正常である.
視診：しばしば良好に見える. ただし進行癌では悪液質や栄養不良を呈する.
触診：圧痛は周囲構造を巻き込んだ浸潤や転移が疑われる. 進行癌では固形腫瘤や転移性肝腫瘤を触れる.
聴診：腸音は通常は正常である.

どのような検査を行うべきか？

臨床検査：全血算(感染があれば白血球増多, 失血があれば貧血), 尿定性, 尿沈渣, 尿細胞診, 尿培養.
画像検査：膀胱癌を疑うときの初期評価としては膀胱鏡による直接観察がゴールドスタンダードである. 近年導入された蛍光膀胱鏡は従来の膀胱鏡よりも感度が高く, 特に上皮内癌(carcinoma in situ)に効果を発揮する(図 4-24). 超音波検査は上部尿路疾患の評価に有用なことはあるが, 膀胱癌については広がりや深達度, 病期を正確に評価できないため, 次善の検査となる. 一方で, 腹骨盤部 CT 検査はステー

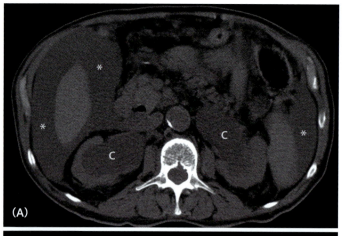

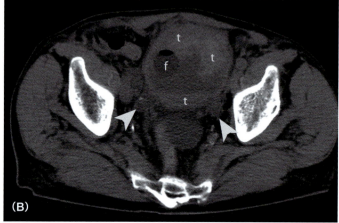

図 4-25　尿路閉塞をきたした膀胱癌
(A)単純 CT 検査において，拡張した集合管(C)と両側水腎症がみられる．腹水もある(＊)
(B)下部尿管(▷)が移行上皮癌(t)により閉塞している．Foley カテーテル(f)が膀胱内に留置されている

ジングに有用であり，他の尿路閉塞性腫瘍が判明することもある(図 4-25)．静脈性腎盂造影は超音波検査や CT 検査と比較してより小さな病変を検出できる．PET 検査や骨シンチグラフィといった核医学検査は転移があるときや進行癌で有用である．

多発性嚢胞腎

症例　27 歳男性．右下腹部痛と 38.3℃ の発熱，悪心・嘔吐で受診．受診 10 時間前には臍周囲に軽度の疼痛があった．

定義

多発性嚢胞腎は，*PKD1* または *PKD2* 遺伝子の変異による常染色体優性遺伝疾患

である．ネフロンの発達が障害され，囊胞の形成，増大，圧迫，破裂により最終的には腎不全に至る．表現型の異質性が特徴であり，同じ遺伝子変異であっても患者ごとに経過は異なる．

頻度の高い原因は？

全症例の 85% は 16 番染色体の *PKD1* 遺伝子の変異が原因であり，重篤な表現型である．4 番染色体の *PKD2* 遺伝子の変異は全症例の 15% を占めるが，発症は遅く，進行も緩徐である．

鑑別診断は？

血尿：尿路結石，尿路感染症(細菌，寄生虫)，糸球体疾患，前立腺肥大症，医原性，悪性腫瘍(尿路上皮腫瘍)，血管性(腎梗塞)，糸球体腎炎，偽陽性(月経出血や色素が血尿と誤診される)．

どのような徴候がみられるか？

側腹部痛，多尿，夜間頻尿，早期満腹感(腫瘤の占拠性効果)，右上腹部痛(肝囊胞は多発性囊胞腎の腎外病変として最も頻度が高い)．

どのような身体所見がみられるか？

バイタルサイン：高血圧になることがある．
視診：膨隆する側腹部腫瘤を認めることがある．
触診：両側腹部腫瘤を触れることがある．
打診：通常は正常である．
聴診：腸音は通常は正常である．

どのような検査を行うべきか？

臨床検査：全血算(貧血がみられることがある)，生化学(BUN 上昇，Cr 上昇)，*PKD1* と *PKD2* 遺伝子変異の検査，尿定性(蛋白尿や血尿がみられることがある)．
画像検査：家族歴がある患者にはスクリーニング画像検査がしばしば行われる．超音波検査による腎囊胞の検出感度は 90% 以上と報告されているが，患者の年齢や囊胞の大きさに左右される．若年の無症候性の患者では，CT 検査や MRI 検査(T2強調画像)がより感度が高い(図 4-26)．

特殊検査

画像検査で確定が難しいときは遺伝子検査を行ってもよい．腎外病変(例：脳動脈瘤)のスクリーニングは，高リスク患者や当該腎外病変の家族歴のある患者に限るべきである．

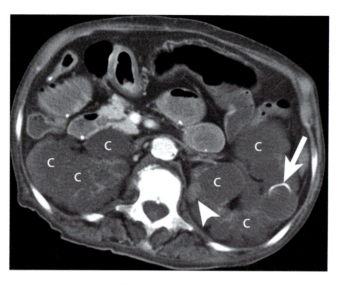

図 4-26 多発性嚢胞腎
CT画像において，多数の嚢胞(C)がみられる．蛋白や血液成分(▷)，石灰化(⇒)により嚢胞の濃度は多様である

水腎症

症例 65歳男性．亜急性の右側腹部痛と排尿量の減少，恥骨上の膨満感にて受診した．

定義

水腎症とは，下流の尿路の閉塞により腎杯や骨盤が拡張した状態である．しかし，閉塞が明らかではない場合もある(図 4-27)．水尿管症は尿管の拡張を意味する類義語である．

頻度の高い原因は？

最も頻度の高い原因は以下の通りである．

類型	病因
内因性閉塞	尿管・膀胱・尿道の腫瘍，結石，ポリープ，血塊，狭窄，弁，感染(例：結核)
外因性閉塞	腫瘍(例：後腹膜腔のリンパ腫・肉腫，子宮頸癌，前立腺癌)，生殖器(例：卵管膿瘍，子宮脱，卵巣嚢腫)，後腹膜腔・骨盤由来病変(例：後腹膜腔出血，骨盤内脂肪腫症，後腹膜線維症)，血管性病変(例：大動脈瘤)
非閉塞性	妊娠，多尿(例：尿崩症)

鑑別診断は？

骨盤痛：腎結石，胆石，急性虫垂炎，卵巣嚢腫破裂，尿路感染症．

182　Chapter 4　骨盤部

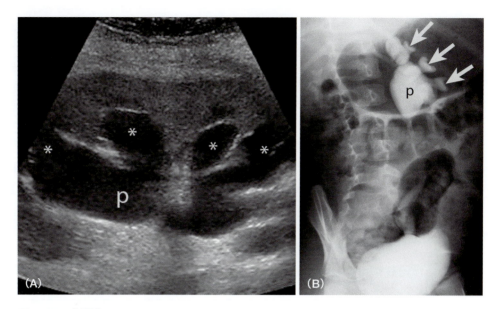

図 4-27　水腎症
(A)超音波画像(矢状断)：拡張した腎盂(p)と腎杯(✽)
(B)静脈性尿路造影画像：拡張した腎盂(p)と腎杯(⇒)

どのような徴候がみられるか？

　水腎症単独では無症状のことが多い．しかしながら，側腹部の疼痛や不快感，恥骨上の膨満感が生じることもある．

どのような身体所見がみられるか？

バイタルサイン：通常は正常である．
視診：通常は正常である．
触診：恥骨上の膨満感や側腹部の圧痛が生じることがあるが，非特異的である．
打診：通常は正常である．
聴診：腸音は通常は正常である．

どのような検査を行うべきか？

臨床検査：全血算(感染があれば白血球増多)，生化学(BUN 上昇，Cr 上昇)，尿定性，尿沈渣，尿中 β-hCG (妊娠可能年齢の女性)．必要に応じて血清 β-hCG を測定してもよい．
画像検査：水腎症と水尿管症の評価には超音波検査が適している．腹部 CT 検査で代用することも可能であり，とりわけ尿路結石や腫瘍などの存在を疑うときは有用である(図 4-27)．静脈性腎盂造影を行うこともあるが，被曝と造影剤の副作用によって適応は限られる．

骨盤内炎症性疾患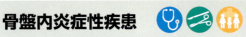

> **症例** 22歳女性．1日の経過で徐々に増悪する腹痛と発熱を訴えて救急外来を受診した．

定義

骨盤内炎症性疾患とは子宮，卵管，卵巣の炎症を意味する．性感染症によって引き起こされることが多い．未治療のまま放置すると骨盤内組織に癒着が生じることがあり，不妊や異所性妊娠の主な原因となる．

頻度の高い原因は？

最も頻度の高い原因は以下の通りである．

起因菌	病因
Chlamydia trachomatis	頻度の高い性感染症．無症状のことが多く，診断・治療されずに放置されることがある．未治療の場合は最大30％の症例で骨盤内炎症性疾患を発症する
Neisseria gonorrhoea	頻度の高い性感染症．有効な治療を行わない場合は最大10〜20％の女性の症例で骨盤内炎症性疾患を発症する
腟常在菌	腟や消化管の常在菌が生殖器を上行して，骨盤内炎症性疾患を引き起こす
その他	分娩中，あるいは子宮内膜生検や子宮内避妊器具挿入，流産，堕胎といった処置に続発しておこることがある

鑑別診断は？

下腹部痛：急性虫垂炎，卵巣捻転，異所性妊娠，敗血症性流産，卵巣囊腫破裂，急性腸炎．

どのような徴候がみられるか？

腹痛，性交時痛，不正性器出血，悪臭を放つ帯下，排尿障害，排便困難．

どのような身体所見がみられるか？

バイタルサイン：通常は正常である．しかし，敗血症を発症すると発熱，頻脈，低血圧を生じることがある．
視診：外診では化膿性帯下や性器出血を認めることがある．内診では子宮頸部の発赤とともに，子宮口の化膿性帯下や出血を認めることがあるが，特に所見を認めないこともある．
触診：双手診において，有症状の患者の多くは子宮頸部に圧痛や移動痛を認める．卵管卵巣膿瘍の症例では付属器領域に硬結を触れることもある．
打診：通常は正常である．
聴診：腸音は通常は正常である．

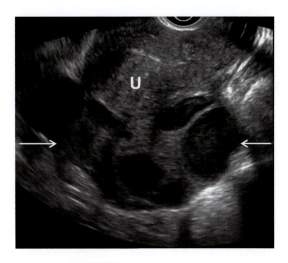

図 4-28　超音波画像
卵管卵巣膿瘍が 2 つの矢印の間や子宮(U)の後方にみられる

> ● **Clinical Pearl**
>
> *Chlamydia* 感染は反応性関節炎の原因となる．*Neisseria gonorrhoea* は全身に広がり，腱鞘滑膜炎や皮膚炎，多関節痛を引き起こすことがある．

どのような検査を行うべきか？

臨床検査：全血算（感染があれば白血球増多）や妊娠除外のための尿中 β-hCG．子宮頸部スワブ検体から多形白血球グラム陰性双球菌が得られることがある．*Chlamydia trachomatis* や *Neisseria gonorrhoea* の検出のために核酸増幅検査（nucleic acid amplification tests：NAATs）を行うべきである．

> ● **Clinical Pearl**
>
> 尿中 β-hCG 検査は妊娠可能年齢の女性に行うべきである．必要に応じて血清 β-hCG 検査を行ってもよい．

画像検査：経腟超音波検査を行うと卵管卵巣膿瘍（図 4-28）や卵管炎が描出されることがある．

症例集　**185**

卵巣嚢腫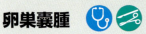

症例 24歳女性．定期検査で左下腹部の膨隆を指摘された．

定義

卵巣嚢腫とは卵巣内の液体の貯留で，良性と悪性の双方がある．嚢胞は病理学的特徴や画像によってさらに分類されている．悪性卵巣腫瘍の詳細は後述する．

頻度の高い原因は？

頻度の高い原因は以下の通りである．

嚢胞の種類	特徴
卵胞嚢胞	排卵時に（訳注：卵胞が破裂せずに）卵細胞が放出されなかったときに指摘されることが多い
黄体嚢胞	排卵後に遺残した卵胞が変化して生じる．受胎しない場合は通常は排卵後5～9日で自然消退するが，破裂して腹腔内出血をきたすこともある
莢膜黄体嚢胞	発達過程の卵細胞を取り囲む莢膜細胞から形成される嚢胞
多嚢胞性卵巣症候群	「真珠の首飾り」徴候をしばしば伴う，多発卵巣嚢胞性疾患である
子宮内膜症性嚢胞	卵巣子宮内膜症が原因で生じる．腹腔鏡で出血成分が観察されるため，チョコレート嚢胞と呼ばれる
皮様嚢腫	卵巣内の胚細胞から生じた嚢胞性病変で，外胚葉・内胚葉・中胚葉に由来する成熟組織を含有する
漿液性嚢胞腺腫	良性卵巣腫瘍に関連した単純性嚢胞
粘液性嚢胞腺腫	厚い壁に覆われた嚢胞で，ムチンを含有する

鑑別診断は？

腹部膨隆・腹痛：妊娠，卵巣腫瘍，卵管卵巣膿瘍，子宮内膜症，異所性妊娠，子宮筋腫，虫垂炎，卵巣捻転．

どのような徴候がみられるか？

腹痛や腹部膨満感，排卵時痛，不正性器出血，片側に限局した月経痛が症状としてあげられる．ただし，良性卵巣嚢腫の多くは無症状である．

どのような身体所見がみられるか？

バイタルサイン：通常は正常である．
視診：外診・内診ともに通常は正常である．
触診：双手診では付属器領域に圧痛性あるいは非圧痛性の膨隆を触れる．出血性嚢胞の破裂では腹膜刺激症状を呈することがある．
聴診：腸音は通常は正常である．

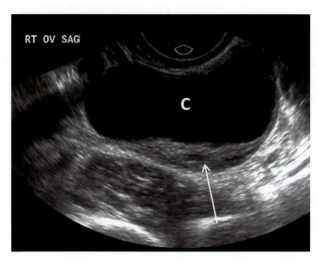

図 4-29　卵巣表層(⇒)から発生した小径の卵巣嚢腫(C)

どのような検査を行うべきか？

臨床検査：全血算(炎症や感染，悪性腫瘍の場合は白血球増多)．血清 CA125(卵巣上皮性癌で上昇することがあるが，他の良性卵巣病変でも上昇することがある)．尿中 β-hCG(妊娠可能年齢では妊娠除外のために行うべきである)．必要に応じて血清 β-hCG を測定してもよい．

画像検査：経腟超音波検査がゴールドスタンダードである．経腹超音波検査でも巨大卵巣嚢胞(図 4-29)が描出されることがあるが，付属器の十分な評価はできない．小径の卵巣嚢腫は CT 画像では検出困難なことが少なくない．

多囊胞性卵巣症候群

症例　24 歳女性．尋常性ざ瘡や月経不順，月経痛にてかかりつけ医を受診した．

定義

多嚢胞性卵巣症候群とは，無排卵やアンドロゲン過剰，多数の卵巣嚢胞の形成を伴う内分泌疾患である．

頻度の高い原因は？

多嚢胞性卵巣症候群の原因ははっきりしていない．無排卵やアンドロゲン過剰，多数の卵巣嚢胞が特徴である．多数の要因の関与が推測されており，遺伝的要因も疑われている．無排卵は無月経や月経不順を，アンドロゲン過剰は尋常性ざ瘡や多毛を引き起こす．肥満や高インスリン血症，不妊とも関連している．

症例集　187

鑑別診断は？

月経不順：卵巣嚢腫，メタボリックシンドローム，甲状腺機能低下症，クッシング症候群，成人発症の先天性副腎過形成，副腎腫瘍，末端肥大症，視床下部‐下垂体系の機能不全，不妊．

どのような徴候がみられるか？

月経不順，過多月経，尋常性ざ瘡，多毛，不妊．

どのような身体所見がみられるか？

バイタルサイン：通常は正常である．
視診：男性型の脱毛，体幹部の多毛，肥満，黒色表皮腫，嚢胞性尋常性ざ瘡．
触診：通常は正常である．

どのような検査を行うべきか？

臨床検査：生化学（高血糖，脂質異常症），甲状腺刺激ホルモン（thyroid-stimulating hormone：TSH），プロラクチン，17-ヒドロキシプロゲステロン，デヒドロエピアンドロステロン（DHEAS）．テストステロン総量は他のアンドロゲン過剰疾患の除外に有用である．

画像検査：経腟超音波検査を行うと，片側または両側の卵巣に多数の卵巣嚢胞を認める．2〜9 mm の嚢胞が 13 個以上あることや卵巣体積 10 cm^3 超であることが基準となっている．

子宮筋腫

症例 35 歳女性．月経困難症と慢性的な下腹部痛でかかりつけ医を受診した．彼女と夫には挙児の希望があったが，これまで妊娠に至らなかった．

定義

子宮筋腫は子宮筋層から発生する良性の平滑筋腫瘍である．

> ● **Clinical Pearl**
>
> 子宮筋腫は多くの女性でみられる腫瘍である．ある研究では，閉経前の女性に超音波検査を行うと 51％ に子宮筋腫が検出されたと報告している．アフリカ系アメリカ人では特に多い．

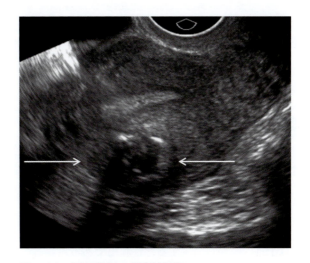

図 4-30　子宮筋腫の超音波画像
子宮筋腫が石灰化(⇒)による後方陰影を伴う高エコー域として描出されている

頻度の高い原因は？

　子宮筋腫のリスク因子として主なものは，人種(アフリカ系アメリカ人でリスクが高い)，食事(アルコールや肉類の摂取はリスクを上昇させ，果物や野菜の摂取はリスクを低減させる)，遺伝的要因(具体的な機序は未解明)である．

鑑別診断は？

下腹部痛：子宮肉腫，子宮腺筋症，子宮内膜ポリープ，子宮内膜過形成，子宮内膜癌，卵巣癌，妊娠．

どのような徴候がみられるか？

　月経困難症，腹部膨満感，下腹部痛，背部痛，尿閉，排尿障害，不妊が症状としてあげられるが，無症状のこともある．

どのような身体所見がみられるか？

バイタルサイン：通常は正常である．
視診：外診は通常は正常である．子宮鏡を使った内診では，有茎性の頸部筋腫が子宮口にみられることがある．
触診：双手診で腫大したあるいは緩い子宮を触れる．
聴診：腸音は通常は正常である．

どのような検査を行うべきか？

臨床検査：全血算(顕著な失血があれば貧血となる)．
画像検査：経腟超音波検査が子宮筋腫の診断に用いられ，子宮内の境界明瞭な高エコーの腫瘤として描出される(図 4-30)．骨盤部 MRI を用いることもあるが，高額

であるため頻度は少ない[*1]．MRI は子宮肉腫との鑑別に有用なことがある．粘膜下筋腫を描出するのに，ソノヒステログラフィ[*2]や子宮卵管造影が行われることがある．

子宮体癌

症例 65歳女性．性器出血を発症して受診した．

定義

子宮体癌は子宮内膜から発生する悪性腫瘍である．

頻度の高い原因は？

子宮体癌の約75％が子宮内膜腺由来の類内膜腺癌である．これらの腫瘍は一般的にエストロゲン依存性で子宮内膜過形成を発生母地とすることが多い．残りの25％は漿液性体癌や明細胞癌といった悪性度の高い腫瘍である．これらの腫瘍は進行が速く，エストロゲン非依存性の傾向にある．

> ● Clinical Pearl
>
> 子宮体癌の発生源となる子宮内膜過形成は body mass index（BMI）と強く相関している．

鑑別診断は？

子宮腫瘤：子宮内膜過形成，子宮腺筋症，子宮内膜症，卵巣癌，子宮頸癌，子宮筋腫，子宮肉腫．

> ● Clinical Pearl
>
> 閉経後の女性の性器出血を見たら，他の原因が判明するまでは子宮体癌を疑うべきである．

どのような徴候がみられるか？

腹部の疼痛や痙攣，性器出血．

[*1] 訳注：わが国では MRI が多用される
[*2] 訳注：生理食塩水を子宮内腔に注入した状態で行う超音波検査

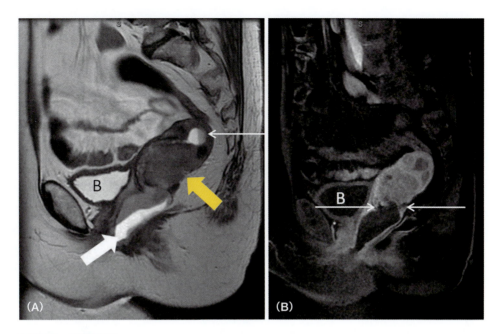

図 4-31 子宮体癌
(A)膀胱(B)近傍に高信号な腫瘤(⇨)と液体の貯留(⇒)が描出されている．腟内の高信号な液体(⇨)は腫瘤の評価に使用するゼリーである
(B)頸部間質(⇒の間)に浸潤する腫瘍が描出されている

どのような身体所見がみられるか？

バイタルサイン：通常は正常である．
視診：外診では異常がないことがある．内診では腟内腔に出血を認めることがある．
触診：双手診では腫大した子宮を触れることがある．
聴診：腸音は通常は正常である．

どのような検査を行うべきか？

臨床検査：全血算（失血が続けば貧血となる）．
画像検査：子宮内膜過形成の評価には経腟超音波検査を選択する．閉経後の性器出血患者では，厚さ 3 mm 超の子宮内膜は子宮体癌を示唆する（感度 0.98，特異度 0.35）．子宮体癌は MRI でも描出できる（図 4-31）．

特殊検査

子宮内膜過形成や子宮体癌の有無を評価するために，子宮鏡下にピペルを使用して子宮内膜生検を行うことがある．

卵巣癌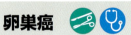

症例 55 歳女性．徐々に悪化する腹部膨隆・膨満感を訴えて受診した．

定義

卵巣癌は卵巣から発生する悪性腫瘍である．

頻度の高い原因は？

卵巣腫瘍の多くは表層上皮性癌である．表層上皮性癌には 8 つの組織型がある．漿液性腺癌，類内膜腺癌，明細胞癌，粘液性腺癌，移行上皮癌，混合上皮性腫瘍，未分化癌，分類不能型である．胚細胞腫瘍や性索間質性腫瘍は悪性度が相対的に低い．卵巣癌の厳密な原因は依然不明であるが，リスク因子として次のものが知られている．若年での初潮，高齢での閉経，未経産，子宮内膜症，多嚢胞性卵巣症候群，肥満，卵巣癌の家族歴，*BRCA1* と *BRCA2* の遺伝子変異である．経口避妊薬には卵巣癌の予防効果がある．

鑑別診断は？

腹部膨満感：肝硬変，卵巣嚢腫，子宮筋腫，子宮体癌，子宮腺筋症，胚細胞腫瘍，Krukenberg 腫瘍．

どのような徴候がみられるか？

腹部不快感，腹部膨満感，背部痛，便秘，性器出血，排尿障害．

どのような身体所見がみられるか？

バイタルサイン：通常は正常である．
視診：腹部膨満感を認めることがある．腹部診察で腹水を認めることもある．
触診：腹部腫瘤を触知したときは卵巣癌を鑑別に入れるべきである．外診は通常は正常である．双手診では付属器腫瘤や子宮腫大を触れることがある．腟直腸診でも奥に結節を触れることがある．
打診：腸音は通常は正常である．

どのような検査を行うべきか？

臨床検査：全血算（白血球増多），血清 CA125（表層上皮性の卵巣癌で上昇することがあるが，妊娠や卵巣嚢腫，骨盤内炎症性疾患，子宮内膜症，肝硬変，肝疾患でも上昇することがある），*BRCA1* と *BRCA2* 遺伝子検査（乳癌あるいは卵巣癌の顕著な家族歴があるときは適応となる）．
画像検査：診療所では経腟超音波検査が卵巣癌評価に適している（感度 0.79〜0.91，特異度 0.63〜0.92）．CT 検査でも卵巣腫瘤は描出できるが，小径の腫瘤や癌は検出

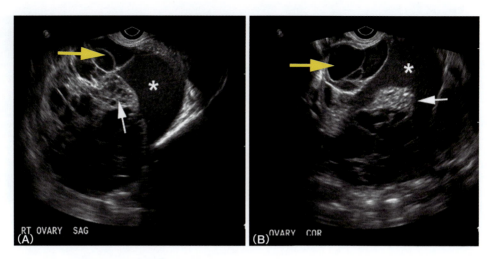

図 4-32　右卵巣の粘液性腺癌
矢状断(A)と冠状断(B)において，エコーレベルが不均一な充実部（⇨）やエコーレベルの上昇領域（✽），エコーレベルが低い領域（⇨）が集簇し，全体としてステンドグラス状の多房性腫瘤を形成している

が難しく，精度は経腟超音波検査に劣ることがある（感度 0.87，特異度 0.84）．MRIは感度・特異度ともに優れた検査である（感度 0.92，特異度 0.88）が，時間や費用がかかる（図 4-32）．

子宮頸癌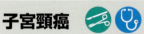

症例　数十年来，医療機関受診歴がない 55 歳女性．性交渉後の性器出血と下腹部不快感で受診した．

定義

子宮頸癌は子宮頸部の細胞から発生する悪性腫瘍である．

頻度の高い原因は？

子宮頸癌の多くは子宮頸部上皮由来の扁平上皮癌である．子宮頸部腺癌は頸管腺上皮から発生する．ヒトパピローマウイルス（human papillomavirus：HPV）は子宮頸癌の最大のリスク因子であり，古典的には HPV-16，HPV-18 が子宮頸癌と最も強く関連している．

子宮頸癌のリスク因子は HPV 感染，ヒト免疫不全ウイルス（human immunodeficiency virus：HIV）感染，性感染症の既往，性交渉相手が多いこと，性交渉相手の多い男性との性交渉である．

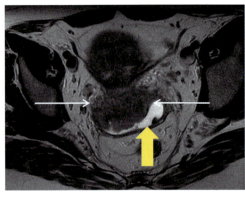
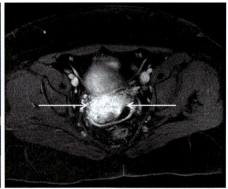

図 4-33　子宮頸癌の MRI 検査
低信号の腫瘤(⇒)が子宮頸部間質の線維性成分を置換し，腟に進展している(⬆は超音波ゼリー)

鑑別診断は？

不正性器出血：骨盤内炎症性疾患，子宮頸部ポリープ，子宮筋腫，子宮頸部リンパ腫，子宮体癌，卵巣癌，子宮内膜症．

どのような徴候がみられるか？

性交時痛，排尿障害，帯下の変化．

どのような身体所見がみられるか？

バイタルサイン：通常は正常である．
視診：外診は通常は正常である．内診では子宮頸部に潰瘍性・壊死性の，時に出血を伴った腫瘤を認めることがある．
触診：硬く，腫瘤状でしばしばもろい塊を子宮頸部に触れることがある．癌は子宮頸部の壁から子宮傍組織や骨盤壁へと浸潤していくが，こうした腫瘍の広がりがわかることがある．
聴診：腸音は通常は正常である．

> ● Clinical Pearl
>
> パップテストは子宮頸癌のスクリーニング検査に適しており，異型・腫瘍性の細胞を検出できる．

どのような検査を行うべきか？

臨床検査：全血算(白血球増多がみられることがある)．
画像検査：骨盤部 MRI は，子宮頸癌のステージングや周囲組織への浸潤の深さを知るのに役立つ(図 4-33)．CT 検査や MRI 検査は画像的なステージングの参考になる．

● Clinical Pearl

コルポスコピーは子宮頸部を拡大して観察する検査である．酢酸加工下に行われ，子宮頸部表面の異常な細胞が強調される．

Chapter 5 背部

背部は頸部の下方から殿部の上方までの体幹部後方の構造から構成される．この複雑な領域には，表皮，皮下組織，筋，肋骨後方成分，脊柱，脊髄と神経，血管が含まれる．背部は頭部や頸部，四肢につながっているため，体位，姿勢，歩行，上肢と体幹部の可動，平衡感覚の保持に重要な役割を果たしている．頭蓋骨も背部に位置しているが，Chapter 7 で解説する．

■ 初期評価

患者が背部に関連する主訴を訴えたとき，通常，医師は鑑別診断をあげて最も可能性の高い原因を特定する（Chapter 1）．典型的には，背部痛は背部自体に関連する疾患によって生じる．例えば，先天性，変性，外傷性，腫瘍性，感染性，あるいは炎症性である．しかし，背部痛は胸部（Chapter 2），腹部（Chapter 3），骨盤部（Chapter 4）といった他の領域からの二次的な原因によって生じることもある．さらに，脊髄から起始する神経根は上肢を支配しており，背部関連痛は四肢の筋力低下や痛み，しびれとして現れる．

Chapter 1 で記載しているように，初期評価は患者の全身状態や行動，表情，姿勢，歩行を観察することから始まり，歩行は背部関連痛の重要な情報源となる．

一般的な背部の診察

身体診察を行う同意が得られたら，患者に衣類を脱いで背部を見せてもらう（Chapter 1 に記載あり）．患者には足をそろえて腕を横にした状態で立ってもらう．系統的身体診察には IPPA アプローチ（視診，触診，打診，聴診）が必要である．医師は患者の背後，横の順に立ち，皮膚の褪色，打撲痕，瘢痕，皮疹を視診する．その際には，棘突起，傍脊柱起立筋，腸骨稜，上後腸骨棘を認識することが重要である．側方からの診察では，背部は 4 つの弯曲（頸椎前弯，胸椎後弯，腰椎前弯，仙椎後弯）を描いている（図 5-1）．前弯は脊椎の中心向き（前方への）弯曲を，後弯は外向き（後方への）弯曲を指す．これらの弯曲は脊柱の配列を反映している（図 5-2）．

医師は背部の弯曲や姿勢，肩の高さの対称性，腸骨稜と上後腸骨棘の対称性を評価すべきであり，同様に過剰な骨棘形成や側弯，他の異常についても評価すべきである（図 5-3）．

視診後に背部正中を触診する．椎骨は表面解剖からは簡単には同定できないが，頸部屈曲により，最も明瞭な棘突起を有する椎体（通常は C7）を触知可能である（図 5-4A）．頸部から始まり，C2～C7 の頸椎と椎間関節（中央から約 2.5 cm 離れている）は圧痛や

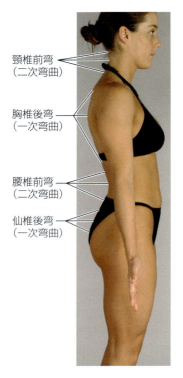

図 5-1　脊柱の正常な弯曲の体表解剖

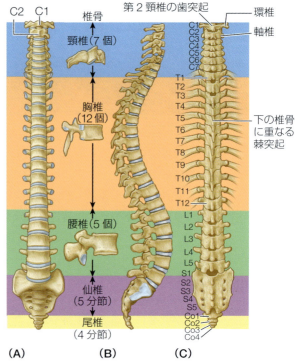

図 5-2　脊柱と 5 つの領域：頸椎，胸椎，腰椎，仙椎，尾椎
(A)前面
(B)右側面
(C)肋骨の脊椎端を含む後面

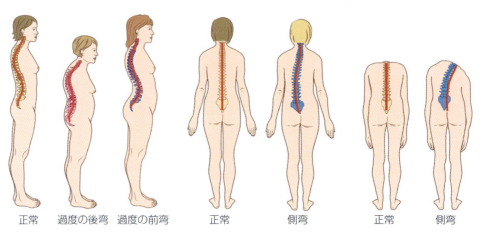

図 5-3　脊柱の異常弯曲

　自発痛の検索の際に触知され，棘突起は仙腸関節まで連続する．頸部の下方では，椎間関節は筋よりも深層に位置しているため，明らかには触知できない．重要な目印は，肩甲棘レベルの T3 の棘突起と腸骨稜の最も表層部分に位置する L4 である（図 5-4B）．

198　Chapter 5　背部

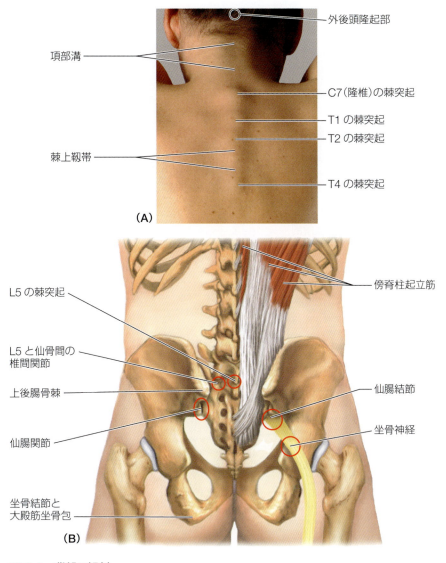

図 5-4 背部の解剖
(A)頸部と背部を屈曲し，肩甲骨を引いた背面の体表解剖
(B)腰部の主要な構造

　視診，触診，打診に続き，特有の触診を行って関節と背部の機能の状態を明らかにする．症状に応じて，頸部も背部に続いて診察する．典型的な診察には，屈曲，伸展，回旋，側方屈曲の関節可動域（range of motion：ROM）が含まれる（図 5-5, 6）．

　症状に応じて，以下のような触診を追加することがある．
■ 頸部の椎間孔狭窄：頸部椎間孔狭窄は神経根インピンジメントを生じさせ，上肢の疼痛，筋力低下，しびれを引き起こす．頸椎では，Spurling maneuver テストと肩の外転を行うことで狭窄を評価する．Spurling maneuver テストでは，頸部をわずかに伸展し，患側に向かって側方に屈曲し，患者の頭部による垂直下方向への圧力

199

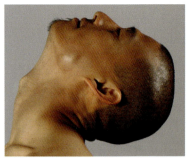
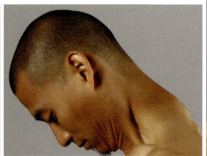
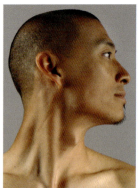

(A)側方から見たところ　　(B)側方から見たところ　　(C)前方から見たところ

図 5-5　頸椎を動かした際の体表解剖
(A)頸部伸展
(B)頸部屈曲
(C)左側への回旋

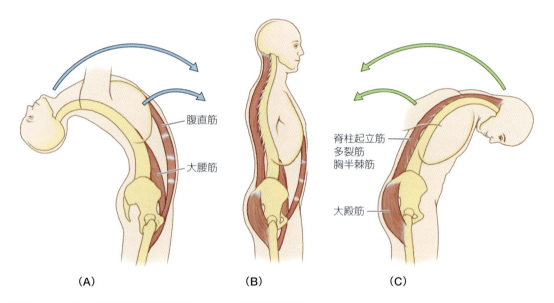

図 5-6　胸椎と腰椎の椎間関節の動きをもたらす主要な筋
(A)屈曲(伸展した状態から)
(B)中立
(C)伸展(屈曲した状態から)

を受ける．症状が出現すると，椎間孔狭窄陽性であると考えられる．肩関節外転試験では，患者が患側の手を頭に置いた状態で肩を外転させる．症状に改善があると，椎間孔狭窄陽性であると考えられる．

■ 腰仙部の椎間孔狭窄：椎間孔狭窄は神経根インピンジメントを生じさせ，下肢の筋力低下，疼痛，痙攣を引き起こす．L5とS1の狭窄を評価するための一般的な診察として，下肢伸展挙上試験(Lasègueテスト)がある．この試験では，患者は仰臥位で殿部を屈曲し，患側下肢を伸展してもらう．症状が出現すると，椎間孔狭窄陽性

であると考えられる（Lasègue 徴候陽性）．この試験の変法として交叉下肢伸展挙上試験があり，有症状とは反対側の下肢を挙上させると症状が出現する．

- 腰背部屈曲障害：腰背部屈曲障害は変形 Schober 試験を用いて評価する．この試験では，患者は直立した状態で L5 を確認する．次に，L5 から 5 cm 下方（地点 A）と 10 cm 上方（地点 B）に印をつけて 15 cm の距離とする．患者は膝を曲げずに殿部を曲げるように指示される．正常では，地点 A から地点 B までの距離は 5 cm 以上増えるはずであるが，これが達成できない場合には腰背部屈曲障害があると判定される．

身体診察の特異度と感度には限界がある．疾患の存在が疑われる場合や身体所見が症状と合致しない場合，医用画像により原因を特定できることがある．重要なことは，多くの偶発所見（疾患と無関係の異常所見）が画像検査で指摘されることである．したがって，画像診断の結果は病歴と身体所見の一連の流れの中で解釈されなければならない．

臨床検査

背部関連疾患の診断に役立つ一般的な臨床検査として，感染や貧血，血液腫瘍を診断できる全血算がある．赤血球沈降速度（erythrocyte sedimentation rate：ESR）や C 反応性蛋白（C-reactive protein：CRP）などの炎症マーカーは筋骨格系に影響を与える炎症性疾患で上昇する．腎機能〔クレアチニン，重炭酸，血中尿素窒素（blood urea nitrogen：BUN）〕は，後腹膜腔と腎臓に影響がある場合に異常を示す．脳脊髄液は細胞診（白血球増多は感染や炎症でみられる），悪性腫瘍，感染（細菌，ウイルス，真菌）のために検査される．

背部画像

背部の最も一般的な画像検査は X 線撮影やコンピュータ断層撮影（computed tomography：CT），核磁気共鳴画像（magnetic resonance imaging：MRI）であり，現在では CT ミエログラフィが行われることは少ない．これらの検査への一般的なアプローチについては Chapter 1 で紹介した．X 線撮影を読影する方法として以下に提示する．

1. 椎体を同定し，前方と後方との椎体アライメントと spinolaminar line とを評価する．
2. 椎間関節の重なりの程度を評価する．
3. 棘突起間距離，椎弓板間距離，椎間板と関節との距離を測定する．
4. 骨折の可能性や骨密度の異常変化，液体貯留（感染や膿瘍を示唆する），傍椎体領域に疑わしい腫瘍がないかを評価する．

このアプローチにより，X 線撮影は脊柱評価の有益な第一歩になる（図 5-7，8）．

X 線撮影は重要な情報を与えてくれるが，わずかな構造上の変化を同定するには感度が低い．X 線撮影と比較して，CT 検査は破壊性変化の感度が高い．CT 検査の読影の方法の 1 つに「ABCS システム」がある．それぞれアライメント異常（A），骨の

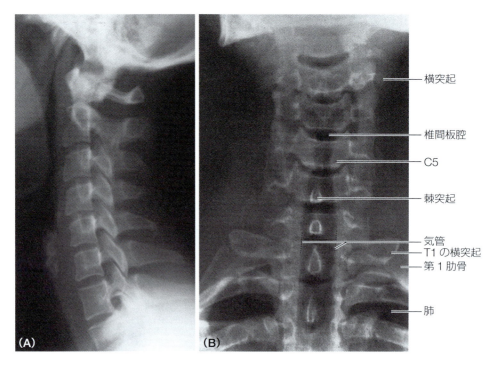

図 5-7　頸椎の X 線撮影
(A)側面像
(B)AP 像

配列異常(B)，軟骨異常(C)，軟部組織異常(S)である．緊急性がない場合や MRI 検査が施行できない場合には，骨性構造と椎間孔の描出に CT 検査が用いられる．ただし MRI 検査と比較して，椎間板ヘルニアなどの軟部組織の変化の感度は劣る．

　MRI 検査は軟部組織の変化に高い感度があり，脊髄神経障害，硬膜外の血腫や膿瘍，靱帯損傷の評価に優れた検査である．MRI 検査でも軟部組織構造（靱帯を含む）の詳細な画像を得られるが(図 5-9)，MRI 検査の所見は，多くの無症状患者に偶然みられる異常所見と同様に，臨床症状と対比しなければならない．

　CT 検査と MRI 検査では，特に腫瘍や感染(あるいは膿瘍)，多発性硬化症などの脱髄性疾患が疑われるときに病変部の造影を行うため，経静脈性造影剤投与が行われる．クモ膜内造影剤投与をした CT 検査(CT ミエログラフィ)は脊髄の圧排性病変の描出において，MRI と同等の正確性がある．ただし，この検査の施行には検査の侵襲性(クモ膜下腔にアプローチする必要性あり)と電離放射線の曝露により，適応が限定される．最後に，CT 血管撮影と MR 血管撮影は動脈解離や動静脈奇形，動静脈瘻などの血管病変の描出に役立つ．

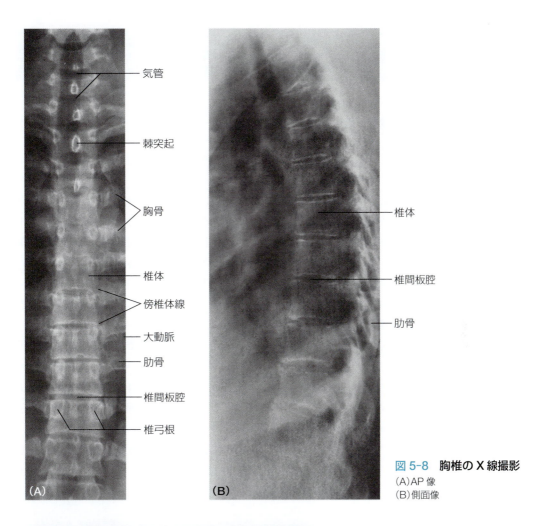

図 5-8 胸椎の X 線撮影
(A)AP 像
(B)側面像

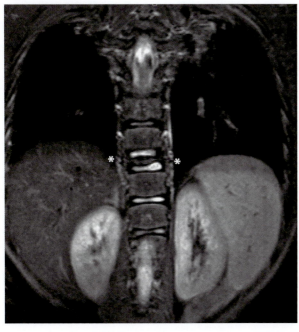

図 5-9 胸部の MRI
ランゲルハンス細胞組織球症に続発した T10 の圧迫骨折(✲)．この圧迫骨折を外傷後の骨折と間違えてはならない

器官系の概要

頸椎・胸椎・腰椎・仙椎

概要

　成人の脊柱は，尾椎のセグメンテーション数に応じて32〜35個までの幅があるが，通常は33個の椎骨から構成されている．24個の独立した椎骨と9個の癒合した椎骨は，靱帯や線維軟骨関節，滑膜椎間関節で結合している．仙椎と尾椎はそれぞれ仙骨と尾骨を形成している．典型的な椎骨の前方は大きな椎体から構成されている(図5-10)．椎体は荷重を制御する椎間板(線維軟骨関節あるいは骨癒合)と前縦靱帯，後縦靱帯により連結される．椎間板は内部のゼラチン状の腫瘤(髄核)とそれを取り巻く線維性構造(線維輪)から構成される(図5-11)．

　椎弓は椎体後部に位置し，左右2つの椎弓根と椎弓板からできている．椎弓と椎体後面は椎孔の壁を構成する．椎弓からは7個の突起が生じている．正中にある1つの棘突起は後方へ突出する．2個の横突起は後側方に突出する．4個の関節突起は上方と下方に突出し，椎間関節を形成する．隣接する椎弓板は，強固な弾力性のある黄色靱帯により固定されている(図5-12)．

　椎孔は集合して脊柱管を形成し，脊髄と硬膜嚢に付随する脈管構造を含む．脊髄から起始する脊髄神経は，椎弓根の間に位置する椎間孔を通過して脊柱管の側方に出る(図5-13)．脊柱の可動性は椎間板の圧縮率と弾力性，椎間関節の可動性により決まる．

　成人の脊髄は最大で45cmの長さがあり，延髄からL1/L2椎間板まで伸びている．脊髄の下方末端は脊髄円錐となって，そこから神経組織の遺残物である終糸は尾骨の背側に付着する(図5-14)．脊髄を覆う髄膜は脳の髄膜と連続し，S2まで下方に連続していて，馬尾になるレベルより尾側に達している．

脊髄・脊髄神経

概要

　脊髄の各分節では前根と後根が対となって起始する．前根は運動(遠心性)神経から構成され，脊髄灰白質の前角の神経細胞体から効果器(例：筋，腺)まで連続している．後根は感覚(求心性)神経背側の神経細胞体から構成され，感覚終末(例：皮膚，筋紡錘，関節包)の末梢感覚を受信し，中枢の命令を脊髄灰白質の後角に伝達する(図5-15)．特定の高位の前根と後根は1対の脊髄神経を形成する．合計で31対の脊髄神経がある．8対は頸椎，12対は胸椎，5対は腰椎，5対は仙椎，1対は尾椎である．脊髄はL1/L2椎間板で終わるため，腰仙椎神経根の多くはクモ膜下腔を下降して最

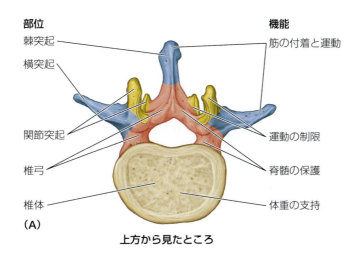

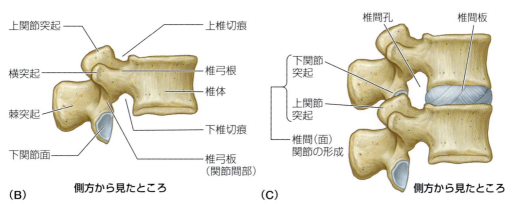

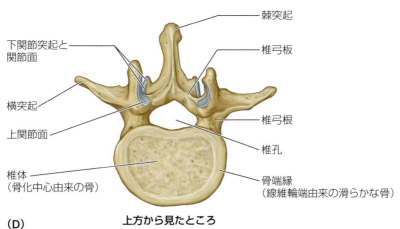

図 5-10　L2 が示す典型的な椎骨
(A) 椎体，椎弓(赤)，棘突起(青と黄)
(B, D) 椎弓と椎体は椎孔を形成する
(C) 椎間孔は椎骨と椎間板に隣接する上・下椎切痕により形成される

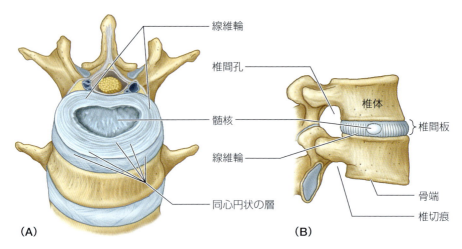

図 5-11 椎間板
(A)椎間板の前上面．椎間板は髄核と線維輪から構成される
(B)椎間板の側面像．髄核は衝撃吸収装置として機能する

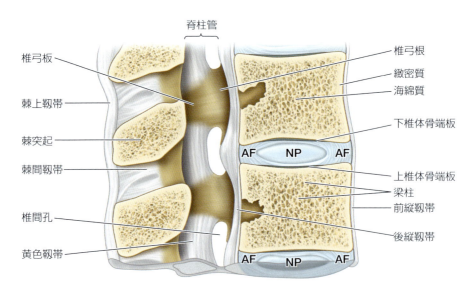

図 5-12 腰椎の隣接部位と椎間板の関連部位の正中像
L1とL2間の線維輪(AF)からの髄核(NP)の突出．黄色靱帯は椎体を越えて広がり，椎間関節の線維膜と連続している

終的にはそれぞれが通過する椎間孔に到達する．脊髄の下端から下降する脊髄神経の集合は馬尾と呼ばれる．

内面的には，脊髄は神経細胞を含む中央の灰白質と神経軸索を含む周囲の白質から構成される．断面像を見ると，灰白質は4つの対称的な角がある蝶の形状(H型)をしていることがわかる(図 5-16)．

求心性感覚線維の2つの主要な上行経路は脊髄視床路と後索である．

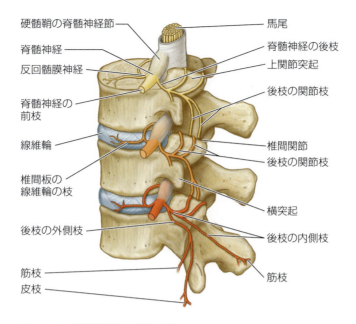

図 5-13 　椎間関節の神経支配
脊髄神経の後枝は脊髄神経から生じ，内側および外側枝に分かれる

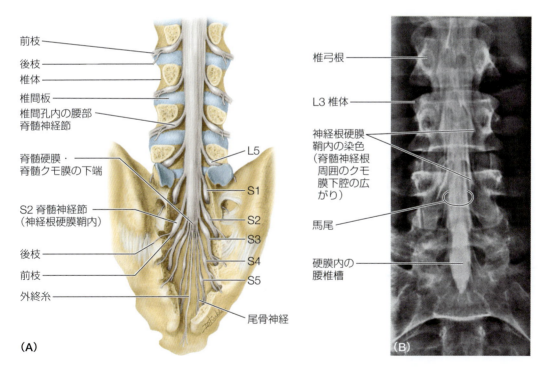

図 5-14 　脊髄硬膜嚢の下端
(A)後方から見たところ．椎弓切除術が実施され，硬膜嚢の下端が見えている．硬膜嚢が脳脊髄液と馬尾を含む腰椎槽を取り囲んでいる．腰部では，椎間孔から出ていく神経はその高さの椎間板の上方を通過する．したがって，髄核ヘルニアは，より下方を通過する神経を障害する傾向がある
(B)AP 像．腰部造影 CT 検査．腰椎槽に造影剤が注入されている

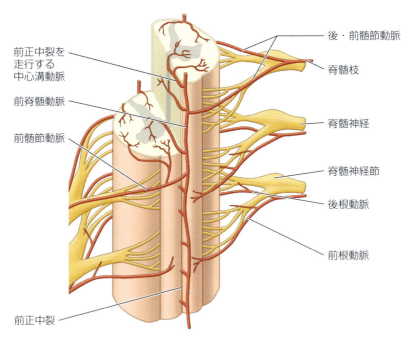

図 5-15　髄節動脈と根動脈による脊髄の血流支配
脊髄のレベルに応じて，椎骨動脈，肋間動脈，腰動脈，仙骨動脈から脊髄枝が起始する

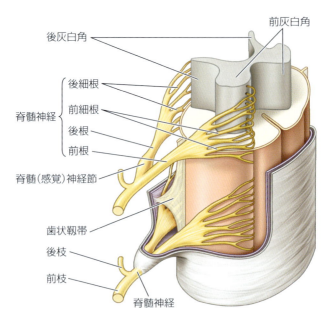

図 5-16　脊髄，前後の神経根，細根，脊髄神経節，脊髄神経，髄膜

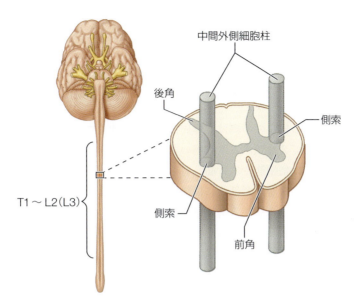

図 5-17　中間外側細胞柱
中間外側細胞柱や核は T1～L2(L3) の脊髄分節における灰白質の側索を構成する．交感神経節前神経の細胞体で構成されている

1. 脊髄視床路(Chapter 7)は疼痛や温度，鈍い触覚を伝達する．感覚線維は後根を通して後角に入る．いったん脊髄に入ると，神経線維は1～2つ上部の脊髄レベルに向かい，2つ目の神経細胞とシナプス結合する．2つ目の神経細胞から続く軸索は同じレベルで脊髄の対側に交差し，視床に向かって白質を上行する．
2. 後索(Chapter 7)は鋭い触覚や振動覚，位置覚を伝達する．脊髄視床路とは異なり，後根から入った神経線維は上行する前に交差しないが，その代わり，延髄に向けて同側の背側白質を上行し，2つ目の神経細胞とシナプス結合する．これらの2つ目の神経細胞は交差(内側毛帯交叉)して延髄と対側に至り視床へ向かう．

　大脳皮質からの運動にまつわる情報は皮質脊髄路を通って脊髄に伝達される(Chapter 7)．皮質脊髄路は脊髄内の2つの経路から構成される．側方と前方の皮質脊髄路であり，辺縁の運動機能を調整する前角の運動ニューロンにより相互伝達している．側方の皮質脊髄路は対側の大脳半球から交差する軸索から構成されている一方で，前方の皮質脊髄路は同側の大脳半球から交差しない線維からも構成され，前白交連を通して各脊髄レベルで中央を交差する．側方の皮質脊髄路のほうが大きく，大容量の情報を前角の運動ニューロンに伝達する．

　胸髄と腰髄では，中間外側細胞柱は交感神経節前神経の細胞体を含んでいる．中間外側細胞柱は T1 から L2 または L3 まで伸び，それらのレベルの脊髄断面で灰白質の側索を形成する(図 5-17)．同様に仙髄では，S2～S4 には灰白質側面に細胞集塊がある．それは自律神経の一部であり，主に副交感神経節前神経の細胞体から構成される．

器官系の概要　　**209**

筋

概要

脊柱に接する領域の不調は椎体周囲の筋肉痛として現れることがある．背部の筋には大きく分けて2種類ある．表層の背部筋（表層と中間層）と深層の背部筋である．表層の背部筋には僧帽筋や広背筋，肩甲挙筋，菱形筋が含まれ，上肢の運動を担いコントロールする．深層の背部筋には後鋸筋が含まれ，呼吸運動や位置覚に役立つ．

深層の背部筋は3層から構成される．

■ 表層は頸板状筋と頭板状筋から構成され，深部の頸部筋を適正な位置で保持し，頸椎と頭部の伸展を補助する（図5-18）．

■ 中間層の脊柱起立筋や仙棘筋は，腸肋筋，最長筋，棘筋の3つの柱から構成される．それらの主な機能は脊柱の伸展と側方への屈曲，頭部の伸展である（図5-19）．

■ 深層の横突棘筋は3つの大きな筋群（半棘筋，多裂筋，回旋筋）から構成される．それらの主な機能は，頭部，頸椎，胸椎，腰椎の伸展である．例えば，局所運動中に椎体を安定させること，脊柱の回旋運動を調節することである．回旋筋は位置覚にも役立つ（図5-20）．

傍椎体領域の視診により，萎縮，腫脹，線維束性攣縮が明らかになることがある．頸部下方から始めて尾骨領域まで下降しながら，傍椎体領域を触診・打診することで隠れていた疼痛が明らかになることがある．

脊髄の循環構造

概要

脊髄と背部の循環構造は聴診では評価できないが，画像検査を用いて視覚化できる．脊髄への動脈供給は前脊髄動脈，後脊髄動脈，前髄節動脈，後髄節動脈とこれらの分枝による．前脊髄動脈は椎骨動脈の集合体から構成され，脊髄の前正中裂に沿って走行する．後脊髄動脈は椎骨動脈あるいは後下小脳動脈の分枝であり，脊髄後方に沿って下降する．前脊髄動脈と後脊髄動脈は前・後髄節動脈と吻合している（図5-21）．

根動脈はほとんどのレベルの神経根を栄養するが，前・後脊髄動脈とは吻合していない．髄節動脈は一定の傾向なく根動脈に置換され，根と脊髄を栄養する．最大の髄節動脈はアダムキュービッツ動脈であり，典型的にはT9〜T11の左側から起始する．この動脈を損傷すると脊髄尾側の前方領域の梗塞を引き起こす低灌流を生じる可能性がある．

脊髄の静脈還流は6個の頭尾側に伸びる静脈路を中心として組織される．前髄節静脈は前正中裂を走行し，中央の灰白質からの還流を受ける．これらの静脈路は区域性に椎体間の静脈と交通し，頭側では頭蓋内の硬膜静脈洞と交通している．

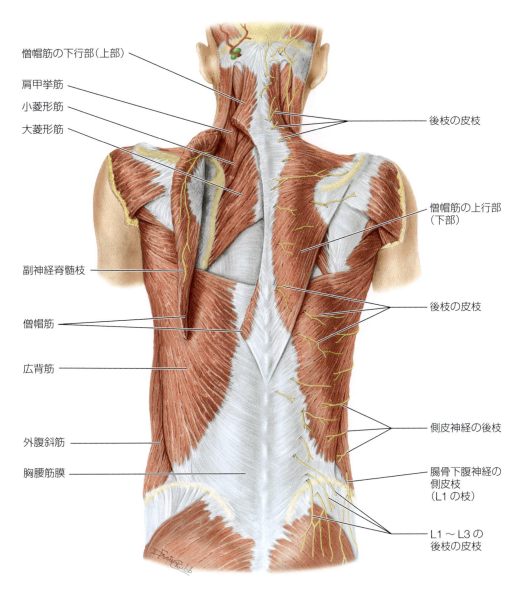

図 5-18　浅背筋

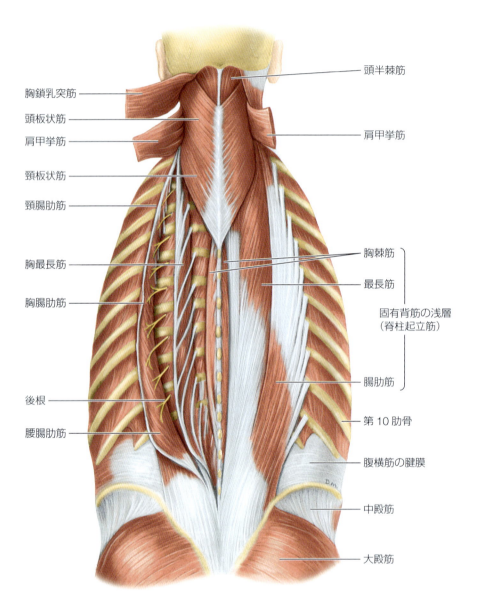

図 5-19　背部の筋の中間層

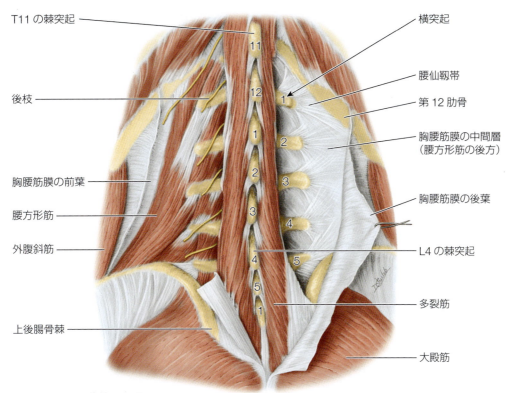

図 5-20　固有背筋の深層

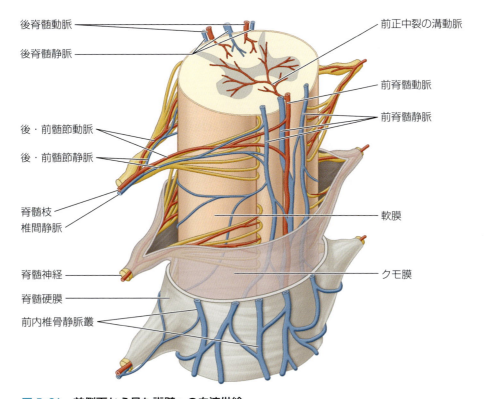

図 5-21　前側面から見た脊髄への血液供給
脊髄レベルに応じて，椎骨動脈，肋間動脈，腰動脈，仙骨動脈から脊髄枝が起始する

器官系の概要　**213**

症例集

神経根障害

> **症例** 57歳男性．重い荷物を持ったあとからの背部痛．右腰部から右下肢背側を下降し，足首まで放散する疼痛を訴えている．

定義

神経根障害は脊髄神経や神経根の圧迫により生じ，典型的には疼痛や感覚異常，しびれ，筋力低下をきたす．

頻度の高い原因は？

椎間板ヘルニア，骨棘形成，脊柱管狭窄症，腫瘍，感染，膿瘍形成．

> ● **Clinical Pearl**
>
> 腰仙椎レベルの神経根障害のリスク因子として，年齢(45～64歳が発症ピーク)，高身長，喫煙歴，重い物を持つことや長時間の運転などの過負荷があげられる．

鑑別診断は？

背部痛：椎体骨折，筋骨格系の疼痛，帯状疱疹(疼痛がデルマトームに沿う場合)，膿瘍，液体貯留．

どのような徴候がみられるか？

上肢や下肢の疼痛，頸部や背部の疼痛，麻痺や感覚異常，筋萎縮，筋力低下．

どのような身体所見がみられるか？

バイタルサイン：通常は正常である．
視診：患側の可動域制限や筋萎縮などの非対称性の変化がみられる．
神経学的検査：患側の感覚障害，筋力低下，深部腱反射の低下，協調運動障害や失調歩行(Chapter 6)．頸椎や腰仙椎の神経根障害の典型的な所見を表5-1，2に示した．

特殊検査

Spurling maneuverテスト，肩関節外転試験，下肢伸展挙上試験が患側で陽性になることがある．

214 Chapter 5 背部

表 5-1　頸部神経根障害の所見

神経根	感覚障害	筋力低下	深部腱反射低下
C5	肩，上腕近位外側	肩の外転・外旋	上腕二頭筋，腕橈骨筋
C6	前腕外側，母指，示指	肘関節屈曲，前腕回外，手関節伸展	上腕二頭筋，腕橈骨筋
C7	中指，前腕後部	肘関節伸展，手関節屈曲，指関節伸展	上腕三頭筋
C8	小指，前腕遠位内側	手内在筋	手指屈筋
T1	前腕内側	手内在筋	手指屈筋

表 5-2　腰仙部神経根障害の所見

神経根	感覚障害	筋力低下	深部腱反射低下
L4	下腿内側	膝関節伸展 股関節内転 足関節伸展	膝蓋腱
L5	下腿外側と足背	足関節伸展・内転・外転 足趾の伸展 股関節内転	
S1	足底と足の外側	足関節・中手指節(MP)関節・近位指節間(PIP)関節の屈曲 股関節伸展	アキレス腱

どのような検査を行うべきか？

臨床検査：通常は必要ない．いわゆる red flag symptoms を認める場合は以下の検査を行う．全血算(感染による好中球増多)，生化学(高カルシウム血症)，その他の血漿検査(感染や炎症では ESR の上昇がみられる)．

画像検査：神経根圧迫の評価には MRI 検査が望ましく(図 5-22)，骨棘や骨折などの骨格系病変の評価には CT 検査が望ましい．

● Clinical Pearl

神経根障害は頸椎や腰仙椎，特に C7 と S1 に多い．頸椎の神経根障害の典型的症状は，患側に回旋・側屈させると増悪する片側の頸部と上肢の疼痛である．腰仙椎の神経根障害は腰痛で，デルマトームに一致した部位に放散する(図 5-23)．また，神経根障害はミオトームに一致した部位の筋力低下を生じうる．

● Clinical Pearl

椎間板のヘルニアと膨隆の違いについて．椎間板が骨端縁を 50% 以上はみ出した状態を膨隆，50% 未満の場合をヘルニアと定義する*．

---

*訳注：Lumbar disc nomenclature：version 2.0 では定義が変更され，25% 未満をヘルニア，25% 以上を膨隆とすることになった．
Fardon DF, et al：Lumbar disc nomenclature：version 2.0：Recommendations of the combined task forces of the North American Spine Society, the American Society of Spine Radiology and the American Society of Neuroradiology. Spine J 14：2525-2545, 2014

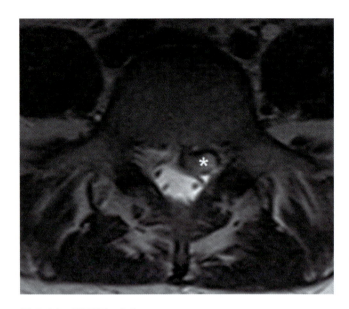

図 5-22　椎間板の突出
T2 強調軸位断像．左方の傍正中(✽)に椎間板の突出を認め，それに伴う L5 神経根の圧排を認める

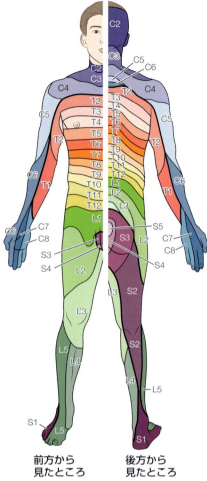

前方から　　　後方から
見たところ　　見たところ

図 5-23　デルマトームマップ

椎体骨折に伴う外傷性脊髄損傷

症例　41 歳女性．交通事故で救急外来に運ばれた．シートベルトは未着用だった．

定義

　　椎体骨折に伴う外傷性脊髄損傷は，1 つ以上の椎体骨折をきたし，脊髄の圧迫を引き起こす外傷性の損傷である．

頻度の高い原因は？

　　転倒，交通事故，スポーツ外傷．

どのような徴候がみられるか？

背部痛，しびれや感覚異常，筋力低下，膀胱直腸障害，尿閉．

どのような身体所見がみられるか？

バイタルサイン：重症度にもよるが，呼吸数の減少，酸素飽和度の低下，低血圧，頻脈（もしくは徐脈）がみられることがある．
視診：頸部や背部に打撲や裂傷がみられることがある．
触診：棘突起や傍脊柱筋の圧痛や四肢の筋萎縮がみられることがある．
神経学的検査：知覚低下（馬尾症候群でみられるサドル麻痺），筋力低下，深部腱反射の低下，協調運動障害，失調歩行がみられる．

特殊検査

直腸診：脊髄損傷では肛門括約筋の弛緩がみられる．

どのような検査を行うべきか？

臨床検査：診断に特殊な臨床検査は必要ない．全血算（出血があれば貧血），凝固検査が有用である．
画像検査：頸椎 X 線撮影側面像および脊柱 CT 検査は骨折の評価に有用である．脊柱 MRI は脊髄や靱帯，その他の軟部組織の損傷の評価に最も適した検査である．動脈解離などの血管障害が示唆される状況では CT や MRI による血管撮影を施行すべきである（図 5-24）．

> ● **Clinical Pearl**
>
> 馬尾症候群は神経学的緊急症であり，馬尾の損傷が神経機能の喪失を引き起こす．背部痛，サドル麻痺，歩行障害，尿閉をおこす．

脊椎硬膜外膿瘍

症例 34 歳男性．背部痛と発熱があり，ドラッグの経静脈的使用歴あり．

定義

脊椎硬膜外膿瘍は硬膜外腔に感染性の液体が貯留した状態である．
硬膜外腔は硬膜と椎体の間の腔で，通常は脂肪織，神経根，リンパ組織，血管が存在する．

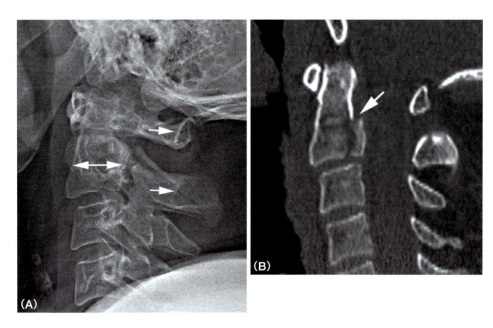

図 5-24　C2 の骨折
(A)X線撮影側面像において，C3 と比較して，C2 の拡大（⟵⟶）がみられる．また，spinolaminar line（棘突起前縁をつないだ線：⇨）の不整も認める
(B)CT 矢状断像において，C2 後面に冠状方向の骨折（⇨）がみられる

頻度の高い原因は？

　最も一般的なリスク因子は糖尿病，肥満，末期の腎障害，敗血症，ヒト免疫不全ウイルス（human immunodeficiency virus：HIV）感染，悪性腫瘍，ステロイドの長期投与，経静脈的ドラッグ使用，アルコール依存，椎体への人工物留置があげられる．

鑑別診断は？

背部痛と発熱：感染（感染性液体貯留，膿瘍形成，septic emboli，骨髄炎など），炎症（脊椎関節炎を主とした関節炎），悪性腫瘍があげられる．

どのような徴候がみられるか？

　背部痛，しびれ，感覚障害，筋力低下，膀胱直腸障害，尿閉．

どのような身体所見がみられるか？

バイタルサイン：発熱，頻脈，低血圧，頻呼吸がみられる．
視診：患側に可動域制限や筋萎縮などの非対称性の変化がみられる．ドラッグの経静脈的使用に関連した注射痕がみられることがある．
触診：棘突起や傍脊柱筋の圧痛がみられることがある．
神経学的検査：知覚低下，筋力低下，深部腱反射の低下，協調運動障害，失調歩行がみられることがある．

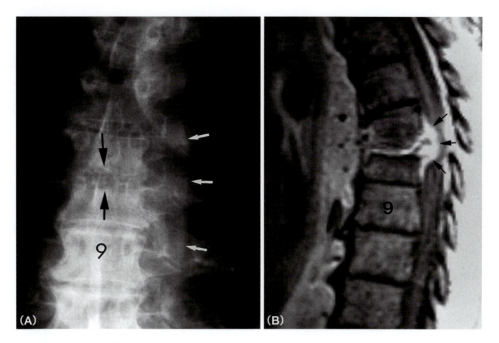

図 5-25　C2 の骨折
T7/T8 椎間板の感染を認める
(A)X 線撮影正面像において，T7/T8 椎間板腔の減高（➡）がみられ，椎体周囲の軟部組織の陰影の拡大（⇨）がみられる
(B)gradient echo MRI において，硬膜外膿瘍（➡）による T7～T8 での胸髄の圧迫がみられる

特殊検査

直腸診：脊髄損傷では肛門括約筋の弛緩がみられる．

どのような検査を行うべきか？

臨床検査：全血算（白血球増多），その他の血漿検査（ESR や CRP の上昇），尿検査（recreational drug の検出），微生物検査（血液培養，尿培養）．
画像検査：造影剤のガドリニウムを用いた脊柱 MRI を緊急で実施すべきである．MRI が禁忌もしくは施行不可能な場合は CT ミエログラフィが実施されるが，特異度は低い（図 5-25）．

特殊検査

心内膜炎が示唆される場合は経胸壁心エコーが実施される．

> ● **Clinical Pearl**
>
> 背部痛の red flag symptoms として，発熱，悪寒，体重減少，夜間の持続痛，悪性腫瘍の既往，免疫不全状態，ドラッグの経静脈的使用，膀胱直腸障害，サドル麻痺があげられる．

脊椎への転移性腫瘍

症例 70歳男性．前立腺癌の転移があり，増悪傾向の背部痛と右下肢痛を呈している．

定義

脊椎への転移性腫瘍とは，原発癌が脊椎に転移した状態を指す．

頻度の高い原因は？

骨転移をおこしやすい悪性腫瘍として前立腺癌，乳癌，多発性骨髄腫，甲状腺癌，腎癌，肺癌があげられる．

鑑別診断は？

背部痛：椎体骨折，変形性変化(骨粗鬆症や骨密度低下)，神経根障害，感染(膿瘍，液体貯留，骨髄炎)．

どのような徴候がみられるか？

盗汗，背部痛，易疲労感，便秘，不安定歩行，膀胱直腸障害，尿閉．

どのような身体所見がみられるか？

バイタルサイン：発熱．
視診：患側に可動域制限や筋萎縮などの非対称性の変化がみられる．
触診：棘突起や傍脊柱筋の圧痛がみられることがある．
神経学的検査：知覚低下，筋力低下，深部腱反射の低下，協調運動障害，失調歩行がみられることがある．

特殊検査

直腸診：肛門括約筋の弛緩がみられることがある．

どのような検査を行うべきか？

臨床検査：全血算(貧血，白血球増多，血小板減少が生じることがある)，生化学(低ナトリウム血症，高カルシウム血症)，凝固能〔international normalized ratio (INR)の延長がみられることがある〕．
画像検査：造影剤のガドリニウムを用いた脊柱 MRI は転移性腫瘍の評価，骨や軟部組織，脊髄，脊柱管などの破壊性変化の評価に有用である．T1 強調画像での骨髄信号の低下は，転移性腫瘍が骨髄を置換した状態を反映していると考えられる(図5-26)．

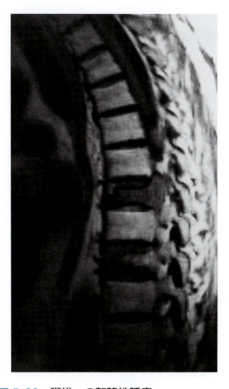

図 5-26　脊椎への転移性腫瘍
T1 強調矢状断像で上下の椎体より低信号を呈している

骨粗鬆症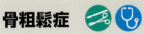

症例　90 歳女性．増悪傾向の背部痛がある．

定義

　骨粗鬆症は骨密度の低下によって生じる状態である．椎体が骨粗鬆症になると非病的骨折をきたしやすくなる．

頻度の高い原因は？

　最も一般的な骨粗鬆症関連の骨折のリスク因子として，骨折の既往，閉経後，高齢，カルシウム欠乏，ビタミン D 欠乏，喫煙，飲酒，ステロイド使用歴，低体重もしくは過体重，第一度近親者の骨折の家族歴があげられる．

鑑別診断は？

　背部痛：椎体骨折，変形性変化（骨粗鬆症，骨密度低下），神経根障害，感染（膿瘍，液体貯留，骨髄炎），悪性腫瘍．

どのような徴候がみられるか？

背部痛，筋力低下，しびれ，不安定歩行．

どのような身体所見がみられるか？

バイタルサイン：通常は正常である．
視診：患側に可動域制限や筋萎縮などの非対称性の変化がみられる．
触診：棘突起や傍脊柱筋の圧痛がみられることがある．
神経学的検査：知覚低下，筋力低下，深部腱反射の低下，協調運動障害，失調歩行がみられることがある．

特殊検査

Chapter 6（➡ 267 頁）を参照．

どのような検査を行うべきか？

臨床検査：Chapter 6（➡ 267 頁）を参照．
画像検査：MRIでは腰椎の骨粗鬆症の所見として骨髄の脂肪髄化を示すことがある（T1 強調画像で高信号，図 5-27）．65 歳以上の女性とハイリスクの若年女性にはスクリーニング検査を施行すべきである．骨折リスクはオンラインの FRAX（fracture risk assessment）calculator で計算できる．骨密度は Dual energy x-ray absorptiometry で測定できる．

内因性の脊髄障害と横断性脊髄炎

症例 21 歳女性．3 日間持続する背部痛，歩行困難，足のしびれがあった．本日は排尿困難となったため，救急外来を受診した．

定義

横断性脊髄炎は圧排する病変の非存在下において，脊髄障害の症状を引き起こす脊髄の炎症である．

頻度の高い原因は？

最も頻度の高い原因として，多発性硬化症，視神経脊髄炎，全身性の自己免疫疾患，ビタミン欠乏（例：ビタミン E），腫瘍随伴症候群があげられる．

鑑別診断は？

背部痛：椎体骨折，変形性変化（骨粗鬆症や骨密度低下），神経根障害，感染（膿瘍，液体貯留，骨髄炎），悪性腫瘍．

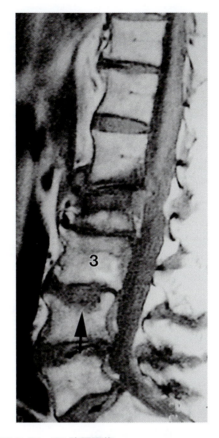

図 5-27　T1 強調画像
骨粗鬆症性の L2 の圧潰がみられる．直線状の低信号がみられ，これは非病的骨折に典型的な所見である．L4 に Schmorl 結節がみられる（→）

どのような徴候がみられるか？

筋力低下，しびれ，不安定歩行，膀胱直腸障害，尿閉．

どのような身体所見がみられるか？

バイタルサイン：通常は正常である．
視診：患側に可動域制限や筋萎縮などの非対称性の変化がみられる．
触診：棘突起や傍脊柱筋の圧痛がみられることがある．
神経学的検査：知覚低下，筋力低下，深部腱反射の低下，協調運動障害，失調歩行がみられることがある．脊髄障害を同定する徴候として，障害されたレベル以下のデルマトームの温痛覚低下，上位運動ニューロン障害に一致した下肢の筋力低下（屈筋が伸筋より減弱する），Babinski 徴候（足底を擦った際に第一趾の病的伸展と外転がみられる），肛門括約筋の筋緊張低下，L'hermitte 徴候（頸部前屈で感覚異常が生じる）があげられる．急性期には深部腱反射は低下するが，典型的には時間経過とともに深部腱反射は亢進する．

表 5-3　さまざまな背部関連疾患の診断検査

病名	検査
多発性硬化症	頭部造影 MRI, 脳脊髄液でのオリゴクローナルバンドの検出
視神経脊髄炎（NMO）	血清や脳脊髄液での NMO 免疫グロブリン IgG（アクアポリン 4）の検出
全身性の自己免疫疾患	血漿検査〔全身性エリテマトーデス（systemic lupus erythematosus：SLE）に対しての抗核抗体，抗 dsDNA 抗体，抗 Sm 抗体．シェーグレン症候群に対しての抗 Ro/SS-A 抗体，抗 La/SS-B 抗体〕，サルコイドーシスに対して血清や脳脊髄液でのアンジオテンシン変換酵素（angiotensinogen-converting enzyme：ACE）の測定 サルコイドーシスに対して両側肺門リンパ節腫脹の検出のための胸部 X 線撮影
中毒	血清の銅の測定
ビタミン欠乏	血清のビタミン B_{12} の測定
感染	血清の抗マイコプラズマ抗体や抗水痘・帯状疱疹ウイルス抗体の測定 曝露歴によっては水痘・帯状疱疹ウイルスのポリメラーゼ連鎖反応を検討
腫瘍随伴症候群	血清や脳脊髄液での paraneoplastic panel，悪性腫瘍のスクリーニングを考慮する
感染後やワクチン接種後の脊髄障害	特異的な臨床検査はない
特発性	定義上，特異的な臨床検査はない．15〜30% が該当する

どのような検査を行うべきか？

臨床検査：脳脊髄液（白血球増多，原因次第で糖および蛋白の上昇・減少・不変），追加の検査は鑑別診断に準じる（表 5-3）．

画像検査：脊柱造影 MRI が診断に適する．典型的には脊髄内の T2 高信号病変として病変が認められる．造影効果は活動性の炎症を反映する（図 5-28）．

> ● Clinical Pearl
>
> 通常，脊髄障害による筋力低下は下肢優位であるが，脊髄障害の高位によっては上肢も含む．脊髄障害による感覚症状は障害された高位以下のデルマトームに感覚低下をきたす．

脊椎の変性疾患と強直性脊椎炎

症例　35 歳男性．5 か月持続する朝に増悪して夕方近くになると改善する腰痛を呈している．

定義

強直性脊椎炎は背部の疼痛とこわばりによって特徴づけられる脊椎と仙腸関節の慢性自己免疫性炎症性疾患である．

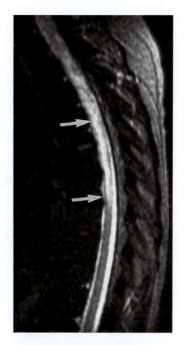

図 5-28　横断性脊髄炎
MRI 撮影 T2 強調画像において，上位〜中位の胸髄内の頭尾方向に長い T2 異常信号域を認める（⇒）

頻度の高い原因は？

強直性脊椎炎はヒト白血球抗原（human leukocyte antigen：HLA）B27 ハプロタイプとの関連がある．

鑑別診断は？

背部痛：椎体骨折，変形性変化（骨粗鬆症や骨密度低下），神経根障害，感染（膿瘍，液体貯留，骨髄炎），悪性腫瘍．

どのような徴候がみられるか？

慢性的な背部痛（3 か月以上），こわばり（朝や安静後に増悪する），腱付着部炎（特にアキレス腱），関節炎．

どのような身体所見がみられるか？

バイタルサイン：通常は正常である．
視診：姿勢や背部の可動域制限などの非対称性の変化がみられることがある．特に，胸椎後弯の増加や腰椎前弯の減少，胸郭拡張制限，関節の疼痛や腫脹，瞳孔不同，対光反射の消失，爪甲陥凹がみられる．
触診：棘突起や傍脊柱筋の圧痛がみられることがある．

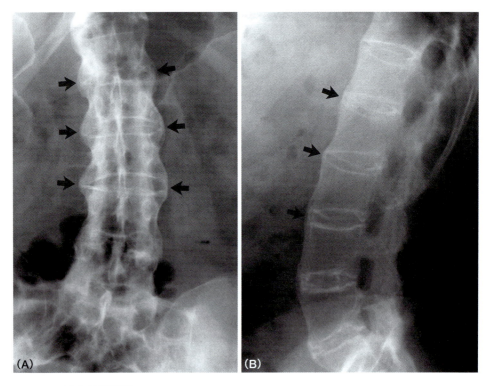

図 5-29　強直性脊椎炎
(A)腰椎 X 線撮影正面像．椎間板腔（➡）に架橋形成するような典型的な靱帯骨棘形成がみられる
(B)腰椎 X 線撮影側面像．椎体前面の靱帯骨棘形成を認める（➡）

神経学的検査：知覚低下，筋力低下，深部腱反射の低下，協調運動障害，失調歩行がみられることがある．

特殊検査

変形 Schober 試験：「初期評価」の「一般的な背部の診察」に記載．
FABER（屈曲，外転，外旋）テスト：仙腸関節の圧痛の評価に使われる．患者を仰臥位で膝を曲げた状態にして足関節を対側の膝の上に置く．曲げた膝に下向きの力を加え，患側の鼠径部および殿部に疼痛が誘発されれば陽性とする．

どのような検査を行うべきか？

臨床検査：全血算（白血球増多，貧血），その他の血漿検査（ESR や CRP の上昇，HLA-B27 抗原の測定を検討）．
画像検査：仙腸関節の硬化の評価のために骨盤 X 線撮影を施行する（図 5-29）．臨床症状があり，X 線撮影で所見が得られないときには腰仙椎の MRI 検査が検討される．

頸椎の関節リウマチ

症例 71歳男性．関節リウマチを指摘されている．めまいと後頸部痛を呈している．

定義

関節リウマチ(Chapter 6 も参照)は軟骨や骨，靱帯，腱に炎症をきたす滑膜の慢性炎症である．関節リウマチ患者の少なくとも 50％ が頸椎に異常をきたす．多くは無症状だが，環軸椎亜脱臼や頭頸部の靱帯変形を引き起こすことがある．

環軸椎亜脱臼は C1 と C2 の椎体がずれることを指し，頭頸部の靱帯変形は炎症の浸潤によって靱帯の安定性が低下することを指す．

頻度の高い原因は？

関節リウマチにおいて，頸椎が侵される病因は完全には解明されていないが，他関節を侵す機序と同様と考えられている．

鑑別診断は？

背部痛：椎体骨折，変形性変化(骨粗鬆症や骨密度低下)，神経根障害，感染(膿瘍，液体貯留，骨髄炎)，悪性腫瘍．

どのような徴候がみられるか？

頸部痛，頭痛，めまい，協調運動障害，不安定歩行，筋力低下，しびれ，膀胱直腸障害，尿閉．

どのような身体所見がみられるか？

バイタルサイン：通常は正常である．
視診：姿勢や背部の可動域制限などの非対称性の変化がみられることがある．皮膚の結節や皮疹，他の病変，関節の変形を評価すべきである．
触診：関節，棘突起，傍脊柱筋の圧痛がみられることがある．
神経学的検査：知覚低下，筋力低下，深部腱反射の低下，協調運動障害，失調歩行がみられることがある．

特殊検査

頸椎可動域(前屈，後屈，側屈)の制限がみられる．

どのような検査を行うべきか？

臨床検査：全血算(白血球増多，貧血)，その他の血漿検査(ESR や CRP の上昇)．関節リウマチが疑わしい場合は比較的特異度の高いリウマトイド因子や抗 cyclic citrullinated peptide(CCP)抗体を確認する．

症例集 **227**

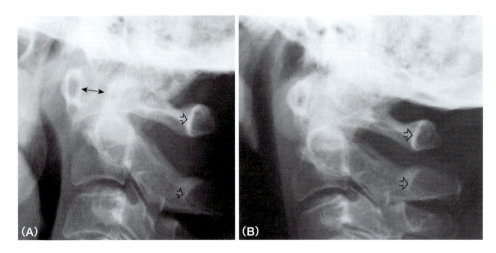

図 5-30　関節リウマチによる環軸椎亜脱臼
(A)前屈位のX線撮影側面像において，C1がC2に対して前方亜脱臼し，歯突起前方の腔が拡大している（◀▶）．また，C1とC2のspinolaminar lineのずれがみられる（⇨）
(B)後屈位のX線撮影側面像において，亜脱臼は指摘できないが，spinolaminar lineは不整である（⇨）

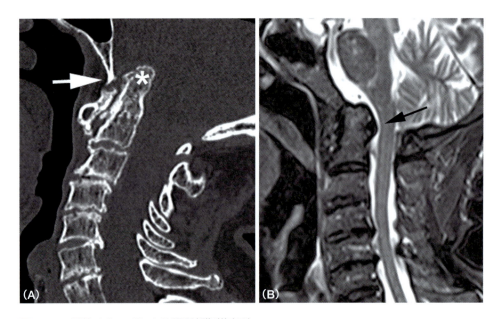

図 5-31　関節リウマチによる頭頸部靱帯変形
(A)CT矢状断再構成像において，歯突起の先端（＊）が大後頭孔を越えて突出している．歯突起はbasion（大後頭孔の前縁の中点：⇨）より12 mm尾側にあるのが正常
(B)MRI矢状断像において，歯突起による延髄の圧排がみられる（⬅）

　画像検査：X線撮影側面像では頸椎の配列異常がみられ，CT画像ではより確定的な評価が可能である．環軸椎亜脱臼では，X線撮影側面像で歯突起前方の腔の拡大を伴ったC1とC2の亜脱臼，spinolaminar line（棘突起前縁をつないだ線）のずれがみられる（図5-30）．頭頸部靱帯の損傷では，CT矢状断像で歯突起が大後頭孔を越えて突出することを描出できる．MRI矢状断像は脳幹や頸髄の圧排をより詳細に評価できる（図5-31）．

Chapter

6

上肢と下肢

上肢と下肢は動きを作るために協調して作用する骨（軸骨格）や筋，腱，靱帯，神経，血管のネットワークから形成されている．上肢により伸ばす，握る，細かい作業のような動作が可能となっている．下肢は体幹の伸展時，立位時や歩行時に身体を支えるのに役立っている（図6-1）．

■ 初期評価

上肢や下肢の疾患は疼痛，運動不能を含むさまざまな症状として現れる（表6-1）．症状のパターンがわかると，疾患がどの解剖学的部位または組織に生じているか医師が特定するのに役立つ．疼痛の症状があれば，部位，発症時期（急性か慢性か），緩和因子（例：休憩，活動），増悪因子（例：動作），質（例：刺痛，鈍痛，激痛），放散痛，重症度，進行度に基づいて，疼痛を特徴づけることが重要である．

┃ 一般的な四肢の診察

上肢の診察では，背筋を伸ばした状態で患者を座らせ，布を腋窩の下で結び，胸部に巻き付けて行う．下肢の診察では，患者を仰臥位にして両下肢から鼠径部を露出させる．

体系的な診察には視診，触診，特殊な手技が含まれる．打診と聴診は一般的ではない．特殊な手技は関節の動きや整合性，神経機能（例：感覚，力，反射，協調運動），血流の評価のために用いる．関心部の関節の上下の関節も評価すべきである．四肢の関節は密接に関連し，四肢全体に関連痛として現れることがあるためである．診察によって得られた所見を記載するときは国際的に用いられている解剖学的用語を用いるべきである（Chapter 1）．

四肢の視診と触診はそれぞれ表6-2と表6-3の通りである．

各々の関節の可動域（range of motion：ROM，角度で表記）は，能動的に（患者が関節を動かす）そして受動的に（医師が患者の関節を動かす）評価される．上肢と下肢のほとんどの関節は滑膜関節である．滑膜関節では骨の連結部位は関節軟骨で覆われている（図6-2）．滑膜関節は関節包で覆われており，滑膜は関節面以外の関節包の内面を覆っている．滑膜関節腔内は関節に栄養を与える関節液で満たされている．疼痛や腫脹を伴う自動可動域と他動可動域の制限は関節の疾患と考えられる．自動可動域の制限があり，他動可動域の制限がない場合は関節外の問題（例：筋，腱，靱帯，滑液包，神経系に関連した疾患）を示唆する．血管や神経系の検査はROM試験に密接に関連している．

229

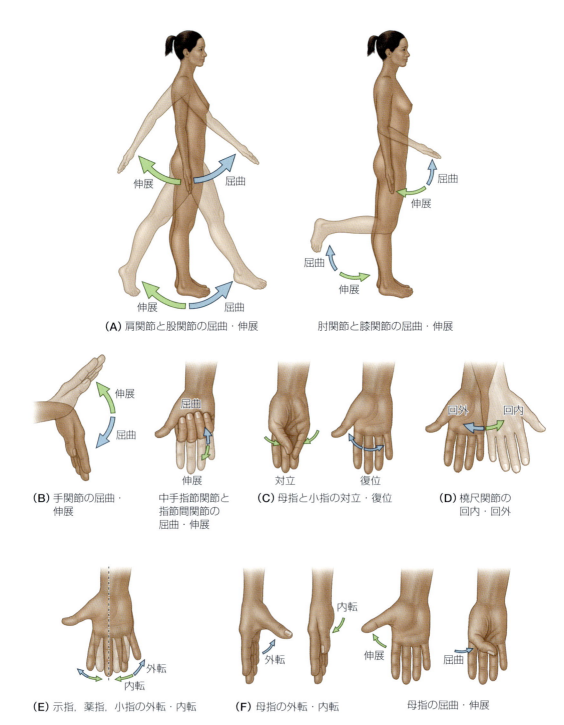

図 6-1 上肢と下肢の関節の動きを評価するための解剖学的用語（次頁に続く）

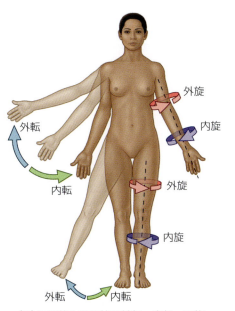
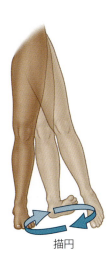
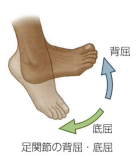
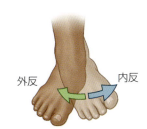

(G) 肩関節と股関節の外転・内転・回旋　　(H) 股関節の描円　　(I) 距骨下関節と横足根関節の内反・外反

(続き)図6-1　上肢と下肢の関節の動きを評価するための解剖学的用語

表6-1　各組織における症状

各組織・症状の分類	症状
関節	自動運動あるいは他動運動に伴う疼痛，腫脹，紅斑，硬直（朝と運動後に増悪する），関節のロッキング・クリッキング，不安定性，関節の「故障」
軟部組織（筋，滑液包，腱）	圧痛，動作時の疼痛，腫脹，筋力低下，筋萎縮
神経	感覚異常，しびれ，麻痺，灼熱痛，神経障害性疼痛，筋力低下，筋萎縮
血管	運動による下肢痛：虚血による症状（疼痛，蒼白，冷感，感覚異常，麻痺，脈拍の減弱），潰瘍，皮膚の変化
関連する症状	全身症状：発熱，体重減少，盗汗 皮膚：皮疹，皮膚結節，毛髪減少，爪甲陥凹 腸管：下痢（特に下血），腹部痙攣，口腔内潰瘍 眼：疼痛，充血，乾燥 泌尿器：排尿障害あるいは最近の性感染症

● Clinical Pearl

血管疾患の証拠は 6P を調べることにより示される

Pallor：皮膚の蒼白

Polar：冷たい四肢（触診）

Paresthesia：感覚低下（Chapter 7）

Paralysis：筋力低下（Chapter 7）

Pain：触診や運動による増悪

Pulse：脈拍の減弱

表 6-2　四肢の視診

視診の着目点	所見
配列，対称性	安静時の肢位：屈曲，伸展，中位 関節をなす 2 つの骨の遠位側の骨が外側に向かい，近位側が内側へ向かう変形(外反)． 関節をなす 2 つの骨の遠位側の骨が内側に向かい，近位側が外側へ向かう変形(内反)． 四肢が対称か非対称か 関節の大きさ 軟部組織の外観，腫瘤や腫脹の有無 回転軸のずれ 関節の変形または脱臼 脊椎の弯曲(Chapter 5)
皮膚，爪の変化	皮膚の色：蒼白，斑点形成，チアノーゼ，斑状出血，紅斑 皮疹：丘疹，紫斑，点状出血，斑 爪の変化：陥凹，脱落，ばち状指 潰瘍：静脈不全による潰瘍，静脈うっ滞による変色，動脈不全による潰瘍 開放創(大きさ，部位)
運動の変化	筋の萎縮または非対称，筋線維束の不随意攣縮，協調運動不全
歩行，可動性	歩行補助器具の使用 歩行の速度，リズム 特徴的な歩行パターン：疼痛回避歩行，失調歩行，跳躍歩行，鶏歩，Trendelenburg 歩行，Parkinson 歩行

表 6-3　四肢の触診

部位	所見
関節	熱感，滲出液，関節摩擦音，圧痛
皮膚	結節，腫瘤，熱感，硬結
軟部組織(筋，腱，滑液包)の変化	筋の大きさ・強度・トーヌス，腫脹した圧痛のある滑液包，圧痛
骨	骨のランドマーク，局所的な圧痛，不連続，変形

　上肢では，脈拍は上腕動脈と橈骨動脈で触れる(図 6-3)．下肢では，脈拍は大腿動脈や膝窩動脈，後脛骨動脈，足背動脈で触れる．健康な人の 2～3% で足背動脈が欠損していることは重要である．

　動脈灌流は脈拍の強さと毛細血管再充満試験で評価することができる．脈拍の強さは 5 段階の数字(スケール：0 = 触知不能，1 = かろうじて触知，2 = 容易に触知，3 = 充分に触知，4 = 反跳脈)を用いて評価される．毛細血管再充満試験は爪床を圧迫し，血流を遮断して白くさせて評価する．組織が白くなったら圧迫を解除し，爪床の色が元に戻る時間を計測する．正常の毛細血管再充満時間は 2～3 秒である．ankle-brachial index(ABI)は下肢の血流を評価するのにより客観的で非侵襲的なスクリーニング方法である．この試験を施行するためには上肢と下肢の血圧を測定する．ABI は各々の下肢の収縮期血圧の最高値を上肢の収縮期血圧の最高値で除して計算される(下肢の収縮期血圧/上肢の収縮期血圧)．例えば，左上腕の収縮期血圧が 140 mmHg，右上腕の収縮期血圧が 145 mmHg のとき，各々の下腿の ABI を計算するときは 145 mmHg を用いる．正常な ABI は 0.9～1.4 である．ABI が 0.9 未満の場合は下肢の血流低下を

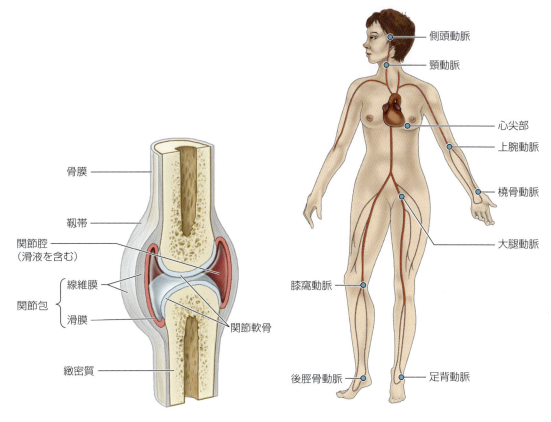

図 6-2　滑膜関節の構造

図 6-3　脈拍を触知できる部位
動脈が皮膚の表面に近いところを走行している場合に触知できる

　示唆し，末梢動脈疾患や膝の脱臼による血管損傷でみられる．ABIが1.4を超えている場合は石灰化や脈管の硬化を示唆する．
　神経系の評価は運動機能や感覚機能の評価を含む(Chapter 7)．上肢を支配する神経は腕神経叢と呼ばれる神経網から生じる．腕神経叢はC5〜T1の前枝から構成される．神経枝は3つの神経幹を形成して6つに分かれ，3つの神経束を形成して5つの神経に分岐する(図6-4)．
　上肢の感覚神経の支配域(デルマトーム)と運動神経の支配域(ミオトーム)に関しては図6-5, 6の通りである．
　下肢を支配する神経は腰神経叢から生じる．下肢の感覚神経根と運動神経根は図6-7の通りである．
　下肢の感覚神経の支配域(デルマトーム)と運動神経の支配域(ミオトーム)に関しては図6-8, 9の通りである．

● Clinical Pearl

デルマトームやミオトームの知識は，単一の末梢神経や神経根の損傷部位を同定するのに役立つ(表6-4)．

233

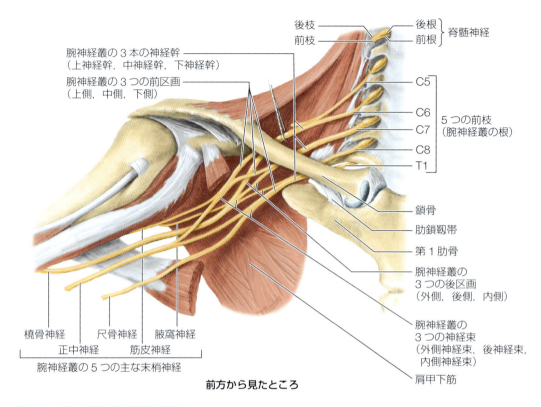

図 6-4　腕神経叢の解剖学的構造

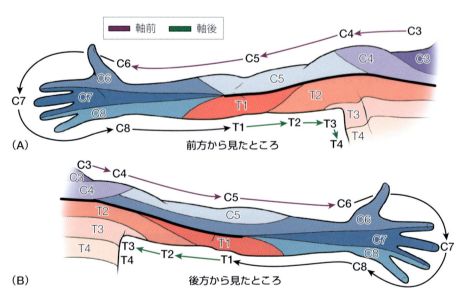

図 6-5　上肢のデルマトーム

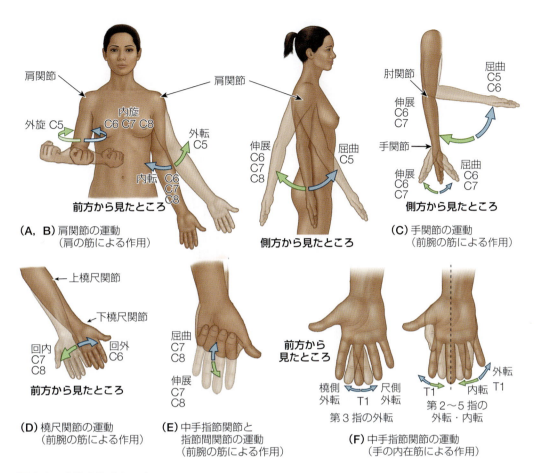

図 6-6　上肢のミオトーム

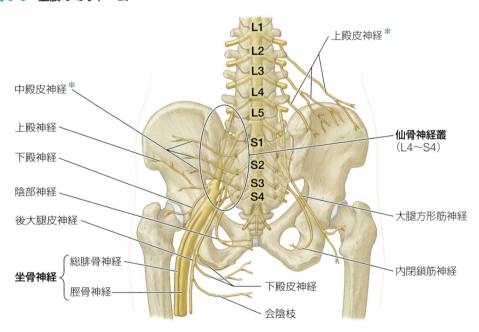

図 6-7　下肢の神経
仙骨神経叢は○で囲んだところ（＊：後枝由来）

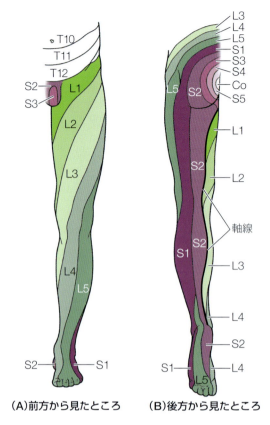

(A)前方から見たところ　　(B)後方から見たところ

図6-8　下肢のデルマトーム

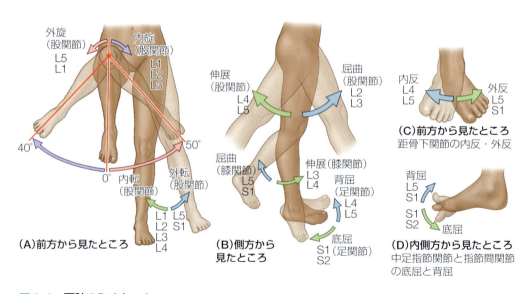

図6-9　下肢のミオトーム

表 6-4　筋群とその支配神経根・末梢神経

	筋	作用	神経根	末梢神経
上肢	三角筋	肩関節の外転・伸展	C5，C6	腋窩神経
	上腕二頭筋	肘関節の屈曲	C5，C6	筋皮神経
	上腕三頭筋	肘関節の伸展	C6，C7，C8	橈骨神経
	橈側手根屈筋	手関節の屈曲	C6，C7	正中神経
	手関節伸筋	手関節の伸展	C6，C7	橈骨神経
	指屈筋	指の屈曲	C7，C8，T1	正中神経，尺骨神経
	指伸筋	指の伸展	C7，C8	後骨間神経
	第1背側骨間筋	示指の外転	C8，T1	尺骨神経
下肢	腸腰筋	股関節の屈曲	L1，L2，L3	大腿神経
	大殿筋	股関節の伸展	L5，S1，S2	下殿神経
	大腿二頭筋	膝関節の屈曲	L5，S1，S2	坐骨神経
	大腿四頭筋	膝関節の伸展	L2，L3，L4	大腿神経
	前脛骨筋	足関節の背屈	L4，L5	深腓骨神経
	腓腹筋，ヒラメ筋	足関節の底屈	S1，S2	脛骨神経
	長母趾伸筋	母趾の伸展	L5，S1	深腓骨神経

　歩行の評価は下肢の神経系と筋骨格系の評価に役立つ．歩行の異常は疼痛，関節疾患，筋力低下，神経疾患で生じる．歩行は流動性，上肢と下肢の運動の対称性，歩幅，左右の足間距離で評価される．一般的な異常歩行パターンがいくつかある．

疼痛回避歩行：患側下肢の荷重時間の短縮．

片側不全麻痺の歩行：患側下肢の筋力低下，痙性，伸展がみられ，患側の肘関節が屈曲している．歩行中，患者は患側の足が床に着かないようにするため，描円して歩行する．定義上，身体の片側のみが侵されている．この歩行は脳血管障害により観察される．

Parkinson 歩行：歩行は前傾姿勢で緩徐，小刻み，すり足が特徴的である．腕の動きは小さい．

失調歩行：協調運動障害による歩行，酩酊歩行．一般的には小脳の障害や下肢の感覚障害により生じる．

跳躍歩行：患側下肢が立脚時につま先立ちをする．この歩行は下肢長の不一致を示唆する．

鶏歩：遊脚期に股関節と膝関節を過度に屈曲させて足を持ち上げる．鶏歩は足関節が底屈し，中位位置（90°）に戻せない場合にみられる．足関節の尖足拘縮ともいわれる．

Trendelenburg 歩行：立脚時に非荷重側の骨盤が下降し，体幹が反対側（患側）へ代償的に傾く．この歩行は殿筋の筋力低下により生じる（図 6-10）．

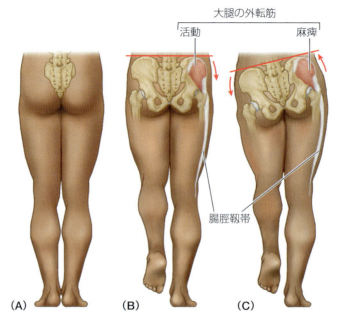

図 6-10　Trendelenburg 歩行
右側の股関節の外転筋力の低下で骨盤が不安定になり，左側に下がる

臨床検査

　四肢の疾患の診断に有用な一般的な臨床検査には，感染症評価のために全血算が含まれる．alkaline phosphatase（ALP）の上昇を認める骨疾患では骨髄が侵され，1 種類以上の血球減少がみられるかもしれない．骨疾患（特に転移性疾患）により高カルシウム血症が引き起こされる場合がある．筋疾患では creatine kinase（CK），aspartate aminotransferase（AST），alanine aminotransferase（ALT）の上昇が生じることがある．異常な血糖値，高アルコール血症，低ビタミン B_{12} 血症，低葉酸血症は神経系に障害を引き起こすことがある．赤血球沈降速度（erythrocyte sedimentation rate：ESR）や C 反応性蛋白（C-reactive protein：CRP）は炎症性マーカーであり，骨髄炎，関節炎，筋炎，感染症を含む多数の状況で上昇することがある．

四肢画像

　一般的な四肢の画像検査は X 線撮影，超音波検査，核磁気共鳴画像（magnetic resonance imaging：MRI），コンピュータ断層撮影（computed tomography：CT）を含む．X 線撮影は一般的に骨折，脱臼，感染症，稀に整形外科領域の悪性腫瘍で使用される．関節や骨をよりよく観察するためにさまざまな角度（例：AP 像，側面像，斜位像）が用いられる．四肢の X 線撮影の解釈の仕方の 1 つを示すと，

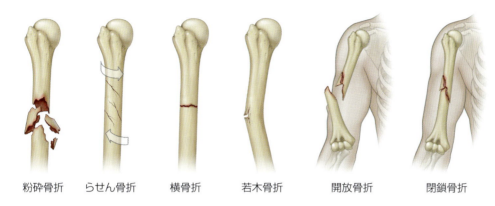

粉砕骨折　　らせん骨折　　横骨折　　若木骨折　　開放骨折　　閉鎖骨折

図 6-11　骨折のパターン

1. X線撮影のタイプ，撮影部位，撮影方向を確認する．
2. ABCDSを使用して骨や関節を分析する．
   A＝解剖学的な外観や配列
   B＝骨の石灰化や質
   C＝軟骨（関節腔）
   D＝罹患した関節の配列
   S＝軟部組織の異常
3. 関節の配列や関節腔の評価．配列異常，関節の侵食，関節腔の狭小化に注意する．
4. 骨の評価．骨密度や皮質の不連続を観察する．薄い皮質は骨量減少や骨粗鬆症でみられることがある．
5. 軟部組織の腫脹がないか確認する．

垂直方向のX線撮影（例：AP像，側面像）では骨折の診断と以下の同定に役立つ．

1. 骨折した部位（例：骨端，骨幹端，骨幹．骨幹は遠位部，中央部，近位部）の特定に役立つ．骨折が関節に達するかという評価にも有用である．
2. 骨折のパターン（例：横骨折，らせん骨折）を図 6-11 に示す．
3. 骨折に転位を伴うか．転位を伴う骨折では骨の解剖学的位置は保たれていない．転位のない骨折では骨の解剖学的位置は保たれている．
4. 軟部組織の変化は開放骨折（骨片の皮膚外への突出，軟部組織内のガス）や滲出液を示す．

● Clinical Pearl

開放骨折は緊急の洗浄と壊死組織の除去を必要とする．適切な抗菌薬の投与をすぐに開始し，破傷風の予防ワクチンを考慮する．

CT 検査は X 線撮影で観察できない骨折の同定が可能なことがあり，手術の計画に有用である．MRI 検査は膝関節の靱帯や半月板の損傷，筋炎，脊髄損傷のような軟部組織の異常の同定に非常に有用である．超音波検査は血管，筋や腱の断裂，関節の液貯留の評価に有用である．

特殊検査

四肢の特殊な検査には生検(骨，筋，神経)，筋電図，神経伝導速度検査，関節穿刺が含まれる．

診断目的の関節穿刺は，化膿性関節炎または結晶性関節炎を疑う単関節炎の評価のときに施行される．治療目的の関節穿刺は滲出液の排出や薬物の注入で施行される．関節穿刺を施行するため，針を関節に穿刺して滑液を吸引する．顕微鏡で滑液の感染(グラム染色，培養)，結晶の有無について分析する．細胞数も関節の液貯留の原因を同定するのに役立つ．

器官系の概要

■ 肩

▌概要

肩は3つの骨（鎖骨，肩甲骨，上腕骨）から構成される．鎖骨は上肢と体幹部を接続している（図6-12）．肩には3つの主な関節がある．胸鎖関節は鎖骨と胸骨柄との間の鞍関節の滑膜関節である．肩鎖関節は鎖骨と肩峰との間の平面関節の滑膜関節である．肩関節は上腕骨頭と肩甲骨の関節窩との間の球関節の滑膜関節である（図6-13）．

肩関節に作用する筋は3つのグループ（前軸肢筋，後軸肢筋，肩甲上腕筋）に分類される（表6-5）．

▌身体診察

両側の肩を視診し，腫脹，紅斑，瘢痕，変形を確認する．触診は胸鎖関節より始め，鎖骨に沿って外側へ進めていき，肩鎖関節や上腕骨頭も行う．肩甲棘も触診する．圧痛部位や変形部位は記録する．

関節可動域の評価をするために，一連の手技を両側の肩に行う（図6-1，表6-6）．外旋や内旋での疼痛は回旋筋の障害や癒着性関節包炎を，内転での疼痛は肩鎖関節の疾患を示唆する可能性がある．

肩には関節を安定させるために4つの回旋筋がある（図6-14）．回旋筋の断裂，筋や腱のインピンジメントは変性や外傷による損傷で，よくみられる疾患である．回旋筋の検査は表6-7に示す通りである．

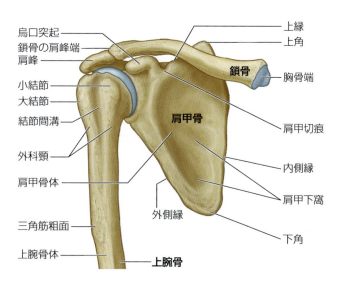

図6-12　肩の骨

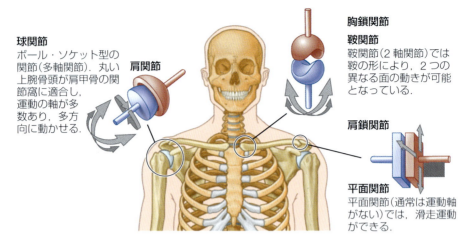

図 6-13 肩関節の滑膜関節

表 6-5 肩の筋群の解剖学的分類と支配末梢神経

前軸肢筋	後軸肢筋	肩甲上腕筋
大胸筋・小胸筋(内側・外側胸筋神経) 前鋸筋(長胸神経) 鎖骨下筋(鎖骨下筋神経)	僧帽筋の表層(副神経) 広背筋(胸背神経) 肩甲挙筋(肩甲背神経) 大菱形筋・小菱形筋(肩甲背神経)	回旋筋腱板:棘上筋(肩甲上神経),棘下筋(肩甲上神経),小円筋(腋窩神経) 肩甲下筋(鎖骨下筋神経) 三角筋(腋窩神経) 大円筋(肩甲下神経の下枝)

表 6-6 正常な肩関節の可動域

運動	正常可動域
屈曲	0〜180°
伸展	0〜60°
外転	0〜180°
内転	0〜45°
内旋	0〜70°
外旋	0〜90°

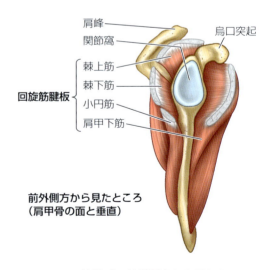

図 6-14 回旋筋群を前外側方から見たところ

242　Chapter 6　上肢と下肢

表 6-7　回旋筋腱板の検査

部位	検査名	方法
棘上筋	Jobe または empty can テスト	患者は両肩を 90° 屈曲・45° 外転(肩甲骨面)にし,肘関節を伸ばしたまま保持する.次に,患者は両肩を内旋させて母指を下方に向ける.両上腕にかかる下方への力に抵抗するよう指導する.患者が下方への力に耐えられなければ,棘上筋に異常がある可能性がある
棘下筋,小円筋	外旋試験	患者の上腕を両脇に位置させ,肘関節を 90° に屈曲させる.患者に両肩を外旋するように指示し,医師は患者の両前腕を内側に押して抵抗する.筋力低下があれば棘下筋の異常を示唆する
肩甲下筋	Gerber または Lift-off テスト	患者は手を後ろに回し,腰椎の中位に位置させる.患者に手を背中から離すよう指示する.できなければ,肩甲下筋の異常を示唆する
肩のインピンジメント	Neer テスト	患者の肩を内旋させて肘関節は伸展させる.医師は肩甲骨を押さえ,肩を受動的に屈曲させ,患者の頭上へ腕を挙上させる.肩の前部や外側部に痛みがあれば陽性である.
	Hawkins テスト	患者の肘関節と肩を 90° 屈曲させる.次に医師が患者の肩を内旋させる.肩の上部や外側部に痛みがあれば陽性である

Neer and Hawkins テストは肩峰下インピンジメントで用いる検査である.繰り返すインピンジメントにより回旋筋腱板に炎症を引き起こし,疼痛が生じれば陽性である.

画像所見

上腕骨の関節面は正常では関節窩と平行である(図 6-15A).正常な肩の X 線撮影を図 6-15B に,MRI を図 6-15C に示す.

■ 肘関節・橈尺関節

概要

肘関節は上腕と前腕との間に位置する蝶番関節の滑膜関節であり,上腕骨遠位(小頭,滑車切痕,肘頭窩),尺骨の近位(鉤状突起,肘頭),橈骨頭から構成される(図6-16).前腕は橈骨と尺骨から形成され,骨間膜により結合している.これらの骨は車軸関節の滑膜関節(上・下橈尺関節)を形成し,回外・回内運動を可能にしている.

上腕二頭筋と上腕筋により肘関節を屈曲させる.上腕二頭筋には短頭と長頭があり,筋皮神経により支配される.上腕筋は上腕二頭筋の深部に位置し,筋皮神経と橈骨神経により支配される.上腕三頭筋は肘関節を伸展させ,橈骨神経により支配される.上腕二頭筋は前腕を回外させる一方で,方形回内筋と円回内筋は前腕を回内させる(図 6-17).

器官系の概要　**243**

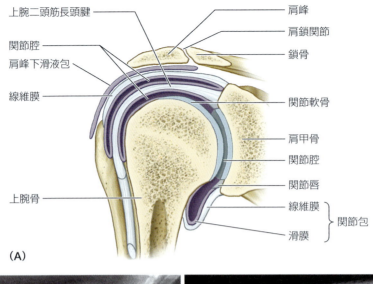

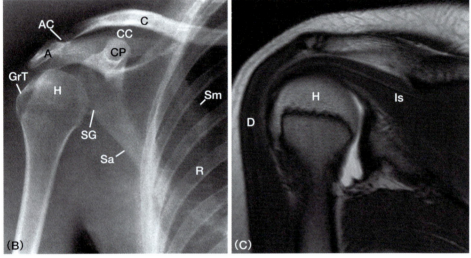

図6-15 肩関節
(A)肩関節の冠状断像
(B)正常な右肩関節のX線撮影AP像．A：肩峰，AC：肩鎖関節，C：鎖骨，CC：烏口鎖骨関節，CP：烏口突起，GrT：大結節，H：上腕骨，R：肋骨，Sa：肩甲骨の外側縁，SG：肩関節窩，Sm：肩甲骨内側縁
(C)正常な右肩関節のMRI T1強調画像．D：三角筋，H：上腕骨，Is：棘下筋腱

身体診察

　　肘関節の視診では変形，瘢痕，紅斑，腫脹があるか観察する（表6-2）．上腕骨遠位，橈骨近位，尺骨近位を触診し，圧痛や変形の有無を確認する（表6-3）．内側上顆の腱の停止部の圧痛はゴルフ肘や野球肘でみられ，外側上顆の圧痛はテニス肘でみられる．

　　関節可動域の検査は肘関節の屈曲・伸展・回外（手掌を前へ回す）・回内（手掌を後ろへ回す）で評価する．

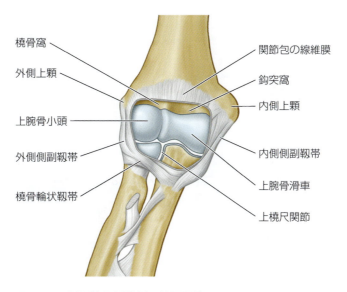

図 6-16　肘関節と近位側の橈尺関節

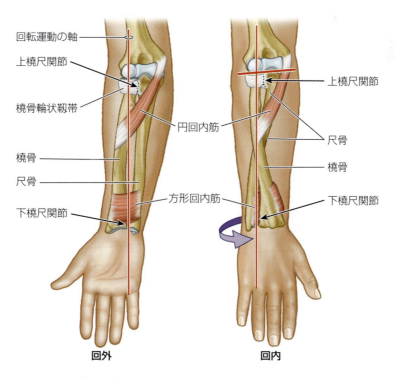

図 6-17　前腕の回外・回内

器官系の概要　**245**

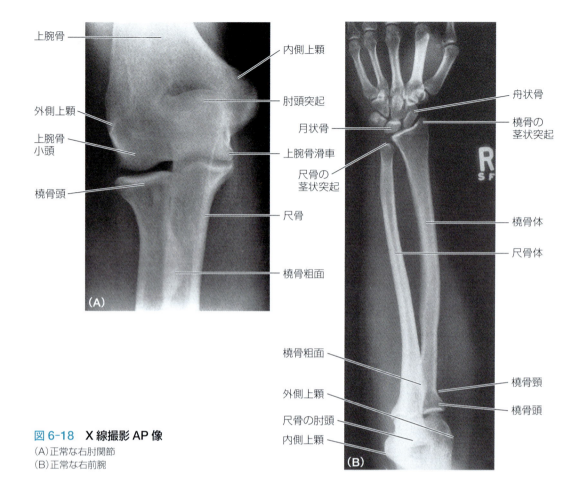

図 6-18　X 線撮影 AP 像
(A)正常な右肘関節
(B)正常な右前腕

画像所見

　　正常な肘関節の X 線撮影 AP 像では，上腕骨は尺骨と橈骨と同軸上にある（図 6-18A）．橈骨頭は上腕骨小頭の中央部と関節をなす．橈骨と尺骨は近位の上橈尺関節では近接し，重なることもある．正常な前腕の X 線撮影では，橈骨と尺骨は同一平面上にあり，回内すると重なる（図 6-18B）．尺骨は橈骨より遠位側は少し短い．橈骨手根関節の手根骨と橈骨との間は同じスペースで一致している．

手関節・手

概要

　　手の骨は 8 個の手根骨，5 個の中手骨，14 個の指節骨から構成される．手根骨は 2 列に配列している．橈骨と近位側の手根骨は橈骨手根関節を形成し，屈曲，伸展，橈屈，尺屈，描円が可能である（図 6-19）．

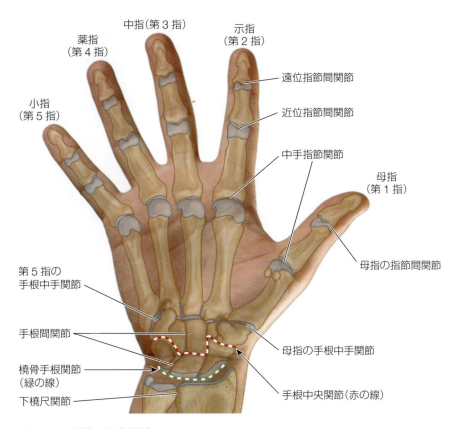

図 6-19　手掌の体表解剖

表 6-8　手の内在筋の区画，機能，支配神経

区画	機能	神経
母指球	母指の外転，屈曲，対立	正中神経
内転筋	母指の内転	尺骨神経
小指球	小指の内転，屈曲，対立	尺骨神経
中心	虫様筋(中手指節関節の屈曲，指節間関節の伸展)を含む	第1・2虫様筋：正中神経 第3・4虫様筋：尺骨神経
骨間	指の内転，外転	尺骨神経

　前腕の筋は手や手関節の動きに作用するが，前内側(屈曲-回内)と後外側(伸展-回外)の2つに区分される．屈曲-回内の8つの筋の区画は前腕の前内側に位置し，手関節や手指，母指を屈曲させる．屈曲-回内の筋の多くは正中神経に支配されるが，例外として尺側手根屈筋や第4～5指の深指屈筋は尺骨神経に支配される．後外側の区画は12の筋から構成され，手関節や中手指節関節を伸展させる．後外側の筋は前腕を回外させ，母指を外転・伸展させ，橈骨神経に支配される．手の内在筋は5つの区画に分けられる(表 6-8)．

器官系の概要　**247**

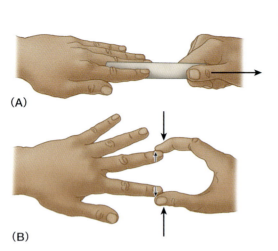

図 6-20　骨間筋の検査
(A)尺骨神経支配の掌側骨間筋の検査
(B)尺骨神経支配の背側骨間筋の検査

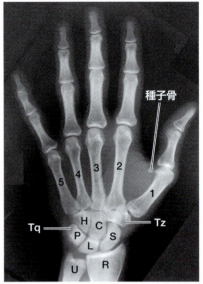

図 6-21　正常な右手の X 線撮影
第1〜5中手骨は数字で表記されている．C：有頭骨，H：有鈎骨，L：月状骨，P：豆状骨，R：橈骨，S：舟状骨，Td：小菱形骨，Tq：三角骨，Tz：大菱形骨，U：尺骨

身体診察

　手関節，手，爪の変形を視診する（表 6-2）．次に手や手関節の骨に圧痛や変形がないか触診する（表 6-3）．解剖学的嗅ぎタバコ入れ（長母指外転筋の腱と長母指伸筋の腱により形成される）に圧痛があると舟状骨骨折の可能性がある．中手指節関節は指を屈曲させて関節を開き，母指と示指を使って液体を触知するか調べる．これを近位指節間関節や遠位指節間関節でも行う．

　手関節（屈曲-伸展，尺屈-橈屈），中手指節関節（屈曲-伸展，内転-外転），近位指節間関節（屈曲-伸展），遠位指節間関節（屈曲-伸展）の可動域は似ている．患者に握りこぶしを作らせて指を開かせると，中手指節関節や近位指節間関節，遠位指節間関節の評価ができる．骨間筋の評価をするためには患者に指を広げさせ（外転），次に互いにくっつけさせる（内転）よう指示すると，一連の動きで何か異常があれば気づくことができる（図 6-20）．検力計を用いると握力を測定できる．

画像所見

　正常な手の X 線撮影では，すべての8つの手根骨は配列や関節腔が保たれていれば観察できる（図 6-21）．手根中手関節と指節間関節は一致している．

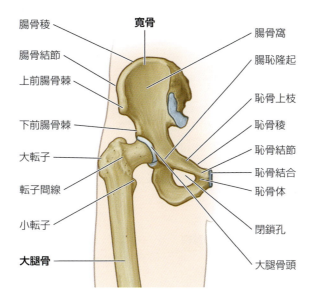

図 6-22　骨盤，股関節，大腿骨近位の骨

股関節・大腿

概要

股関節は大腿骨頭と寛骨臼から構成される球関節の滑膜関節である（図 6-22）．股関節は屈曲-伸展，外転-内転，内旋-外旋，描円できる（図 6-1）．股関節と大腿部の筋は 4 つのグループに分かれる．それぞれの筋を支配する神経によって，前大腿部（大腿神経），中央の大腿部（閉鎖神経），後大腿部（坐骨神経），殿部（上殿神経，下殿神経）に分けられる．

身体診察

股関節と大腿の診察は歩行の評価から始める．次に股関節に腫脹，紅斑，変形がないか調べる（表 6-2）．上前腸骨棘，上後腸骨棘，大転子，坐骨結節を触診して圧痛の有無を調べる（表 6-3）．大転子の圧痛は大転子の滑液包炎を，坐骨結節の疼痛は坐骨殿部の滑液包炎を示唆する可能性がある（図 6-23）．

> ● Clinical Pearl
>
> 通常，股関節の疾患は股関節の回旋で増悪する鼠径部痛として現れる．

股関節の運動は表 6-9 の通りである．

器官系の概要　**249**

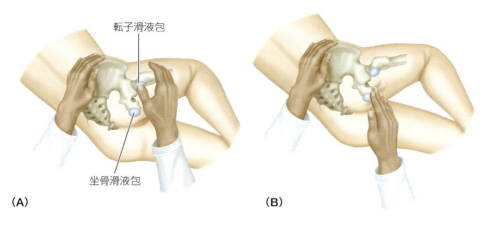

図 6-23 転子滑液包と坐骨滑液包の診察

表 6-9 股関節の可動域の検査

股関節の運動	運動に寄与する主要な筋	患者への指示
屈曲	腸腰筋	「膝を胸へ向けて曲げ，お腹へ引き寄せてください」
伸展	大殿筋	「うつ伏せになり，膝を曲げて大腿部を床から持ち上げてください」または「仰向けになり，下肢を正中から離すように動かしてください」
外転	中殿筋，小殿筋	「仰向けになり，下肢を正中から離すように動かしてください」
内転	短内転筋，長内転筋，大内転筋，恥骨筋，薄筋	「仰向けになり，膝を曲げて下肢を正中に動かしてください」
外旋	内閉鎖筋，外閉鎖筋，大腿方形筋，上双子筋，下双子筋	「仰向けになり，膝を曲げて下腿と足が正中を越えるように回旋してください」
内旋	腸腰筋	「仰向けになり，膝を曲げて下腿と足が正中から離れるように回旋してください」

● Clinical Pearl

下肢長には2つの測定方法がある．真の下肢長は上前腸骨棘から内果の距離である．みかけの下肢長は臍部から内果の距離である．下肢の非対称の原因には股関節の骨折（短縮して外旋した下肢），側弯，先天性の異常が含まれる．

画像所見

正常な股関節のX線撮影では，大腿骨頭は寛骨臼と関節を形成して関節腔を認め，両側の股関節は左右対称である（図 6-24）．

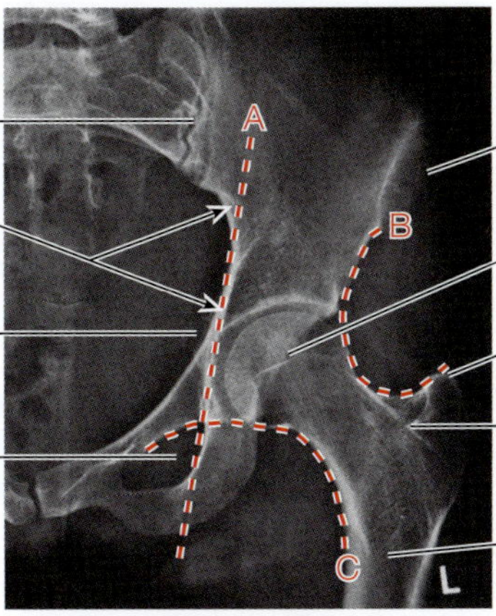

図 6-24　正常な左股関節の X 線撮影 AP 像
股関節の異常を発見するために用いられるいくつかの直線と弯曲線がある.
Kohler ライン(A のライン)は正常では骨盤上口と閉鎖孔の両方に接する接線
として描くことができる. 寛骨臼窩はこのラインの外側に位置する.
Shenton ライン(B のライン)と腸骨大腿骨のライン(C のライン)はそれぞれ
正常の X 線撮影 AP 像で滑らかな連続する線としてみられ,左右対称である

■ 膝

▌概要

　膝は,大腿骨遠位,脛骨近位,膝蓋骨から構成される蝶番関節の滑膜関節である
(図 6-25A). 膝関節は内側側副靱帯,外側側副靱帯,前十字靱帯,後十字靱帯によ
り安定している. 内側半月板と外側半月板は三日月状の線維軟骨で関節の衝撃を和ら
げている(図 6-25B). 大腿四頭筋は膝を伸展させ,大腿二頭筋は膝を屈曲させる.

▌身体診察

　膝の診察は歩行の評価から始める. 膝蓋下の陥凹の消失がみられれば,液体が貯留
している可能性がある(図 6-26).
　膝関節液の貯留を検出する検査は表 6-10 の通りである. また,変形や紅斑に関し
ても視診で確認する.
　大腿骨遠位,膝蓋骨,脛骨近位,関節裂隙に圧痛点がないか触診で確認する. 膝窩
に腫瘤を触知したら膝窩嚢胞(Baker cyst)の可能性がある.
　膝関節では屈曲・伸展の可動域を調べる. 正常な膝関節の屈曲可動域は 120°〜150°
で,伸展可動域は 0〜5° である. ROM の評価後に靱帯や半月板の診察をする. 症例
で論じる.

器官系の概要　**251**

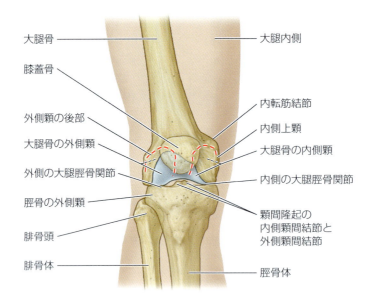

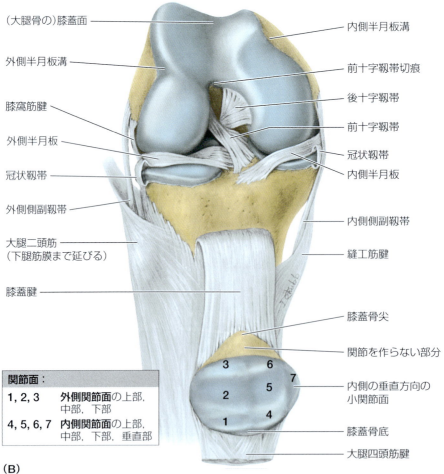

図 6-25 膝
(A)膝関節の骨を前方から見たところ
(B)屈曲した膝を前方から見たところ．膝関節の靱帯を示している

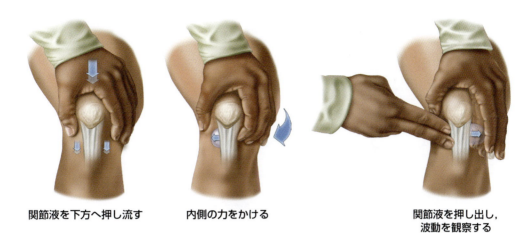

関節液を下方へ押し流す　　内側の力をかける　　関節液を押し出し，波動を観察する

図 6-26　膝関節液貯留の検査

表 6-10　仰臥位で膝を伸展させた状態での膝関節液貯留の検査

検査名	方法
液体波動テスト	膝関節の内側に力をかけ，手で膝蓋骨の上方に向かって擦り上げる．膝蓋骨の外側の上方から下方に向かって擦る．内側の膝蓋骨下のスペースを観察する．波動がみられれば陽性である
膨隆サイン	医師は手を患者の膝の近位に置き，滑液を膝蓋骨の上方から下方へ動かし，膝蓋骨下の内側のスペースに力を加えると，膝蓋骨下の外側のスペースに膨隆を認める．外側でも同様の試験を繰り返す（図 6-54）
膝蓋骨タップ	医師は手を患者の膝の近位に置き，滑液を膝蓋骨の上方から下方へ動かし，膝蓋骨を下方へ押す．膝蓋骨に動きがあると膝関節に液体があり，動きがないと膝蓋骨は大腿骨に接触している

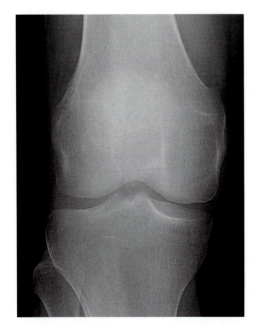

図 6-27　正常な膝関節の X 線撮影 AP 像

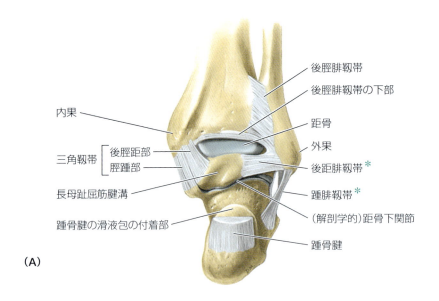

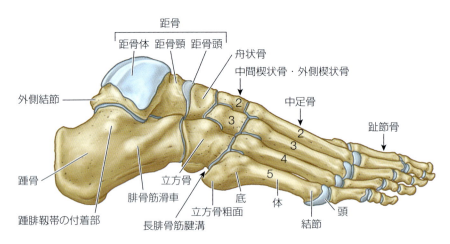

図 6-28　足と足関節の骨，靱帯
(A)後方から見たところ（＊：足関節の外側の靱帯の一部）
(B)側方から見たところ

画像所見

　　正常な膝関節の X 線撮影で，大腿骨と脛骨は対称的に関節をなす（図 6-27）．関節腔は見え，膝蓋骨は脛骨の近位にある．

表 6-11 下肢の区画と神経支配

前方	外側	後方浅部	後方深部
筋と作用			
前脛骨筋(足関節の背屈) 長趾伸筋(足趾の伸展) 長母趾伸筋(第1趾の伸展) 第3腓骨筋(足関節の弱い背屈, 足の外反)	長腓骨筋, 短腓骨筋(不意の足の内反に抵抗, 制限された範囲での足の外反)	腓腹筋, ヒラメ筋(足関節の底屈)	後脛骨筋(足の内反) 長趾屈筋(足趾の屈曲) 長母趾屈筋(第1趾の屈曲)
神経			
深腓骨神経	浅腓骨神経	脛骨神経	脛骨神経

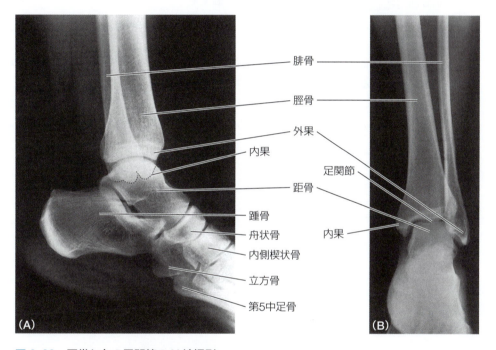

図 6-29 正常な左の足関節の X 線撮影
(A)側面像
(B)正面像

足関節・足

概要

足関節は脛骨の天井(内果を含む), 腓骨遠位, 距骨の間で構成される蝶番関節の滑膜関節である. 足関節は靱帯結合により安定している. 内側には三角靱帯, 外側には前距腓靱帯, 踵腓靱帯, 後距腓靱帯がある(図 6-28A). 足関節に作用する筋, 足の外在筋は表 6-11 の通りである.

器官系の概要 **255**

足は7個の足根骨，5個の中足骨，14個の趾節骨から構成される．足根骨間の関節，すなわち距骨下関節や横足根関節（距舟関節，踵立方関節）は足の内反・外反を容易にしている（図6-28B）．足や足趾を動かす筋は外在筋または内在筋である．外在筋は下腿の前方，外側，後方浅部，後方深部の区画に含まれる．内在筋は20個あり，脛骨神経の枝である内側足底神経と外側足底神経に支配される．

身体診察

足関節や足の診察は腫瘤や変形，紅斑，滲出液の有無の視診から始まる（表6-2）．内果，外果，足根骨，中足骨（特に第5趾の基部）を触診して圧痛や変形の有無を確認する．足関節の背屈・底屈，足の外反・内反，足趾の屈曲・伸展によって足関節や足根骨間関節，中足趾節関節の可動域を評価する．

画像所見

正常な足関節のX線撮影では，距骨が内果や外果となす関節は視認でき，対称性の関節腔である（図6-29A）．

正常な足のX線撮影では，足根間の関節は関節腔を介し適合している（図6-29B）．足の骨のアーチは側面像で観察できる．すべての中足趾節関節と趾節間関節は適合している．

症例集

結晶性炎症性関節炎

症例 56歳男性．2日前から右足のつま先に疼痛，発赤，腫脹あり．既往歴：高血圧．数年前にも右足のつま先の腫脹があった．

定義

結晶性炎症性関節炎は関節への尿酸結晶またはピロリン酸カルシウム二水和物（calcium pyrophosphate dihydrate：CPPD）結晶の沈着によりおこる．

頻度の高い原因は？

痛風は関節への尿酸結晶の沈着によりおこる．痛風のリスク因子には，男性，痛風の既往歴，心血管疾患がある．偽痛風は関節へのCPPD結晶の沈着によりおこる．

鑑別診断は？

単関節炎：敗血症性関節炎，結晶性関節炎，血清陽性および陰性炎症性関節炎，外傷，関節血腫，変形性関節症．

どのような徴候がみられるか？

痛風や偽痛風の症状に関節痛およびROM減少がある．通常，痛風は偽痛風（しばしばより急性な発症）と比較して，より緩やかに発症する．痛風では第1趾の中足趾節関節が好発部位である．

どのような身体所見がみられるか？

バイタルサイン：頻脈と発熱が生じることがある．
視診：関節の紅斑や腫脹がおこることがある．また，耳介，足，指を検査し，痛風結節（軟部組織や関節への尿酸結晶の析出物）の有無を調べる（図6-30）．
触診：罹患した関節は滲出液により温かく軟らかく触れる．
ROM：急性痛風および偽痛風において関節の炎症のため減少する．

どのような検査を行うべきか？

臨床検査：全血算，生化学〔クレアチニン（creatinine：Cr）の上昇，血清尿酸，高カルシウム血症，低マグネシウム血症，リン，副甲状腺ホルモン（parathyroid hormone：PTH）低値，甲状腺刺激ホルモン（thyroid-stimulating hormone：TSH）高値，ALP．尿酸上昇は痛風の診断的所見ではなく，痛風発作の際には正常である可能性がある〕．その他の血漿検査（ESRおよびCRP上昇）．

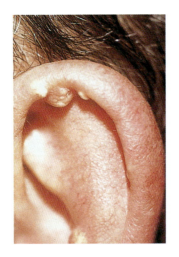

図 6-30　耳介の痛風結節
組織内の尿酸結晶の析出物である

表 6-12　関節液検査での結晶の違い

尿酸結晶	CPPD 結晶
針状	菱形状
負の複屈折	正の複屈折

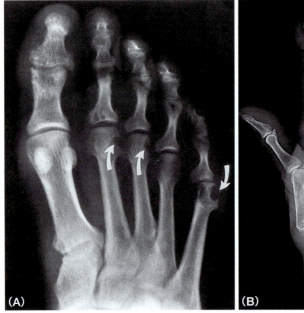
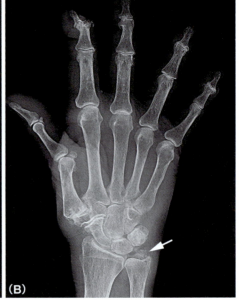

図 6-31　結晶性炎症性関節炎の画像所見
(A)痛風により遠位中足骨における骨びらんがみられる（⇨）
(B)偽痛風（CPPD）を伴う手と手関節．関節腔の狭窄および三角線維軟骨（⇨）の軟骨石灰化に注意

画像検査：痛風では，X線撮影による所見は軟部組織の腫脹がおこることがあるが，当初は正常である．進行すると，骨性の円形びらんや突出した辺縁を伴う「打ち抜かれた」病変がみられる（図 6-31A）．痛風結節が軟部組織の石灰化として見えることがある．CPPDでは，X線撮影によって膝の半月板の線維軟骨や手関節の三角線維軟骨，恥骨結合にカルシウム沈着物がみられる可能性がある（図 6-31B）．

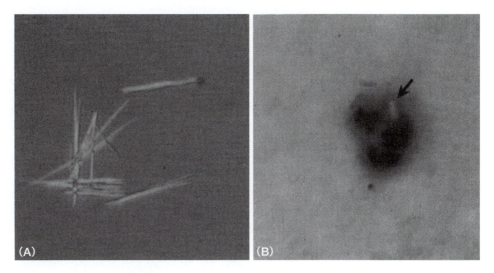

図 6-32　関節液の顕微鏡検査
(A) 関節液中の針状の尿酸結晶
(B) 関節液中の白血球によって貪食された CPPD 結晶（→）

特殊検査

関節液：関節穿刺による関節液検査は，白血球数 2,000/mm^3 以上および好中球 50％以上の炎症パターンを呈することがある．さらに，顕微鏡検査により細胞内に複屈折結晶がみられる可能性がある（表 6-12，図 6-32）．

結晶性および細菌性関節炎を病歴および末梢血検査によって常に鑑別することはできない．敗血症性関節炎を確実に除外するためには関節液吸引と培養が必要である．グラム染色陰性は感染性関節炎を除外しない．同様に，結晶は感染と同時に生じることがあるため，結晶の存在は感染性関節炎を除外しない．

ミオパチー

症例　67 歳女性．特に階段を登ったり，坐位から立ち上がったりするときに疲労と衰弱を感じる．微熱および手背部の皮疹がみられる．

定義

ミオパチーは，神経は正常で神経筋接合部が機能しているにもかかわらず，筋肉線維が侵されてしばしば弱体化している状態である．

頻度の高い原因は？

ミオパチーの頻度の高い病因は以下の通りである.

ミオパチーのタイプ	病因
炎症性	多発性筋炎，皮膚筋炎，関節リウマチ，全身性エリテマトーデス（systemic lupus erythematosus：SLE）および封入体筋炎を含む免疫系関連筋障害
代謝，先天性	代謝異常に関連するミオパチー，ミトコンドリア病と同様の脂質やグリコーゲン分解の遺伝的欠損．デュシェンヌ型筋ジストロフィーを含む他の先天性の原因
内分泌	アジソン病，クッシング病，甲状腺機能低下/亢進症，副甲状腺機能亢進症
吸収不良	骨軟化症関連筋障害，低/高カリウム血症性ミオパチー，セリアック病の合併症などの電解質または栄養素の吸収障害
薬物，毒素	アルコール（急性および慢性），ステロイド，コルヒチン，スタチン，シンバスタチンやコカイン，ヘロインとシトクロム P450（CYP3A4）阻害剤との組み合わせなどの毒素または薬物から生じる筋障害
感染	感染性ミオパチーの一般的な原因には旋毛虫症，コクサッキーウイルス A/B，嚢虫症，ライム病，インフルエンザ，黄色ブドウ球菌，ヒト免疫不全ウイルス（human immunodeficiency virus：HIV）がある

　筋力低下の発症時期は筋障害の原因を区別するのに役立つ．急性発症は毒素に関連している可能性が高い．骨格筋の急速な崩壊によって引き起こされる横紋筋融解症はしばしば数日の経過で発症する．多発性筋炎やステロイド誘発性または内分泌性の原因による疾患は数週間の経過で発症する可能性が高い．筋力低下のパターンを，主に近位筋の筋力低下，主に遠位筋の筋力低下，またはその両方として，同定することも有用である．医師は筋力低下が対称性であるかどうかを確認するべきである.

鑑別診断は？

筋力低下：解剖学的アプローチに基づいて，鑑別診断には，中枢神経系疾患（例：脳血管障害，硬膜下血腫），脱髄疾患（例：多発性硬化症，ギラン・バレー症候群），脊髄障害，筋萎縮性側索硬化症（amyotrophic lateral sclerosis：ALS），運動脊髄疾患，末梢神経障害，神経筋接合部疾患（例：重症筋無力症，ボツリヌス中毒症），ミオパチー，慢性疾患（例：糖尿病，心臓病，うつ病）がある.

どのような徴候がみられるか？

　ミオパチーの症状には，対称性近位筋力低下（階段を登ることや椅子から起立することの困難さとしてしばしばみられる）がある．遠位の筋力低下は一般的ではないが，保持困難や握力低下を呈することがある．全身の倦怠感や易疲労感，暗色尿もおこることがある.

どのような身体所見がみられるか？

バイタルサイン：発熱が生じることがある.
視診：弱い筋肉群の大きさの非対称性や炎症，腫脹の徴候を調べる．Gottron 丘疹（指

の背側), ヘリオトロープ疹(眉毛上方), ショール徴候(背中や肩, 上胸部の皮疹)などの皮疹がないか視診する必要がある.

触診：筋肉の大きさの非対称性, 疼痛, 圧痛の有無を触診する.

神経学的検査：罹患した筋肉の筋力低下を評価する. 筋力は Medical Research Council(MRC)スケール(Chapter 7)を用いて分類される. 神経性の筋力低下を除外するために深部腱反射を検査する. 感覚は通常は正常である.

どのような検査を行うべきか？

臨床検査：全血算, 生化学[CK や乳酸デヒドロゲナーゼ(lactate dehydrogenase：LDH), 血清ミオグロビン, AST, ALT は筋肉の破壊のために上昇する可能性がある. 腎障害がある場合は Cr や BUN の上昇. 電解質, TSH], 尿検体は血液に対して陽性のことがある(ミオグロビン尿症を示唆する), 毒物スクリーン(アルコール, コカイン), その他の血漿検査[炎症病因が疑われる場合, 病歴や身体診察によって示唆されているように, ESR, CRP, 抗核抗体(ANA), 抗シェーグレン症候群関連抗原 A(抗 Ro/SSA)抗体, La/SSB 抗体, 抗 Sm 抗体, 抗リボ核蛋白質(RNP)抗体, 抗 Jo-1(筋炎特異的)抗体].

画像検査：MRI は筋組織をよく視覚化することができ, 炎症性ミオパチーの診断に有用である. MRI は筋生検のための適切な部位を決定するのにも役立つ.

特殊検査

電気生理学検査：末梢神経系や神経筋接合部機能を評価し, 筋生検の最適部位を決定するのに役立つことがある.

筋生検：筋肉の物理的構造の顕微鏡レベルでの変化を評価し, 筋肉中の脂質やグリコーゲンの蓄積を測定する.

遺伝学的検査：可能であれば, 遺伝性ミオパチーや筋ジストロフィーを検査する.

変形性関節症

> **症例** 76歳肥満女性. 1年前から進行する右股関節から鼠径部に放散する痛みがある. 痛みは体重や身体活動によって悪化し, 休息によって改善する.

定義

特発性変形性関節症は進行性変性性関節疾患であり, 関節軟骨の喪失と慢性反応性の骨変化, 骨破壊を引き起こし, 辺縁に骨棘と呼ばれる新しい骨を形成する. 二次性変形性関節症は関節の障害や病的影響の結果としての関節軟骨の喪失や慢性反応性骨変化である.

症例集 **261**

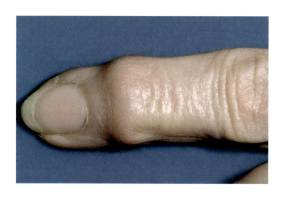

図 6-33　変形性関節症
遠位指節間関節における Heberden 結節を示す

頻度の高い原因は？

変形性関節症は外傷，先天性または発達性関節障害，無血管壊死(avascular necrosis：AVN)，内分泌障害(例：先端巨大症，副甲状腺機能亢進症，甲状腺機能低下症)，代謝障害(例：痛風，偽痛風，ウィルソン病，ヘモクロマトーシス)，神経障害(例：糖尿病性の Charcot 関節炎，梅毒)，パジェット病により引き起こされることがある．変形性関節症のリスク因子には，年齢，肥満，女性，遺伝的素因がある．

鑑別診断は？

関節痛：外傷(例：骨折，脱臼)，感染(例：敗血症性関節炎，骨髄炎，蜂窩織炎)，炎症過程(例：痛風，偽痛風，関節リウマチ，滑液包炎)，筋骨格障害(例：筋肉緊張，腱障害，靱帯/半月板損傷)，ニューロパチーまたは関連する痛み(例：知覚異常性神経痛，背部痛)．

どのような徴候がみられるか？

変形性関節症の症状には，活動および1日の終わりに悪化する関節痛および硬直がある．最も一般的に罹患する関節は，手の遠位指節間(DIP)関節や近位指節間(PIP)関節，第1指の手根中手関節，膝・股関節である．患者は筋力低下や膝のロッキングまたは不安定性に気づくことがある．

どのような身体所見がみられるか？

バイタルサイン：通常は正常である．
視診：歩行パターンを評価する(例：有痛性歩行または Trendelenburg 歩行)．腫脹，関節の整列，屈曲拘縮，骨の変形，筋肉の萎縮について関節を検査する．手を診察して，遠位指節間関節(Heberden 結節)と近位指節間関節(Bouchard 結節)における骨の腫大と手根中手骨関節の正方形化について確認する(図 6-33)．
触診：患部を触診し，関節の圧痛や関節液，滑液包の炎症に注意する．関節の運動でコツコツ音を感じるかもしれない．

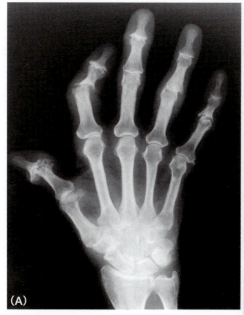
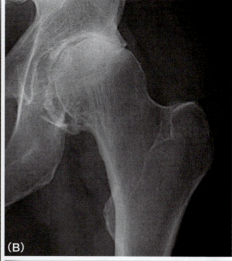
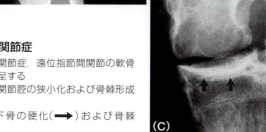

図 6-34　変形性関節症
(A)びらん性変形性関節症．遠位指節間関節の軟骨の「ガルウイング」を呈する
(B)股関節．著しい関節腔の狭小化および骨棘形成を呈する
(C)膝関節．軟骨下骨の硬化(➡)および骨棘(⇨)を呈する

ROM：可動域が減り，動きによって痛みを生じることがある．

特殊検査

Trendelenburg 徴候：「初期評価」を参照．
patellar grind テスト：患者を仰臥位にして，膝蓋骨の上極に下向きの圧力をかける．膝蓋骨に圧力をかけながら，患者は大腿四頭筋を屈曲させ，圧力に対抗して膝蓋骨を近位に引き寄せる．この検査中の痛みは膝蓋大腿関節障害を示唆する．

どのような検査を行うべきか？

臨床検査：全血算(白血球増多)，その他の血漿検査(特発性変形性関節症で正常であるはずのリウマトイド因子(rheumatoid factor：RF)および ANA を含む他の病因や診断を除外するための炎症性検査)．
画像検査：罹患した関節の X 線撮影は変形性関節症の診断に有用である．下肢関節では荷重 X 線撮影が有用である(図 6-34)．変形性関節症の一般的な放射線学的特徴は以下の通りである．
- 非対称性の関節腔の狭小化
- 骨棘形成

- 軟骨下骨の硬化
- 軟骨下囊胞

3-foot standing X-ray により，膝関節の配列と Q 角に基づいて内反・外反変形を定量的に評価することができる．CT 検査は不顕性または疲労骨折のような股関節や膝の痛みの二次的な原因を除外するために使用されることがある．MRI は関節軟骨を直接的に視覚化し，半月板や腱，靱帯の軟部組織病変を除外するために使用されることがある．

特殊検査

関節液：白血球数 2,000/mm^3 未満の透明で粘性のある液体．

骨髄炎

症例 糖尿病を患っている 55 歳男性．2 週間前に左足の第 5 趾を切除し，現在は疼痛と発赤がある．

定義

骨髄炎は炎症や骨破壊を特徴とする骨の感染症である．

頻度の高い原因は？

一般に，骨髄炎は以下の機序によって発症する．

機序	説明
血行性	感染源は血液(例：静脈内薬物投与)である．椎骨は最も一般的な感染骨である
連続病巣	術後や外傷，穿通損傷，動脈不全などの骨への直接播種．原因物質には細菌やマイコバクテリア，真菌がある
慢性	骨折，糖尿病性潰瘍，および創傷治癒不良(投薬や栄養不良など)

成人において骨髄炎を引き起こす最も一般的な病原体は黄色ブドウ球菌〔メチシリン耐性黄色ブドウ球菌(methicillin-resistant *S. aureus*：MRSA)，*Enterobacter*，レンサ球菌を含む〕である．大腸菌や真菌の感染は骨髄炎の一般的な原因ではない．

骨髄炎のリスク因子には，免疫不全状態，慢性静脈アクセスライン(例：透析ライン)，鎌状赤血球症，糖尿病，反復外傷を引き起こす神経障害(Charcot 足)がある．糖尿病患者は関連する神経障害のために骨髄炎の典型的な症状を示さないことがある．糖尿病に関連した足感染の重大な転帰を考慮すると，医師および患者は両足，つま先，開放創を精査すべきである．

● Clinical Pearl

関節置換術を受けている患者では，血液媒介性感染症がインプラントに播種して増殖することがある．整形外科用インプラントを使用している人では，新出の痛みや材料の緩みがある場合は感染を考慮する必要がある．

鑑別診断は？

単関節炎：敗血症性関節炎，結晶性関節炎，血清陽性および陰性炎症性関節炎，外傷，関節血腫，変形性関節症．

片側四肢紅斑および腫脹：蜂窩織炎，丹毒，虚血，深部静脈血栓症(deep vein thrombosis：DVT)，静脈炎，リンパ路の閉塞．

どのような徴候がみられるか？

骨髄炎の症状としては感染部位周辺の疼痛，潰瘍の新出または悪化，潰瘍からの排膿，治癒遷延性の潰瘍(＞2週間)があげられる．

どのような身体所見がみられるか？

バイタルサイン：発熱，頻脈，低血圧が生じることがあるが，正常なこともある．

一般検査：一次評価を実施する必要がある．注射部位や外傷，褥瘡潰瘍，開放創を含む感染侵入口を探す．また，すべての留置ラインの発赤や排膿を検査すべきである．感染性心内膜炎を含む菌血症の原因を評価する(Chapter 2)．

視診：患部に開放創や怪我，排膿，発赤，腫脹がないか調べる．骨髄炎の可能性は，潰瘍サイズ＞2×2 cm〔尤度比＋7.2〕および潰瘍部位での骨の触知または可視(尤度比＋6.4)を含む潰瘍では高い．周囲の色の薄いまたは青色の組織の存在は血管の障害を示唆する．

触診：患部を触診し，腫脹，硬結，疼痛，熱感に注意する．医師または創傷ケア専門医は，創傷の深さおよび骨の損傷の程度を決定するために開放創を検査するべきである．

ROM：患部の上下の関節のROMを評価する．

特殊検査

神経学的検査：病変のある四肢の筋力と感覚を評価して対側と比較する．

血管検査：周辺の脈動を触診して毛細血管の再充満を確認し，蒼白や光沢のある皮膚，脱毛などの血管障害の徴候を評価する．

どのような検査を行うべきか？

臨床検査：全血算(急性症例における白血球増多)，微生物検査(菌血症を確認するための血液培養)，骨生検は原因となる病原体を特定する最も正確な方法である．皮膚スワブ検体からの培養は正常な皮膚細菌叢による高い汚染率を考慮するとほとん

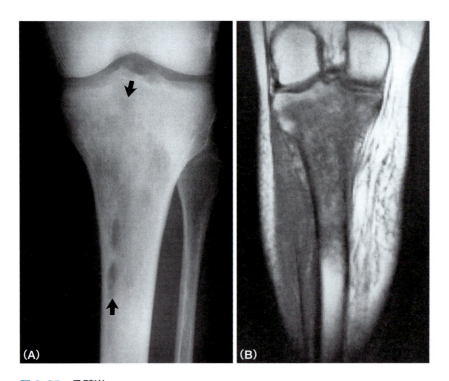

図 6-35　骨髄炎
(A) X線撮影において，骨髄炎を示す（➡）
(B) MRI T1強調冠状断像において，骨髄炎を示す．感染は関節線に及ぶ

ど有用性がない．その他の血漿検査（ESR）は急性および慢性の骨髄炎で上昇し，治療に対する反応を確認するのに役立つことがある．ESR＞70 mm/時は尤度比 11 である．CRP は骨髄炎で上昇し，成功した治療レジメンでは ESR より速く低下する．

画像検査：感染や硬化性骨，浮腫，骨髄炎に関連する気泡（図 6-35A）を除外するため，患部の直交 X 線撮影を実施すべきである．CT 検査は骨破壊の重症度をさらにはっきりさせることができ，X 線撮影で視覚化されない複雑な病変領域を特定するのに役立つ．MRI は骨髄炎を正確に検出することができる（図 6-35B）．さらに，椎骨の骨髄炎に関連する硬膜外膿瘍のような，軟部組織障害を調べるのに有用である．

骨粗鬆症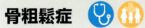

症例　80 歳女性．立位からの転倒による股関節骨折で入院した．骨粗鬆症を疑われている．

定義

骨粗鬆症は低骨量と異常な骨微細構造が特徴的な骨格疾患であり，骨折リスクの上昇を引き起こす（図 6-36）．

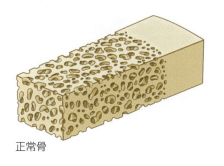
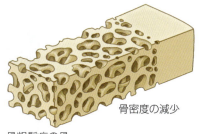

骨密度の減少

正常骨　　　　　　骨粗鬆症の骨

図 6-36　正常および骨粗鬆症の骨

頻度の高い原因は？

　骨粗鬆症のリスク因子には，年齢（>65歳），画像検査以前の骨減少症，グルココルチコイドの使用（3か月で7.5 mg/日以上），低体重（<60 kg），骨粗鬆症性骨折の家族歴，喫煙，アルコールの過剰摂取がある．骨粗鬆症に関連する医学的合併症には，早期閉経，腸管吸収不良，慢性疾患，副甲状腺機能亢進症，摂食障害がある．

鑑別診断は？

脆弱性骨折：血液悪性腫瘍（例：白血病，リンパ腫，多発性骨髄腫），転移性疾患（例：腎癌，前立腺癌，乳癌，甲状腺癌，肺癌），腎性骨ジストロフィー．

どのような徴候がみられるか？

　骨粗鬆症はしばしば無症状である．患者は脊椎圧迫骨折または他の脆弱性骨折による身長の低下に気づくことがある．

どのような身体所見がみられるか？

バイタルサイン：通常は正常である．
視診：脊柱後弯の存在（Chapter 5）．
触診：脊椎に沿って圧痛や変形を触診する．

特殊検査

身長：医療機関で測定された高さで2 cm，または記憶に基づく高さで4 cmの減少が椎体骨折に関連する．
肋骨から腸骨稜までの距離：最下部の肋骨から腸骨稜までの距離を測定する．3 cm未満は椎体骨折を示唆する．
歩行とバランス：歩行を評価し，Rombergテストを実行して転倒や骨折のリスクを評価する．

どのような検査を行うべきか？

臨床検査：全血算（貧血），生化学〔高カルシウム血症または低カルシウム血症，低マ

症例集　**267**

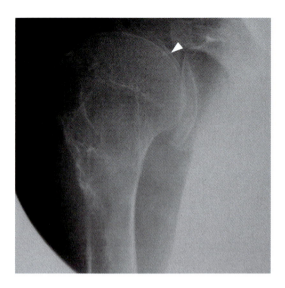

図 6-37　骨粗鬆症
X 線撮影 AP 像において，近位上腕骨の骨粗鬆症を示す．軟骨石灰化もみられる(▷)

グネシウム血症，リン，アルブミン，PTH，肝臓の酵素および機能，Cr(代謝性骨疾患は腎性骨ジストロフィーのような慢性腎疾患と関連する可能性がある)，ALP(骨折または溶解性骨病変で上昇)，尿中および血清蛋白電気泳動により多発性骨髄腫が除外される，TSH，低 25-OH ビタミン D．ビタミン D レベルは補充後 3〜4 か月後に再評価するべきである．黄体形成ホルモン(luteinizing hormone：LH)，卵胞刺激ホルモン(follicle-stimulating hormone：FSH)，テストステロンが考慮される〕，尿検査(24 時間蓄尿，カルシウムと Cr の排泄のため)．

画像検査：椎体圧迫骨折を評価するために胸腰部 X 線撮影を実施する(図 6-37)．デュアルエネルギー X 線吸収測定法(dual energy x-ray absorptiometry：DEXA)を実施して脆弱性骨折のリスクと相関する骨量を定量する(図 6-37)．同じ性別の若い健常成人の骨密度と比較して T スコアを計算する．T スコア≧ −1.0 標準偏差(standard deviations：SD)で正常，−1 SD＞T スコア＞ −2.5 SD で骨減少症，T スコア≦ −2.5 SD で骨粗鬆症と定義される．Z スコアは年齢の一致した対照と骨密度を比較する．

診断スコア

世界保健機関(World Health Organization：WHO)の骨折リスクアセスメント(Fracture Risk Assessment：FRAX)スコアは，未治療の 40〜90 歳の患者の股関節骨折やその他の主要骨粗鬆症性骨折(脊椎，近位上腕骨，前腕)の 10 年間の発症確率を計算する．計算式は骨折の臨床的リスク因子や大腿骨頸部の骨密度，骨粗鬆症性骨折のリスクに基づいている．計算式はオンラインで入手できる．

関節リウマチ

症例 36歳女性．両側の手の疼痛，腫脹，硬直あり．ボタンの固定，瓶の開栓，職場でのタイピングが困難である．しばしば疲労を感じる．医師は関節リウマチなどの炎症性関節炎を疑っている．

定義

関節リウマチは血清陽性炎症性関節炎である．他の血清陽性炎症性関節炎にはSLEや全身性硬化症が含まれる．関節リウマチは関節の滑膜を主に標的とする慢性炎症状態であり，隣接する軟骨や骨の侵食および周囲の靱帯や腱の損傷をもたらす．関節リウマチはさまざまな関節外症状を引き起こす可能性がある．

頻度の高い原因は？

関節リウマチの病因は完全に解明されていないが，遺伝，自己免疫，環境または感染に起因する可能性がある．関節リウマチの発症ピークは30～50歳であり，女性に多い．

鑑別診断は？

多発性関節炎：感染〔例：サイトメガロウイルス（cytomegalovirus：CMV）やパルボウイルスB19，EBウイルス（Epstein-Barr virus：EBV）などのウイルス，ライム病，結核，菌血症に続発する敗血症性関節炎〕，血清陽性または血清陰性の関節炎，血管炎，変形性関節症．

どのような徴候がみられるか？

特に小関節の疼痛や腫脹，1時間以上持続する朝の関節のこわばり，易疲労感や食欲不振などの体質的な症状，関節の変形などがある．

どのような身体所見がみられるか？

バイタルサイン：頻脈，頻呼吸，発熱がおこることがある．
一般検査：関節リウマチの関節および関節外症状に焦点を当てて，完全な身体診察を行う．血清陽性炎症性関節炎の関節外症状としては以下のものがある：
- **皮膚**：伸筋表面のリウマチ様結節，眼と口の乾燥，指やつま先の白または赤色への変化はRaynaud現象を示唆している．
- **眼**：強膜炎/上強膜炎，角膜潰瘍（角膜融解）に関連する眼の発赤．
- **神経学**：頸椎の不安定性，末梢神経障害，多重単神経炎．
- **心臓**：心膜摩擦音または心雑音を引き起こす心嚢液および弁瘤．
- **呼吸器**：肺線維症や胸膜摩擦音と関連する断続性ラ音（crackle）．
- **消化管**：脾腫はフェルティ症候群（関節リウマチ，好中球減少症，脾腫）にみられ

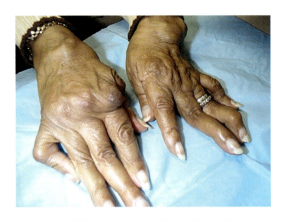

図 6-38　関節リウマチに続発する関節変形
スワンネック(左側第 3・4 指)，ボタン孔変形(第 5 指)，母指の Z 変形に注意

ることがある．

視診：関節の紅斑や腫脹，および以下を含む変形を検査する(図 6-38)．
- 近位指節間関節や遠位指節間関節のスワンネック変形やボタン孔変形．
- 母指の Z 変形．
- 中手指節関節の尺骨変位や亜脱臼．
- 手関節の橈屈や掌側への亜脱臼．
- 足の外反変形．
- 中足趾節関節の亜脱臼．

触診：関節の圧痛と関節液の触診を行う．屈曲腱は肥厚および結節の確認のために触診するべきである．手関節の尺骨柄を押さなければならない．関節リウマチは尺骨柄の弛緩を引き起こすことがある(「ピアノキー」弛緩)．

ROM：活動性関節は ROM を減少させる可能性がある．

どのような検査を行うべきか？

臨床検査：全血算(慢性疾患による貧血，好中球減少症)，生化学(Cr，電解質，治療開始前のベースラインの肝酵素)，その他の血漿検査〔RF は疾患経過の早期では患者の 30〜50％ において陽性であるが，疾患が確立された状態では 70〜85％ において陽性である．抗環状シトルリン化ペプチド(anti-cyclic citrullinated peptide：CCP，特異度 0.95)，ESR および CRP 上昇〕．

画像検査：対称性の関節腔の狭小化，びらん性変化，関節周囲の骨減少症，関節周囲の腫脹および関節滲出液，変形を評価するため，患部関節の X 線撮影を実施する(図 6-39)．

特殊検査

滑液分析：透明，黄白色，白血球数は 2,000/mm^3 を超える．

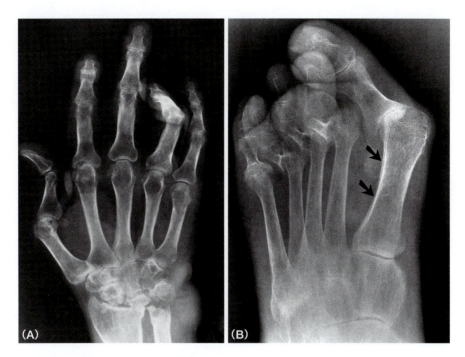

図 6-39　関節リウマチの X 線撮影
(A)手および手関節．中手指節関節や近位指節間関節，手関節においてびらん性変化がみられる
(B)足．中足趾節関節のびらん性変化および亜脱臼を示す

> ● **Clinical Pearl**
>
> 関節リウマチおよび血清陽性関節炎の治療では，疾患修飾性抗リウマチ薬（disease-modifying antirheumatic drugs：DMARDs），および必要に応じて抗腫瘍壊死因子（tumor necrosis factor：TNF）療法が重要である．

敗血症性関節炎

症例　糖尿病を有する 55 歳男性．発熱と尿路感染症を示唆する症状を発症．その後すぐに，膝の内部で急速に進行する疼痛，腫脹，発赤を発症して体重を支えられない．救急外来では敗血症性関節炎を疑っている．

定義

敗血症性関節炎は関節の細菌浸潤に続発する炎症性関節炎である．

頻度の高い原因は？

血流，蜂窩織炎または骨髄炎からの連続感染，穿通性外傷を介して細菌は関節へ播種する．敗血症性関節炎のリスク因子には，高齢，関節リウマチまたは人工関節などの隠れた関節疾患，糖尿病などの併存疾患，コルチコステロイドなどの免疫抑制薬，

症例集　**271**

性感染症がある．敗血症性関節炎の最も一般的な病原体には以下のようなものがある．

病原体の種類	種
グラム陽性球菌(80%)	黄色ブドウ球菌(60%)，表皮ブドウ球菌(特に人工関節)，レンサ球菌(20%)，*Enterococcus*
グラム陰性菌(15%)	免疫抑制状態の患者には，インフルエンザ桿菌，大腸菌，緑膿菌，*Serratia marcescens*
嫌気性菌	一般的ではないが，免疫抑制状態の患者にみられる．*Clostridium perfringens*，*Bacteroides fragilis*
その他	播種性淋菌性疾患

鑑別診断は？

多発性関節炎：感染症(例：CMV，パルボウイルス B19，EBV などのウイルス．ライム病．結核．菌血症に続発する敗血症性関節炎)，結晶性関節炎，血清陽性または血清陰性の関節炎，血管炎，変形性関節症．

どのような徴候がみられるか？

敗血症性関節炎の症状には，関節痛や腫脹，悪寒，易疲労感，食欲不振，化膿性皮膚病変がある．

どのような身体所見がみられるか？

バイタルサイン：急性感染症や敗血症を示唆する発熱，低血圧，頻脈，頻呼吸を呈することがある．

視診：周囲の蜂窩織炎と一緒に関節の紅斑と関節液がみられることがある．

触診：関節の熱感，圧痛，滲出液を触知することがある．

ROM：活動性関節炎は ROM を減少させることがある．

どのような検査を行うべきか？

臨床検査：全血算(白血球，主に好中球の増多)，微生物検査(血液培養は敗血症性関節炎の確定診断をされた症例の約 50% において陽性である，関節液培養，淋菌およびクラミジアを含む尿培養)，その他の血漿検査(ESR および CRP 上昇)．

画像検査：X 線所見の存在は感染の期間に依存する(図 6-40)．早期の X 線所見は通常，軟部組織の腫脹のみで正常である．これらの X 線撮影は骨髄炎を除外するのに役立つ．その後の X 線所見には急速に進行する関節破壊がみられる．病変が関節腔を含むまたは越える場合，炎症性または感染性の起源を有する可能性が最も高い．典型的には，腫瘍は関節腔を越えて進展しない．

特殊検査

関節液分析：混濁または膿性の外観．白血球数＞20,000/mm³，主に好中球(＞75% 多

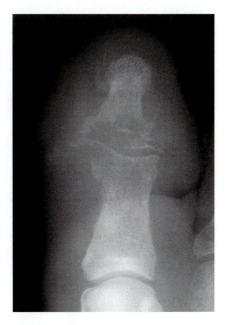

図 6-40　第1趾のX線写真
糖尿病患者の指節間関節の骨髄炎および関節腔感染がみられる

形核好中球)を有する．白血球が高いほど，感染が潜んでいる可能性が高くなる．結晶が付随して存在してもよい．グラム染色および培養は陽性となることがある．

> ● **Clinical Pearl**
>
> 急速な関節破壊および重度敗血症を避けるために，広域抗菌薬による経験的治療を早期に開始すべきである．理想的には治療を開始する前に，血液や尿，関節液の培養物を採取する．

鎖骨骨折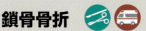

症例　28歳男性．自転車でくぼみを乗り越えたところハンドルに衝突した．右上腕骨の痛みと右腕の動かしにくさがある．

定義

　鎖骨骨折は鎖骨内に1つ以上の骨折が存在することであり，骨折の位置に基づいて分類される．この分類では，骨は3か所に分類され，骨折は内側，中間，遠位/外側のいずれかで表す．さらなる説明は骨折の変位の大きさや方向によってなされる．

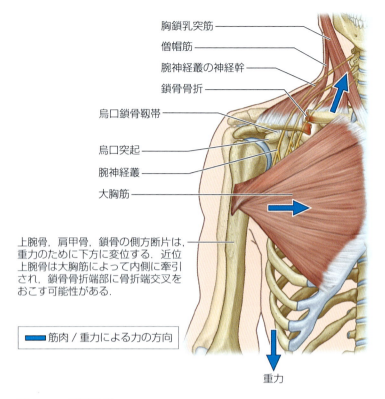

図 6-41　鎖骨骨折

> ● Clinical Pearl
>
> 高エネルギーの外傷では鎖骨骨折はより重大な損傷の一部である．肩甲骨胸郭解離は肩甲骨全体が骨格軸からずれたときに生じ，障害を受けていない側と比較して脊椎から肩甲骨までの距離に非対称性を有する．大きな変位のある鎖骨骨折を考慮するべきである（図 6-41）．肩甲骨胸郭解離は重大な神経血管損傷に関連する可能性がある．

頻度の高い原因は？

　鎖骨骨折は急性の外傷によって生じ，最も一般的には肩または鎖骨への直接的な衝撃によって引き起こされる．通常，コンタクトスポーツや高速活動でみられる．

鑑別診断は？

鎖骨痛：肩鎖関節損傷，回旋筋腱板の病変，肋骨骨折（特に第 1～3 肋骨），胸鎖関節病変（特に敗血症または結晶性），肩の脱臼．

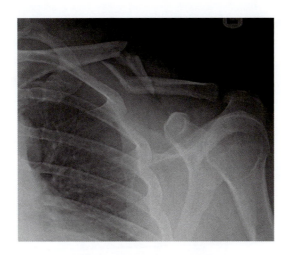

図 6-42　左鎖骨の骨折を示す X 線撮影
(インディアナ大学医学部解剖学・細胞生物学名誉教授ジョエル・ヴィレンスキー博士のご厚意による)

どのような徴候がみられるか？

鎖骨骨折の症状には肩の動きによって増悪する疼痛がある．

どのような身体所見がみられるか？

バイタルサイン：通常は正常である．
視診：患側の非対称性や変形を見る．皮下での骨の変形によって引き起こされる皮膚の伸張(tenting)を見る．tenting 部分での毛細血管再充満の回復の欠如による皮膚の白化(blanching)を見る．また，骨が皮膚を突き抜けていないか見る．これは開放骨折と呼ばれ，ただちに整形外科的評価が必要である．
触診：鎖骨全体や周囲の組織に沿って触診し，圧痛を確認する．
ROM：疼痛が上肢帯の能動的および受動的な動きを制限するが，肘以遠の動きは正常でなければならない．

特殊検査

神経血管検査：腋窩，橈骨，正中，尺骨神経の運動機能および感覚を評価するために末梢神経学的検査を実施すべきである．橈骨および尺骨を含む遠位の脈拍を触診し，毛細血管再充満を評価すべきである．

どのような検査を行うべきか？

画像検査：骨折の診断と状態把握のため，鎖骨の 30° 頭頸部傾斜像と AP 像を含む X 線撮影を実施する必要がある(図 6-42)．鎖骨の位置と関節への骨折の進展(胸鎖関節，肩鎖関節)に注意すべきである．さらに，変位の方向と大きさ，短縮の程度，粉砕骨折に注意する．胸部 X 線撮影は，肩甲骨胸郭解離または関連する気胸を除外するのに役立ち，鎖骨 X 線撮影の補完として有用である．胸鎖関節や内側鎖骨

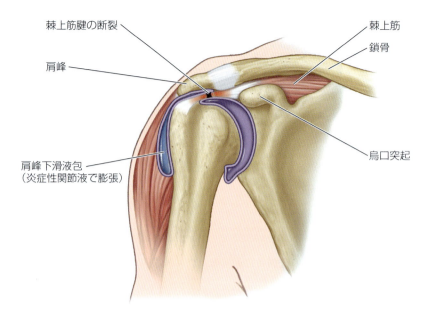

図 6-43　腱板損傷に続発する棘上筋腱の断裂および肩峰下滑液包の炎症

は単純 X 線撮影で視覚化するのが困難な場合がある．CT 検査は内側鎖骨骨折や脱臼が疑われる場合に使用されることがある．血管損傷の疑いがある稀な状況では，精査に CT 血管撮影検査を使用できる．

腱板断裂

症例　56 歳男性，画家．1 か月続く肩の痛み．動作(特に上腕を頭上に挙上)をしたときに痛みが悪化する．

定義

腱板断裂は回旋筋腱板の物理的連続性の途絶である(図 6-14)．

頻度の高い原因は？

腱板断裂の病因は急性または慢性に分類される．急性断裂は腱の弾性能力を超える突然の強い緊張のあとにおこる．その結果，腱は断裂あるいは骨付着部から剥離する．慢性断裂の原因は多岐にわたり，肩の反復的な動きおよび骨の変形（例：肩峰の骨棘）などがある(図 6-43)．

鑑別診断は？

肩痛：外傷(鎖骨骨折，肩の脱臼)，頸椎病変(脊髄損傷，椎間板損傷，神経根障害)，腱板病変，疼痛(横隔膜刺激)，上腕二頭筋腱炎，炎症性関節炎(特に血清陰性疾

表 6-13　腱板断裂の病因の違い

急性腱板断裂	慢性腱板断裂
• 手を伸ばした転倒などの上肢帯への急性外傷の結果としておこる • 痛みは鋭く，強く，瞬間的であり，肩関節でさまざまな動きをすることができない • おそらく，鎖骨骨折や肩の脱臼などの他の整形外傷を伴う	• 時間の経過とともに腱が徐々に衰弱するために生じる • 典型的には，繰り返し頭上に手を挙上する動作を必要とする職業にみられる • 反復運動（例：投げる）を行うスポーツ選手にもみられる • 痛みは最初は限定的であるが，徐々に悪化する

患），結晶性関節炎（ハイドロキシアパタイト結晶），変形性関節症．

どのような徴候がみられるか？

　腱板損傷の症状には，上腕の側面（特に三角筋の領域）にわたる痛みがある．頭上に手を持ち上げて患側の肩の側で眠っているとき，痛みが悪化するのが一般的である．急性および慢性の腱板病変は異なる臨床症状を有する（表6-13）．

どのような身体所見がみられるか？

バイタルサイン：通常は正常である．

視診：患側の使用の減少に関連する非対称性の筋萎縮がみられる．

触診：患側の大結節の腱板付着部の圧痛を触診する．しばしば，関節の触診に対する圧痛を伴う肩鎖関節性関節炎を伴う．

ROM：痛みにより制限される．

特殊検査

筋力：通常，患者は運動機能が低下し，抵抗性の痛みがあり，特定の運動を行うことができない．

Neer テスト（肩峰インピンジメント）：「器官系の概要」を参照（感度 0.50～0.92，特異度 0.27～0.69）．

Jobe または empty can テスト（棘上筋）：「器官系の概要」を参照（感度 0.32～0.99，特異度 0.40～0.91）．

外旋試験（棘下筋）：0°外転時に肩を外旋させることができない（感度 0.19～0.84，特異度 0.53～0.90）．

Lift-off テストまたは belly press テスト（棘下筋）：「器官系の概要」を参照（Lift-off テスト：感度 0.0～0.79，特異度 0.59～1.00，belly press テスト：感度 0.40，特異度 0.98）．

Hornblower テスト（小円筋）：患者は肩甲骨面に腕を立て，肘を 90°に屈曲する．患者に肩を外旋するように指示する．ROM の減弱または疼痛があれば陽性である（感度 1.00，特異度 0.93）．

症例集　**277**

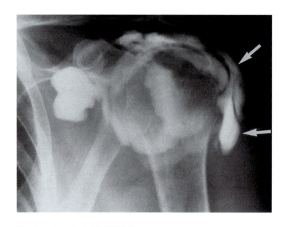

図 6-44　完全腱板断裂
肩関節造影において，肩峰下滑液包/三角筋下包に溢出する肩関節に注入された造影剤がみられる（➡）

● Clinical Pearl

腱板病変の診断には最善の単一の身体診察が存在しない．詳細な病歴と検査の組み合わせを利用して鑑別診断を行うべきである．

どのような検査を行うべきか？

画像検査：超音波検査で腱を視覚化し，大きさ，完全または部分的，位置，腱収縮の存在などの断裂の特徴を評価できる．X線撮影では腱板断裂を観察できないが，肩峰の骨棘や石灰化腱炎などの変性に関連した変化がみられることがある．腱断裂を診断するためのゴールドスタンダードはMR関節撮影である．MRIと同じ装置を使用するが，造影剤を肩関節に注入したあとに行われる．これにより，肩の解剖学的構造のより詳細な画像が得られ，超音波検査で検出されない微小な腱の断裂が明らかになる（図 6-44）．

橈骨遠位端骨折

症例　78歳女性．氷上で滑って転んだあと，疼痛があり，左側の手関節を動かすことができない．両手を伸ばして転倒した．

定義

橈骨遠位端骨折は橈骨遠位の骨端や骨幹端を含む骨折である．

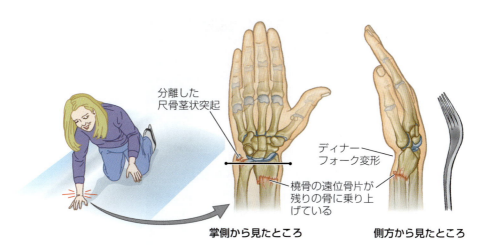

図 6-45　橈骨遠位端骨折

表 6-14　橈骨遠位端骨折の分類

骨折の種類	特徴
コレス骨折	遠位骨折片が背側に変位し，特徴的な「ディナーフォーク」変形を生じる
スミス骨折	逆コレス骨折としても知られている．遠位骨片が掌側に変位している
バートン骨折	橈骨手根関節の脱臼を伴う橈骨遠位端の関節内骨折．骨折の方向によって，掌側剪断骨折または背側剪断骨折とも呼ばれる
運転手骨折（chauffeur fracture）	橈骨茎状突起骨折．舟状骨の茎状突起に対する圧力によって生じる．古い車のクランクハンドルが逆火をおこしたときの運転手に認められる

頻度の高い原因は？

最も一般的な病因は「手を伸ばした転倒（fall onto outstretched hand：FOOSH，図6-45）」である．高齢者や骨粗鬆症患者でよくみられる．

鑑別診断は？

手関節の変形：外傷，関節リウマチのように骨関節配列を損なう疾患に引き続く炎症．典型的な手関節の骨折を表6-14に要約した．

どのような徴候がみられるか？

橈骨遠位端骨折の症状には，手関節の動かしにくさを伴った手関節の疼痛および圧痛がある．

どのような身体所見がみられるか？

バイタルサイン：通常は正常である．
視診：前腕や手関節，手を視診して非対称性や斑状出血，変形がないか確認する．変

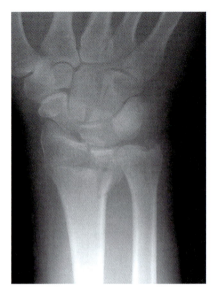

図 6-46　橈骨遠位端の関節内粉砕圧迫骨折
尺骨茎状突起にも骨折があることに注意

形は骨折パターンに依存するが，最も一般的な橈骨遠位端骨折のパターンは「ディナーフォーク」変形を示すコレス骨折である．手や指にまで達する手関節の著しい腫脹がおこることもある．

触診：前腕や手関節，手を触診する．骨折部位で圧痛がみられることがある．舟状骨骨折では解剖学的嗅ぎタバコ入れや手関節の橈側の圧痛がおこることがある．

ROM：肘関節と指の可動性は保たれるが，手関節の屈曲-伸展は痛みのために制限されることがある．肘関節または指の ROM が制限されている場合は他の関節の関与を疑う．

どのような検査を行うべきか？

画像検査：手関節と前腕の X 線撮影から骨折のタイプとパターンを評価できる（図 6-46）．典型的には，骨折を視覚化するために 4 方向像（AP 像，側面像，斜位像 2 つ）が撮像される．関節内骨折が疑われており術前計画に必要な場合には，手関節の CT 検査が有用である．

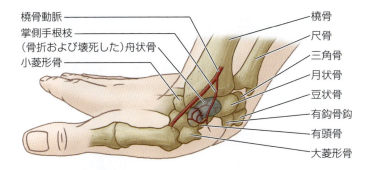

図 6-47　舟状骨骨折

舟状骨骨折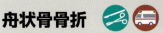

症例　19 歳女性．サッカーの試合でタックルされて手を伸ばして転倒したあと，右手の母指の根元の持続する痛みを訴えて救急外来を受診した．

定義

舟状骨骨折は舟状骨の骨折である（図 6-47）．舟状骨は手根骨のなかで最も骨折しやすい．

舟状骨内の骨折の位置を決定することが重要である．舟状骨では，大抵の骨でみられるような近位から遠位ではなく，遠位から近位へ逆行性に血液が流れる．このことは虚血性壊死のリスクと密接に関連する．

頻度の高い原因は？

舟状骨の骨折は手関節が過伸展した FOOSH（手を伸ばした転倒）のあとにおこる．一般に，舟状骨骨折は高エネルギースポーツに従事する若年者に発生する．

鑑別診断は？

母指の痛み：外傷（橈骨遠位端骨折，脱臼，舟状骨骨折），De Quervain 腱炎，腱鞘炎，変形性関節症．

どのような徴候がみられるか？

舟状骨骨折の症状には，手を握ると悪化する疼痛がある．疼痛の位置は骨折部位による．遠位極骨折では手関節遠位の掌側突起，腰または中間体骨折では解剖学的嗅ぎタバコ入れ，遠位極骨折では Lister 結節の遠位．

症例集　**281**

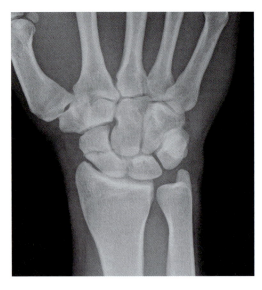

図 6-48　舟状骨の骨折を示す X 線撮影
（インディアナ大学医学部解剖学・細胞生物学名誉教授
ジョエル・ヴィレンスキー博士のご厚意による）

どのような身体所見がみられるか？

バイタルサイン：通常は正常である．
視診：母指の基部に腫脹があるか手と手関節を視診する．典型的には，舟状骨骨折では明白な非対称性はみられない．
触診：手，手関節，解剖学的嗅ぎタバコ入れの圧痛と変形を触診する．
ROM：母指を含めた動きは正常であることもあるが，母指の対立が疼痛を再現することもある．

特殊検査

握力：低下することがある．

どのような検査を行うべきか？

画像検査：舟状骨骨折の診断のための第一選択は舟状骨の描出に特化した X 線撮影である（図 6-48）．しかし，舟状骨骨折は初期では見えないことがある．この場合には，母指スピカキャストを巻いて母指を 7〜10 日間固定し，その時点で骨折を評価するために X 線撮影を再度行う．持続性の疼痛があるが X 線撮影で繰り返し陰性である患者においては，MRI が舟状骨骨折を診断するためのゴールドスタンダードである．骨折部周辺の骨浮腫や仮骨形成などの組織の微妙な変化は MRI で検出される．MRI を撮像できない場合は骨折を評価するために CT 検査を行うことがある．

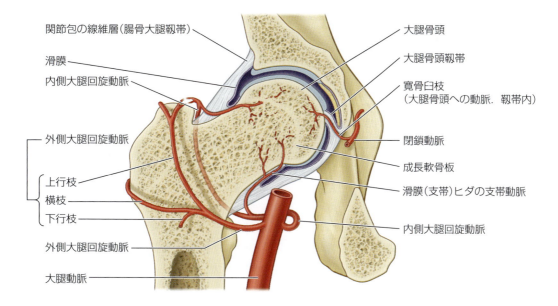

図 6-49　股関節への血液供給を示す冠状断の正面図

大腿骨頭骨折および大腿骨頸部骨折

症例　26 歳男性．自動車事故に巻き込まれた．病院到着時に右股関節に強い疼痛がある．

定義

　大腿骨頭骨折は一般的ではなく，股関節脱臼を合併している可能性がある．実際，股関節後方脱臼の 5〜15％ は大腿骨頭骨折と関連し，大腿骨頭が寛骨臼の後縁に押し付けられることによって引き起こされる．大腿骨頸部の骨折はより一般的である．
　大腿骨頭および頸部は骨膜層を欠く関節内構造であり，仮骨形成や全体的な治癒に影響を及ぼす．また，血液供給が骨折で損なわれる可能性もある (図 6-49)．

頻度の高い原因は？

　アスリートでは，ストレスや反復運動が骨折の原因となる．他の一般的な原因は次の通りである．

骨折のタイプ	原因
大腿骨頭骨折	圧力による外傷，裂離，自動車事故 (例：拘束されていない乗客がダッシュボードで膝を打つときなど) を含む剪断力，高所からの転落，コンタクトスポーツでの損傷
大腿骨頸部骨折	骨密度が低い高齢者での低エネルギー転倒，若年者での高エネルギー外傷

症例集　**283**

表6-15　股関節骨折における変形

大腿骨頭骨折	大腿骨頸部骨折
• 寛骨臼骨折の合併があると，脚が短く見えることがある • 股関節後方脱臼を合併している場合，脚は屈曲，内転，内旋する • 股関節前方脱臼を合併している場合，脚は伸展，外転，外旋する	• 頸部脱臼骨折により，しばしば脚は外旋，短縮する • 陥没骨折やストレス骨折では変形はみられない

鑑別診断は？

片側性股関節痛：鑑別診断には外傷，滑液包炎，関節炎（炎症性，敗血症性，変形性関節症），股関節の虚血性壊死，関節唇断裂，梨状筋症候群，ハムストリング症候群がある．特に疼痛が背部から始まり脚の下方へ放散する場合は坐骨神経痛などの神経学的原因を考慮する必要がある．

Clinical Pearl

通常，真の股関節の痛みは鼡径部に局在する．

どのような徴候がみられるか？

　股関節骨折の症状には，鼡径部または近位の大腿部に局在する疼痛および歩行困難がある．

どのような身体所見がみられるか？

バイタルサイン：通常は正常である．
視診：斑状出血や腫脹，創傷，擦過傷を含む外傷の徴候を視診する．また，脚の静止位置を評価する（表6-15）．
触診：骨盤と大腿骨，特に大転子の圧痛を触診する．
ROM：変位した骨折では，脚の穏便なログロール（内旋・外旋）でさえ，疼痛や筋肉痙攣を引き起こす．変位がない，または外反した陥没骨折では，より広いROMが可能であるが，しばしば鼡径部の疼痛を伴う．

特殊検査

神経血管検査：坐骨神経機能の評価，末梢血管の脈拍の触診，骨折遠位での毛細血管再充満および循環の評価．

Clinical Pearl

大腿骨頭や大腿骨頸部の骨折において，合併損傷の検索のために膝の検査をするべきである．

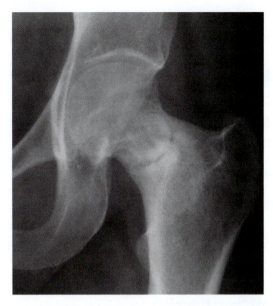

図 6-50　大腿骨頸部骨折を示す左股関節の X 線撮影
大腿骨頸部の骨硬化に伴う線状の透亮像に注意

どのような検査を行うべきか？

臨床検査：股関節骨折は一般的な脆弱性骨折であるため，「骨粗鬆症」の症例を参照すること．これらの患者にとって手術管理は非常に有益であり，手術の準備のために全血算や生化学（電解質，Cr），凝固検査を実施することは有用である．

画像検査：大腿骨頭骨折の場合は X 線撮影骨盤 AP 像，股関節 AP 像およびクロステーブル側方（仰臥位をとり，股関節は自然位で，膝を 90° 屈曲する）像を撮像する必要がある．大腿骨頸部骨折の場合は X 線撮影骨盤 AP 像，股関節 AP 像および側方像を撮像するべきである．潜在的な股関節骨折が疑われる場合，CT 検査や MRI 検査を行う（図 6-50）．股関節が脱臼した場合は股関節の整復後に関節の遊離骨片を特定し，大腿骨頭骨折の位置やパターンを評価し，寛骨臼や骨盤の骨折を評価するために CT 検査を行うべきである．

転子部および転子下骨折（関節包外股関節骨折）

症例　76 歳女性．立位から右側に転倒した．右側の股関節痛があり，歩行できない．

定義

関節包外骨折とは，関節包の外側の大腿骨の近位部分の骨折である．関節包外骨折には 2 つのタイプがある．1 つ目のタイプは大腿骨頸部と小転子との間でおこる転子

部骨折である．2つ目のタイプは小転子と小転子の5cm遠位との間におこる転子下骨折である．転子下骨折は転子部骨折を伴うことがある（図6-51）．

頻度の高い原因は？

　関節包外股関節骨折は骨粗鬆症や股関節に影響を及ぼす癌（原発性または転移性）を有する高齢者の低エネルギー転倒によって引き起こされることが多い．若年者では高エネルギー外傷により骨折が引き起こされる可能性がある．

鑑別診断は？

片側性股関節痛：鑑別診断には，外傷，滑液包炎，関節炎（炎症性，敗血症性，変形性関節症），股関節の虚血性壊死，関節唇断裂，梨状筋症候群，ハムストリング症候群がある．特に疼痛が背部から始まり脚の下方へ放散する場合は坐骨神経痛などの神経学的原因を考慮する必要がある．

どのような徴候がみられるか？

　関節包外股関節骨折の症状には，股関節や大腿部，鼠径部の疼痛，特に急性期の疼痛，歩行困難がある．

どのような身体所見がみられるか？

バイタルサイン：通常は正常である．
視診：股関節に外傷，脚の短縮や外旋などの変形の徴候がないか視診する．
触診：骨盤，股関節，大腿骨，特に大転子および転子滑液包の圧痛を触診する．
ROM：骨折や関連する疼痛のため，股関節のROMが減少することがある．

特殊検査

神経血管検査：遠位脚の感覚および運動機能を評価するためにスクリーニング検査を行う．また，末梢血管の脈拍を触診し，遠位脚の毛細血管再充満を評価する．

どのような検査を行うべきか？

臨床検査：股関節骨折は一般的な脆弱性骨折であるため，症例集「骨粗鬆症」を参照すること．手術管理は非常に有益であり，手術の準備のために全血算や生化学（電解質，Cr），凝固検査を実施することは有用である．
画像検査：転子部骨折の場合はX線撮影骨盤AP像，股関節AP像およびクロステーブル側方（水平投影）像を撮像する必要がある（図6-52）．X線撮影では骨折が確認できなかったが，引き続き臨床的に骨折を強く疑う場合，CT検査またはMRI検査を行う．

　転子下骨折の場合はX線撮影股関節AP像および側面像，骨盤AP像，同側大腿骨を撮像する必要がある．X線撮影陰性であれば，CT検査またはMRI検査を行う．

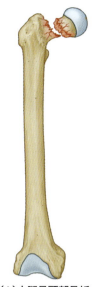
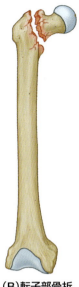

(A)大腿骨頸部骨折　　(B)転子部骨折

図 6-51　大腿骨頸部骨折(A)および転子部骨折(B)の概略図

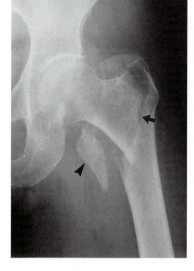

図 6-52　左近位大腿骨転子部の粉砕骨折(➡)のX線撮影

> ● Clinical Pearl
>
> 股関節骨折は骨折後の最初の1年で20〜30%の死亡リスクを有する．手術までの応急時間は死亡リスクを減少させることが実証されている．

半月板損傷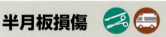

症例　29歳男性．数週間前に階段で滑って転んだあと，右膝の疼痛が続いている．階段を降りるときに膝が「急に固定される」との訴えがある．

定義

　半月板損傷は膝の半月板の損傷であり，疼痛や機械的な症状をきたす．半月板損傷は典型的には解剖学的に記述される．内側半月板断裂は外側半月板断裂よりも一般的である(外側断裂がより一般的である急性前十字靱帯損傷を除く，図 6-53)．高齢者での変性断裂は典型的には内側半月板後角でみられるが，急性/亜急性断裂は半月板のどこでもみられる．

頻度の高い原因は？

　一般に，半月板病変の断裂の形態は放射線学的特徴に基づいて記述される．急性の外傷性断裂は機械的症状を引き起こす．変性断裂はしばしば変形性関節症と関連し，ロッキングやキャッチングなどの機械的症状を引き起こさないことが多い．

症例集　**287**

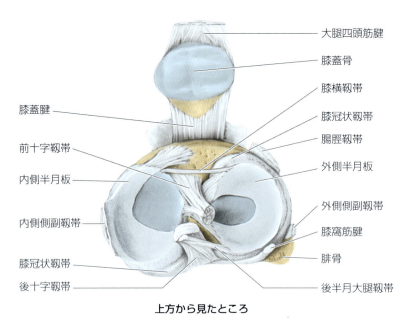

上方から見たところ

図 6-53　膝の靱帯と半月板

鑑別診断は？

膝痛：敗血症性関節炎，結晶性関節炎，炎症性関節炎（血清陽性および血清陰性），変形性関節症，外傷（転位または関節近傍の骨折），関節血腫，前膝窩滑液包炎（特に長時間膝立ちしたあと），破裂した Baker 嚢胞．

どのような徴候がみられるか？

　半月板損傷の症状には，内側または外側に局在する持続的な膝痛がある．典型的には，荷重，階段昇降や旋回，踏み込みなどの動作によって痛みが悪化する．患者は膝関節のロッキングや「つかみ」を経験することがある．真のロッキングは完全に膝を伸ばすことができないことである．患者はしばしば，階段を昇降したり，傾斜したり，不均等な地面を歩いたりするときにロッキングがおこると訴える．断続的な腫脹を訴えることもある．

どのような身体所見がみられるか？

バイタルサイン：通常は正常である．
視診：腫脹や変形を視診する．
触診：膝関節線の周囲，特に断裂部分の圧痛を触診する．
ROM：膝の荷重や屈曲-伸展では疼痛はほとんど再現できない．

特殊検査

McMurray テスト：患者を仰臥位にし，医師が患者の膝を屈曲させ，足を外旋させる．次に，医師は膝に外反ストレスを加えて膝を伸展し，内側半月板を検査する．

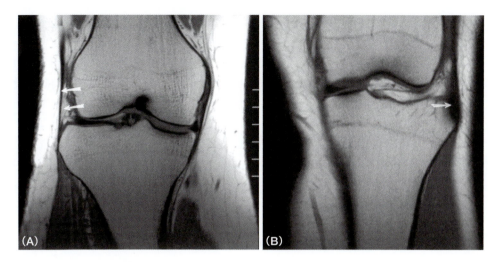

図 6-54　膝の MRI 画像
内側半月板の断裂を示す（⇨）

疼痛の再現とロッキングがあれば陽性である．足を内旋させ，膝を伸展しながら内反力を加えることを除いて外側半月板を同様に検査する．

どのような検査を行うべきか？

画像検査：X 線撮影は半月板断裂の診断の役には立たないが，半月板上の軟骨石灰化やカルシウム沈着を視覚化できる．MRI は偽陽性率が高いことが知られているが，半月板断裂を診断するためのゴールドスタンダードである（図 6-54）．MRI では軟骨や十字靱帯，側副靱帯を含む周囲の軟部組織に関する情報も得られる．

前十字靱帯断裂

症例　26 歳．サッカー選手．膝に突然「ポン」という音を感じたあと，救急外来を受診した．急な膝の疼痛と腫脹があり，試合に最後まで出場できなかった．

定義

前十字靱帯断裂は大腿骨や脛骨での起始および停止を含む，前十字靱帯の全長にわたる任意の場所での途絶である．

頻度の高い原因は？

前十字靱帯損傷はしばしばスポーツ活動に関連する．前方脛骨並進応力が前十字靱帯の弾性ポテンシャルを超える活動中におこる．前十字靱帯損傷は生体力学やコラーゲン産生の違いにより，女性におこる可能性が 4.5 倍高い．前十字靱帯断裂は半月板の損傷（外側半月板で最も一般的にみられる）を合併することもある．

症例集　**289**

鑑別診断は？

膝痛：敗血症性関節炎，結晶性関節炎，炎症性関節炎(血清陽性および血清陰性)，変形性関節症，外傷(転位または関節近傍の骨折)，関節血腫，前膝窩滑液包炎(特に長時間膝立ちしたあと)，破裂した Baker 嚢胞，鵞足滑液包炎.

どのような徴候がみられるか？

　前十字靱帯断裂の症状には，損傷直後の疼痛，歩行困難，運動の減少がある．患者は受傷時に「ポン」という感覚を聞いたり感じたりすることがあり，これは前十字靱帯断裂を示唆する.

どのような身体所見がみられるか？

バイタルサイン：通常は正常である.

視診：膝の腫脹を視診する.

触診：患側の膝の圧痛と関節液貯留の徴候について触診する(「器官系の概要」参照).

ROM：患者は膝を伸展できない可能性がある．伸展すると，脛骨は過度の前方移動を示すことがある．これは大腿四頭筋の回避歩行としても表現され，患者は歩行中に大腿四頭筋の伸展を最小化する.

特殊検査

ピボットシフト：患者は仰臥位で股関節を 30° に屈曲し，膝を伸展する．医師は脛骨への内旋圧と膝関節への外反圧をかけて膝をゆっくりと屈曲する．脛骨の整復が「clunk」と感じられる場合がある.

前十字靱帯検査のための前方引き出しテスト：患者は仰臥位で膝を 90° に屈曲する．医師は近位脛骨を前方に引く．前方へ引かれたときの弛緩または脛骨の過剰な前方変位は検査の陽性を示す(図 6-55).

前十字靱帯検査のための Lachman テスト：患者は仰臥位で膝を 30° に屈曲する．医師は片手で遠位大腿骨を安定させ，もう一方の手で近位脛骨を前方に引く．脛骨の前方への平行移動の増加は検査の陽性を示す．脛骨の平行移動の範囲は以下のように分類される.

- グレード I：<5 mm の移動
- グレード II：5〜10 mm の移動
- グレード III：>10 mm の移動

後十字靱帯検査のための後方引き出しテスト：患者は仰臥位で膝を 90° に屈曲する．医師は近位脛骨を後方に押す．後方に押されたときの脛骨の弛緩または過剰な後方変位は，検査の陽性を示す.

内側側副靱帯検査：患者は仰臥位で膝を 30° に屈曲する．医師は膝に外反ストレスをかける．膝関節の過剰な動きは内側側副靱帯損傷の陽性を示す.

外側側副靱帯検査：患者は仰臥位で膝を 30° に屈曲する．医師は膝に内反ストレスをかける．膝関節の過剰な動きは外側側副靱帯損傷の陽性を示す.

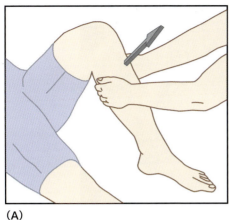
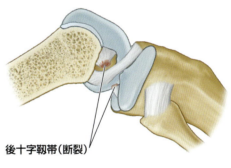

靱帯を表示するために骨の半分を削除している

前十字靱帯（断裂）

前十字靱帯は大腿骨の脛骨上での後方すべりおよび膝の過伸展を防止し，足が地面に着いているときに大腿骨の内旋を制限し，脚が屈曲する

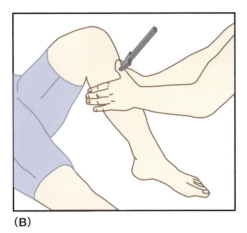

後十字靱帯（断裂）

後十字靱帯は，特に膝が屈曲したときに，大腿骨の脛骨上での前方すべりを防止する

図 6-55　前・後十字靱帯断裂の検査
(A)前十字靱帯断裂の検査のための前方引き出しテスト
(B)後十字靱帯断裂の検査のための後方引き出しテスト

● Clinical Pearl

前十字靱帯損傷では，一般的に複数の損傷を合併するため，すべての靱帯および半月板を評価する必要がある．

どのような検査を行うべきか？

画像検査：通常，X線撮影は前十字靱帯断裂では正常である．一方で，セゴン骨折（近位脛骨の裂離骨折）の存在は前十字靱帯断裂を特に示唆する．MRIは前十字靱帯断裂や合併する半月板断裂，軟骨損傷を診断するためのゴールドスタンダードである（図6-56）．前十字靱帯断裂は矢状面で最もよく観察できる．大腿顆および脛骨高原における骨浮腫もみられることがある．

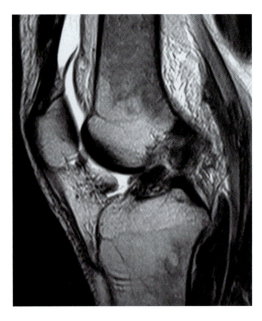

図 6-56　膝の MRI 矢状断像
前十字靱帯断裂を示す
(インディアナ大学医学部解剖学・細胞生物学名誉教授
ジョエル・ヴィレンスキー博士のご厚意による)

深部静脈血栓症

症例　72歳肥満男性．左脚の疼痛が新たに発現した．4週間前に股関節置換術を受けており，疼痛のために運動が制限されていた．疼痛に加えて，脚は腫脹し，発赤と熱感がある．

定義

深部静脈血栓症(DVT)は深部静脈系の血栓である．DVT は誘発されたものとそうでないものとに分類することができる．誘発された静脈血栓症は，既知のリスク因子がある状況での血栓発生を指す．非誘発性(特発性)静脈血栓症は，同定可能なリスク因子がない状況での血栓発生を意味する．

頻度の高い原因は？

DVT は多くの条件によって引き起こされる．血栓は不動(例：長距離飛行や術後)，静脈の損傷(例：血栓の既往や術後)，凝固亢進により誘発される．これら3つの要素は Virchow の3徴と呼ばれている．凝固亢進には，遺伝性因子(第 V 因子ライデン*，

---

*訳注：日本人には見つかっていない

プロトロンビン変異，アンチトロンビン欠損，プロテインCおよびS欠乏症），活動性の癌，妊娠または産後（6週間まで），ホルモン補充療法（経口避妊薬やテストステロン療法），肥満，ネフローゼ症候群，炎症性状態（例：炎症性腸疾患），骨髄異形成症候群（例：真性赤血球増加症や本態性血小板血症），抗リン脂質抗体症候群がある．

鑑別診断は？

脚の腫脹，発赤，疼痛：感染（蜂窩織炎），筋骨格系損傷（筋肉の損傷または断裂，腱炎，骨折），静脈不全，血栓後症候群を伴うDVTの既往，鵞足滑液包炎，Baker囊胞の破裂，術後痛，リンパ浮腫．

どのような徴候がみられるか？

DVTの症状には，脚の疼痛や腫脹，腓腹部の疼痛などがある．肺塞栓症（pulmonary embolism：PE）が合併症として存在する場合，患者は息切れすることもある．

どのような身体所見がみられるか？

バイタルサイン：PEの場合，頻脈，頻呼吸，酸素飽和度の低下，低血圧．
視診：片側の脚の腫脹，紅斑，顕著な表在静脈を視診する．
触診：片側の脚の圧痛，腫脹，触診可能な静脈索を触診する．四肢末梢の温度を確認する．

特殊検査

下腿最大囲：両脚の脛骨結節より10cm下方の腓腹部の周長を測定する．両側下腿の下腿最大周長の差が3cmより大きいと有意と考えられる．

どのような検査を行うべきか？

臨床検査：全血算（貧血，血小板減少症），生化学〔血清アルブミン，肝酵素，Cr，脳性ナトリウム利尿ペプチド（brain natriuretic peptide：BNP）など〕．尿検査は腫脹の二次的な原因を除外するため蛋白尿とCrを含む．その他の血漿検査（D-ダイマーは感度は高いが特異度は低く，事前確率が低いときにDVTを除外できる）．
画像検査：圧迫超音波検査で近位静脈の完全圧迫性を試験して近位DVTを除外する（図6-57）．超音波検査は血栓の直接的な描出と深部静脈弁の能力評価に使用される．造影剤を用いた静脈造影は感度と特異度が高いため，画像検査のゴールドスタンダードである．しかしながら，この検査の制限の1つに造影剤の使用による有害反応の可能性があり，頻繁に行われることはない．

診断スコア

Wellsスコア≧2はDVTの可能性が高いことを示唆し，スコア<2はDVTの可能性が低いことを示唆している（表6-16）．

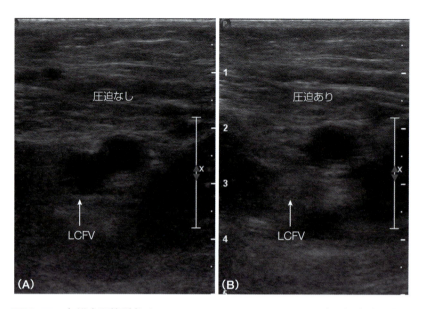

図 6-57　左総大腿静脈(left common femoral vein：LCFV)の超音波画像
(A)圧迫なし
(B)圧迫あり．正常である．圧迫性の欠如や不完全性は血栓を示唆する

表 6-16　深部静脈血栓症の予備テスト確率

臨床的特徴	スコア
活動性の癌	1
下肢の不動(例えば，麻痺，不全麻痺または最近ギプスをしていたなど)	1
3日間以上の寝たきりまたは4週間以内の大手術	1
下肢の深部静脈系の分布に沿った局所的な圧痛	1
脚全体の腫脹	1
非対称性の腓腹部の腫脹があり，健側脚と比較して直径が3cm以上大きいもの	1
圧痕性浮腫	1
側副路としての表在静脈	1
DVTが主要な鑑別診断にない	−2

末梢動脈疾患

症例　糖尿病と喫煙の既往歴のある50歳男性．歩行によって惹起される腓腹部の疼痛あり．安静時に疼痛は和らぐ．

定義

末梢動脈疾患は灌流減少を引き起こす脳および心臓から離れた動脈の狭窄である．

末梢動脈疾患は Fontaine 分類によって，動脈閉塞の程度に基づいて分類される．

ステージⅠ：不完全な動脈閉塞を伴う無症候

ステージⅡ：軽度の跛行

ステージⅡA：歩行距離 200 m 以上の跛行

ステージⅡB：歩行距離 200 m 未満の跛行

ステージⅢ：主に足の安静時痛

ステージⅣ：下肢の壊死および/または壊疽

　ステージⅡおよびⅢは間欠性跛行と呼ばれ，歩行時や活動時に伴う脚の疼痛，不快感，易疲労感を呈する．通常，症状は安静時に緩和される．

頻度の高い原因は？

　末梢動脈疾患の最も一般的な原因は，加齢，高血圧，脂質異常症，喫煙，糖尿病，遺伝的要因によるアテローム性動脈硬化症である．末梢動脈疾患の他の原因は，動脈瘤疾患（後天性または遺伝性），血栓塞栓性疾患，炎症性疾患（例：血管炎），外傷，外膜嚢腫，捕捉症候群（例：膝窩動脈捕捉症候群），先天性血管奇形である．

鑑別診断は？

腓腹部の疼痛：静脈原因（例：DVT や静脈不全），感染症（例：敗血症性関節炎や蜂窩織炎），関節炎（例：変形性関節症や炎症性関節炎），慢性コンパートメント症候群，症候性 Baker 嚢胞，外傷（アキレス腱断裂や近位脛骨骨折）．

どのような徴候がみられるか？

　末梢動脈疾患の症状には，特に動作に伴い，安静時に緩和される脚の疼痛（跛行）がある．重症虚血は持続的かつ重度の疼痛を呈する．

どのような身体所見がみられるか？

バイタルサイン：高血圧が存在する可能性がある．脚の重症虚血では，低血圧，頻脈，頻呼吸，発熱が存在することがある．

視診：皮膚の変化，蒼白，紅斑，創傷，壊死または壊疽を確認する．非治癒性創傷は典型的には，足首，かかと，つま先などの遠位の骨の突出部を覆うように発達する．また，脱毛や皮膚の栄養状態の変化，爪の肥厚に注意する．

触診：皮膚の冷感や遠位の脈拍を触診する（減弱あるいは触診困難な場合がある）．指で毛細血管再充満の遅延を確認する．

聴診：腹部や大腿部の雑音は血流の乱流を示唆する．

特殊検査

　患者を仰臥位にして，医師が患者の脚を 15〜30 秒間心臓の位置よりも高く上げる．この操作中に脚の皮膚が顕著に蒼白になれば，動脈の供給不良が疑われる．次に，医師は脚を下げ，患者に座って脚を検査台の縁からぶら下げるように指示する．脚が赤くなると（rubor of dependency），動脈不全が疑われる．

> ● **Clinical Pearl**
>
> 筋膜と呼ばれる非弾性結合組織の厚い層が筋肉コンパートメントを取り囲んでいる．四肢の外傷（例：骨折，熱傷，挫滅）や血管損傷，きつく巻かれたギプスはコンパートメント内の圧力を実質的に増加させることがある．結果として，コンパートメント内圧が動脈圧を上回り，低灌流を引き起こす可能性がある．これはコンパートメント症候群と呼ばれ，緊急手術が必要な事態と考えられている．患者は，疼痛や感覚異常，麻痺，脈拍の喪失，皮膚の冷感（polar），皮膚蒼白を含む虚血の症状を呈する．覚醒している患者ではコンパートメント症候群は臨床的に診断されるが，コンパートメント圧力測定を用いて診断を確認することがある．

どのような検査を行うべきか？

臨床検査：全血算（白血球増多），生化学（Cr，電解質，空腹時脂質およびヘモグロビンA1cを用いたリスク因子層別化），微生物検査（血液培養，特に壊疽や壊死の徴候がある場合）．

画像検査：X線撮影を実施して，脚の疼痛の他の整形外科的原因を評価し，動脈石灰化の徴候を明らかにすることができる．超音波動脈ドプラ検査は末梢動脈疾患に関連する動脈血流波形の異常を検出することができる．ガドリニウム造影剤を用いたMR血管撮影およびCT血管撮影は，血管内治療を考慮するための末梢動脈疾患の位置や重症度を決定することができる．

特殊検査

ABI：ABIは末梢動脈疾患を評価する最も費用対効果の高い方法である（「初期評価」を参照）．

ABI前後のトレッドミルテスト：ABIが正常な範囲内にあるとき，下肢の末梢動脈疾患を評価するのに役立つことがある．

足関節の捻挫

症例 19歳女性．右足首の疼痛と腫脹で救急外来を受診した．その日の昼にバスケットボールをしていた．ボールをとるために飛び上がり，別の選手の足に着地して足首を内側にひねった．すぐに疼痛と腫脹が出現し，歩行時に大きな不快感を伴う．

定義

足関節の捻挫は足関節の靱帯の伸張または断裂である（図6-58）．低位外側足関節捻挫は足関節の側副靱帯（前距腓靱帯，踵腓靱帯，後距腓靱帯）の1つ以上の損傷である．低位内側足関節捻挫は足関節の内側（三角）靱帯（脛舟部，脛踵部，後脛距部）の1

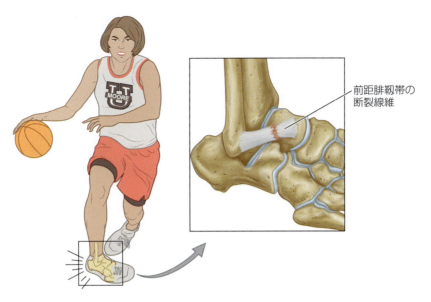

図 6-58　前距腓靭帯断裂

つ以上の損傷である．高位足関節捻挫（syndesmotic injury）は遠位脛骨腓骨膜様足関節靭帯の1つ以上の損傷である．

足関節の捻挫は以下のようにグレード分類される．

グレードⅠ：靭帯の微視的断裂を伴う軽度の捻挫．足関節は安定している．
グレードⅡ：一部の靭帯の部分的な断裂を伴う中程度の捻挫．足関節のアライメントは正常であるが，不安定である．
グレードⅢ：靭帯の完全な断裂を伴う重度の捻挫．足関節は非常に不安定である．

頻度の高い原因は？

外側足関節捻挫は最も一般的な足関節捻挫であり，通常のROMを超えた足関節の過度の内反や足の底屈によっておこる．内側足関節捻挫は通常のROMを超えた足関節の外反によっておこる．高位足関節捻挫は過度の外旋や足の背屈から生じ，活動中の脛骨の内旋を伴う．これらの損傷は通常，アイスホッケーやアメリカンフットボールなどの高エネルギースポーツでみられる．

鑑別診断は？

足関節の疼痛と腫脹：外傷（例：骨折），感染（例：敗血症性関節炎，骨髄炎，蜂窩織炎），結晶性関節炎（例：痛風），変形性変化（例：変形性関節症，インピンジメント症候群），血液学的原因（例：血友病性関節症），末梢動脈疾患，神経障害（例：足根管症候群）．

どのような徴候がみられるか？

外側足関節捻挫の症状には，足関節の前側方の疼痛，足首の腫脹，不均一な地面を歩いているときの不安定性がある．内側足関節捻挫の症状は，下り坂を歩いていると

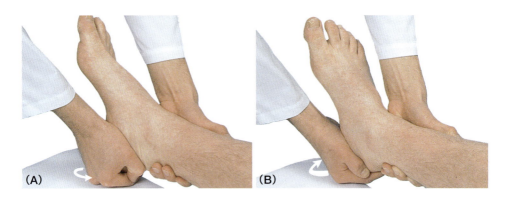

図 6-59　踵腓靱帯と内側靱帯の距骨傾斜試験(Talar tilt test)
足関節の内反(A)と外反(B)を示す

きや階段を降りているときの不安定性がより悪いことを除いて同様である．高位足関節捻挫では，特につま先で地面を押したり回転したりするときの，足関節前面の疼痛，足関節の腫脹，荷重困難がある．

どのような身体所見がみられるか？

バイタルサイン：通常は正常である．
視診：足関節の腫脹や斑状出血，変形の徴候を視診する．内側足関節捻挫に外反アライメントが存在することがある一方で，外側足関節捻挫に内反アライメントが存在することがある．
触診：足関節の関節線や遠位の脛骨，腓骨，足を含む骨の辺縁に沿った圧痛は，骨折が隠れていることを示唆している．外側足関節捻挫には，外側足関節線と同様にくるぶしの前方および外側の圧痛がみられることがある．くるぶしの前部や内側の圧痛は内側足関節捻挫にみられ，前方足関節線やくるぶし後方の圧痛は高位足関節捻挫にみられることがある．
ROM：疼痛や腫脹によって足関節の可動性が減少する．

特殊検査

前距腓靱帯の前方引き出しテスト：患者を仰臥位にして，一方の手で下腿遠位を固定し，もう一方の手でかかとを覆う．次に，足を前方に引く．足関節の亜脱臼は靱帯損傷を示唆する．
踵腓靱帯と内側靱帯の距骨傾斜試験(Talar tilt test)：患者を仰臥位にして，一方の手で下腿を固定したあと，反対側と比べた過剰な動きを評価するために足関節を交互に内反・外反する．不安定性は靱帯損傷を示す(図 6-59)．
靱帯損傷の外旋/外反ストレス試験：患者を仰臥位にして，一方の手で下腿を固定し，他方の手で足に外旋力を加える．足関節の疼痛は陽性所見であり，靱帯損傷を示す．
靱帯損傷の把握テスト：患者を仰臥位にして，患者の下腿を中央のレベルで握る．足関節の疼痛は陽性所見であり，靱帯損傷を示す．

どのような検査を行うべきか？

画像検査：骨折を除外するために X 線撮影を実施する．荷重 AP 像，mortise 像（足関節を内旋した X 線像），側面像が有用である．CT 検査を使用して，X 線撮影では十分に視覚化されずに明らかになっていない骨折や異常な骨病変を評価することができる．MRI は複雑または非典型的な症例における診断を確認し，軟部組織を含む他の疾患を除外するために有用な場合がある．

診断スコア

　Ottawa ankle rules は足関節や足の骨折の可能性を定量化することによって，足関節の X 線撮影が正当であるかどうかを判断するための臨床ガイドラインである．18歳以上の患者では，くるぶし領域の疼痛と以下のいずれかがある場合，足関節 X 線撮影（AP 像，側面像，mortise 像）を行う．
- くるぶし外側の後縁あるいは先端における骨の圧痛（腓骨の遠位 6 cm を検査する）
- くるぶし内側の後縁あるいは先端における骨の圧痛（脛骨の遠位 6 cm を検査する）
- 受傷直後も救急室でも体重を支えることができない

　18歳以上の患者では，中足領域の疼痛と以下のいずれかがある場合，足部 X 線撮影（AP 像，側面像，斜位像）を行う．
- 第 5 中足骨基部の圧痛
- 舟状骨の圧痛
- 受傷直後と救急室との両方で体重を支えることができない

　中毒患者や非協力的な患者，または他の紛らわしい損傷や明らかな変形，腫脹を伴う患者の場合，臨床的判断がこれらの規則に優先する．

Chapter 7 頭頸部

頭頸部は頭蓋骨，脳，脳神経，頸髄，感覚器官（目，耳，口，鼻），副鼻腔，主要血管から構成される．この領域は認知や運動，感覚，周囲環境との相互作用を担っている．

■ 初期評価

頭頸部は多種多様な症状を呈する．最も一般的な神経学的，耳鼻咽喉科的症状は表7-1 に要約した通りである．

┃ 一般的な頭頸部の診察

診察する範囲により，患者にガウンを着用してもらったうえで，必要に応じて背部や四肢を露出させる．大抵の場合，患者は背筋を伸ばして座り，頸部を露出している状態である．頭頸部診察の系統的な流れとして，視診，触診，打診，聴診，特別な手技の順に行っていく．多くの場合，打診と聴診は有用ではない．神経学的検査では，表7-2 に示した通り Glasgow Coma Scale（GCS）のような指標を用いて意識レベルを評価しなければならず，また精神状態や脳神経，運動系，感覚系，協調運動，歩行，姿勢の評価も含む．

┃ 臨床検査

臨床検査は神経学的，耳鼻咽喉科的症状をきたす身体的な原因を診断するのに役立つ．血算は感染症や出血傾向になる血小板減少症の可能性を調べるのに用いられる．電解質やカルシウム，マグネシウム，クレアチニン（creatinine：Cr），肝酵素/肝機能，空腹時血糖，ヘモグロビン（Hb）A1c の測定，尿中や血清中の毒のスクリーニングは，これらの検査での異常がてんかん発作や錯乱状態，神経障害を引き起こす可能性があるため重要である．認知障害や脊髄障害，神経障害について調べるためにビタミン B_{12} の検査も必要である．甲状腺疾患が疑われる場合は甲状腺刺激ホルモン（thyroid-stimulating hormone：TSH）や遊離サイロキシン（FT_4）の検査も必要である．その他の神経学的検査では，全身のリウマチ症状や感染症（梅毒，HIV，ライム病）を調べる．耳鼻咽喉科に関連するものとして，EB ウイルス（Epstein-Barr virus：EBV）の検査，レンサ球菌の感染を調べるための中咽頭のスワブテスト，アレルギーの有無を調べる皮膚プリックテストや血清免疫グロブリン（IgE）の検査がある．

表 7-1 主な臨床症状

器官	症状
耳	難聴, 耳鳴り, めまい, 耳閉感, 疼痛, 耳漏
目	複視, 視野欠損(片側, 両側, 四分盲), 視力変化, 眼痛, 充血, 乾燥, 眼脂
鼻	鼻漏, 鼻閉, 嗅覚消失, 後鼻漏(咳を伴う), 疼痛, 鼻出血
喉頭, 頸部	疼痛, 咽喉頭異常感, 嚥下障害, 嚥下痛, 歯痛, 口腔潰瘍, 嗄声, 腫瘤触知, 耳下腺・顎下腺の腫脹
副鼻腔	疼痛, 圧痛, 頭痛, 鼻汁, 鼻閉, 嗅覚消失, 味覚異常
大脳皮質	覚醒レベル, 認知領域の障害(記憶, 遂行機能, 言語, 視空間認知), 無視, 失語, 失書, 人格変化
脳幹	覚醒レベル, 呼吸状態の変化, 複視, 構音障害(不明瞭発語), 嚥下障害(嚥下困難), 転倒発作
感覚	しびれ, 感覚異常, 灼熱痛, 位置覚・平衡感覚喪失, 手袋靴下型感覚消失
運動(運動神経, 神経筋接合部, 筋疾患)	衰弱(片側, 両側, 近位, 遠位), 易疲労感, 線維束攣縮, 筋痛
小脳	運動失調(酩酊歩行), 平衡感覚障害, 協調運動障害, 小脳障害性構音障害(断続的, 不明瞭, 大声)
腸, 膀胱	尿路症状(尿閉, 尿意切迫感, 尿失禁), 便失禁, 便秘, 殿部感覚障害

頭頸部画像

　脳や脊髄を見る際に主に利用されるのがコンピュータ断層撮影(computed tomography：CT)や核磁気共鳴画像(magnetic resonance imaging：MRI)である. CT検査は時間がかからず, すぐに画像を見ることができ, 骨の構造や副鼻腔の情報が得られる. また, 急性期出血や頭蓋骨骨折, 腫瘍を同定できる. しかし, 脳実質, 特に後頭蓋窩の観察には有用ではない.

> ● **Clinical Pearl**
>
> 頭部 CT 検査を読影する際に確認する項目は, ABBBCS と覚えるとわかりやすい.
> **A**ir-filled spaces：空気が充満している部分(副鼻腔, 乳突蜂巣)
> **B**ones：骨
> **B**lood：出血(硬膜外, 硬膜下, クモ膜下, 脳実質内)
> **B**rain：脳(脳血管障害, 浮腫, 腫瘍, 正中偏位)
> **C**erebral spinal fluid：脳脊髄液(CSF)
> **S**paces：脳溝, 脳室, 脳槽

表7-2　Glasgow Coma Scale

Score	Eye（開眼）	Verbal[a]（言語機能）	Motor[b]（運動反応）
1	開眼しない	発語なし	反応なし
2	痛み刺激により開眼	理解不明の音声	痛み刺激により伸展運動を示す
3	呼びかけにより開眼	不適当な発語	痛み刺激により屈曲運動を示す
4	自発的に開眼	混乱した会話	痛み刺激から逃避する
5		見当識あり	疼痛部位を認識する
6			命令に応じる

a：挿管患者の場合は Verbal を 1T として 1 点の扱いとする
b：胸骨を擦ったり，上眼窩骨を圧迫したりすることで中枢性疼痛を惹起できる

表7-3　MRI の主な撮像法と用途

撮像法	撮像法の判別	用途
T1 強調	灰白質：低信号 白質：高信号 脳脊髄液：低信号	解剖学的構造の描出 病変はしばしば低信号
T2 強調	灰白質：高信号 白質：低信号 脳脊髄液：高信号	病変の描出 病変はしばしば高信号
FLAIR	灰白質：高信号 白質：低信号 脳脊髄液：低信号	病変の描出 病変は高信号を呈し，脳脊髄液は低信号を呈するため同定が容易
DWI，ADC	細胞性浮腫： 　DWI →高信号 　ADC →低値（拡散制限あり） 血管性浮腫： 　DWI →高信号 　ADC →高値（T2 shine through）	細胞性浮腫の描出（急性期の脳梗塞の診断に役立つ）

FLAIR：fluid-attenuated inversion recovery　フレアー法
DWI：diffusion weighted imaging　拡散強調像
ADC：apparent diffusion coefficient　見かけの拡散係数

　　MRI 検査は脳実質や脊髄，内耳の描出に優れているが，CT 検査に比べるとコストがかかり，画像を得るのに時間がかかるという欠点がある．MRI 検査で画像が得られたら，病変や解剖学的領域を描出するためにいくつかの撮像法を用いる（表7-3）．CT 検査や MRI 検査のいずれにおいても造影剤を用いると，血管を描出したり，血液脳関門の破綻を描出したりすることができる．また，腫瘍や炎症性病変も造影剤による異常増強効果を示す．頸部の画像に関しては，主要血管や甲状腺，リンパ節を描出するのに超音波検査が用いられる．

● Clinical Pearl

神経細胞の細胞体は中枢神経系の灰白質に，髄鞘を有する軸索は白質に存在する．灰白質は脳では大脳皮質として外側に，脊髄では内側にある．

特殊検査

　脳の活動性や神経機能を評価するには，脳波や神経伝導検査，筋電図，誘発電位といった電気生理学的検査が有用である．聴力を評価するためには聴覚検査が必要である．腰椎穿刺で採取した脳脊髄液は，炎症や感染，腫瘍の病態評価に有用である．脳やリンパ節，甲状腺結節，神経，筋の生検も確定診断をつけるのに役立つ．

器官系の概要

頭蓋・頭皮・髄膜

概要

　脳は頭蓋骨の内側にある(図 7-1)．頭蓋骨の表面には頭皮があり，皮膚と皮下組織を含んでいる．頭蓋骨より深い部分には脳の保護と血管支持の役割を担い，脳を覆っている髄膜がある．髄膜は硬膜(硬くて厚い外側の線維層)，クモ膜(薄い中間層)，軟膜(軟らかい内側の血管層)から構成される(図 7-2)．

身体診察

　頭皮や顔面の非対称性や外傷所見を視診し，さらに触診にて圧痛や変形，軟部組織の腫脹を評価する．

画像所見

　頭蓋骨は X 線撮影(図 7-3)や CT 検査，MRI 検査で描出することができる．髄膜は MRI が最も見やすい．

大脳

概要

　脳は大脳，間脳，脳幹，小脳に分けられる(図 7-4)．大脳には 2 つの半球があり，それぞれ前頭葉，頭頂葉，側頭葉，後頭葉の 4 つに分けられる(図 7-4A)．前頭葉は計画，思考，問題解決，運動(一次運動野は中心前回に含まれる)の機能を司り，運動性言語中枢(Broca 野)も含まれる．頭頂葉は感覚(一次感覚野は中心後回に含まれる)，見当識，認知，視空間認知の機能を司り，複雑な運動とも関連している．後頭葉は視覚において重要であり，一次視覚野を含んでいる．側頭葉は聴覚刺激の受容や言語理解(Wernicke 野)，記憶の機能(海馬)を司る．

身体診察

　大脳を調べる場合は認知，言語，視覚，運動と感覚系伝導路の機能を評価する．皮質機能の詳細な評価は問診時に始める．認知機能のスクリーニングとして，Mini Mental State Examination(MMSE)やモントリオール認知評価(Montreal Cognitive Assessment：MoCA)が広く用いられている．何らかの認知障害を認めた場合，さらなる検査が必要である．

305

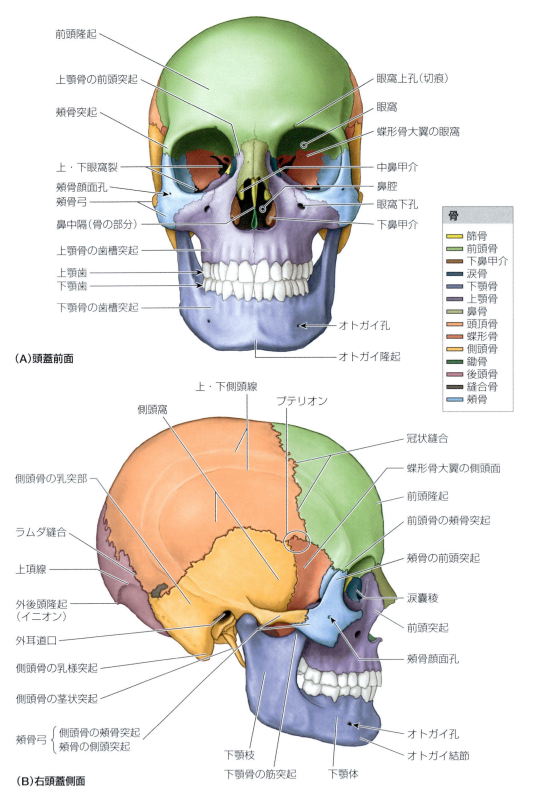

図 7-1 成人の頭蓋骨
(A)色分けされた頭蓋骨を前方から見たところ
(B)頭蓋骨を側方から見たところ

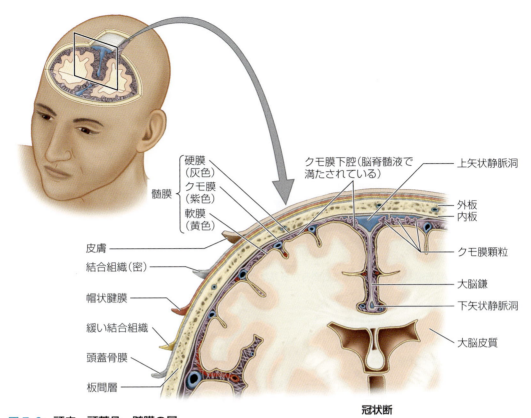

図 7-2 頭皮，頭蓋骨，髄膜の層
皮膚は帽状腱膜にしっかりと結合しており，緩い結合組織が介在することで頭蓋骨膜と頭蓋骨上を自由に動ける．帽状腱膜とは後頭前頭筋の中間腱を指す．髄膜とクモ膜下腔も示す

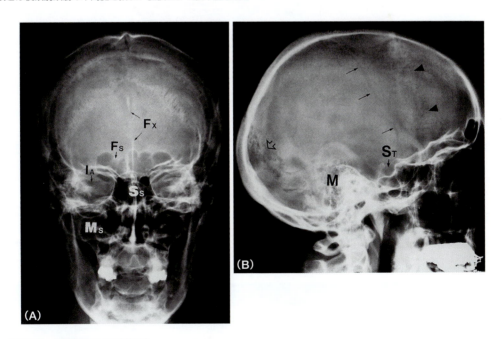

図 7-3 頭蓋骨の X 線撮影
(A)頭蓋骨の X 線撮影 PA 像．Fx：大脳鎌，Fs：前頭洞，I_A：内耳道，Ss：蝶形骨洞，Ms：上顎洞
(B)頭蓋骨の X 線撮影側面像．▶：冠状縫合，⇨：後頭縫合，⟶：中硬膜動脈溝，S_T：トルコ鞍，M：乳突蜂巣

器官系の概要 **307**

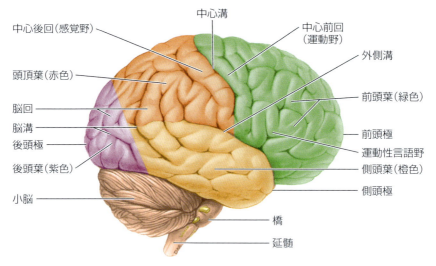

(A) 右脳および大脳の葉を右側方から見たところ

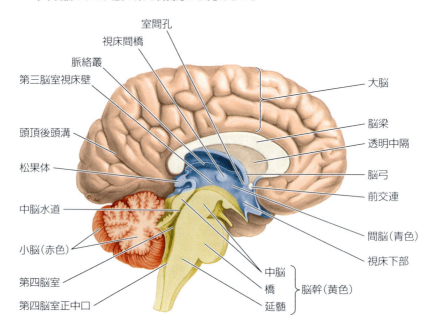

(B) 左脳を内側から見たところ

図 7-4 脳の構造物
(A) 大脳皮質の脳回と脳溝に特徴づけられた大脳表面
(B) 脳半割後の大脳と脳深部（間脳，脳幹）の内側面．頭頂葉と後頭葉の境界線である頭頂後頭溝は大脳の正中面にみられる．大脳の葉と脳幹は色分けしてある

> ● Clinical Pearl
>
> 構音障害は発語の異常であり，一般的には脳幹や脳神経の異常による．失語は言語機能（表現や理解）の異常であり，大脳優位半球の異常に起因する．

表 7-4 言語診察の要素

構成要素	描写	評価方法
流暢性	話し方の流暢さや大きさ	自発言語にためらいや口ごもり，寡黙がないか観察する．それらを認めたら非流暢性発語である．概して，患者は流暢でない発語を自覚してイライラする
理解	言語や指示を認知，解釈，理解する能力	患者に3段階の指示をする． 例：左手で紙を取り，半分に折り，床に置いてください． 言語理解を評価するには次のような文章を用いる． 例：ライオンはトラに殺されました．死んだ動物は何ですか？
名称	物や絵を名前で同定する能力	部屋にある物や人が身につけている一般的な物（例：腕時計，ペン），さらにはあまり一般的でない物（例：顔，時計の留め金）の名前を言ってもらう
復唱	文章や言葉を正確に再現する能力	複雑さが増していく連続した言葉や文章を患者に繰り返してもらう 例：「今日は晴れだ」「犬が部屋にいたとき，猫はソファの下に隠れた」「言い訳を言ってもダメ」
読み上げ	言葉や文章を正確に読む能力	例：患者に「目を閉じなさい」と読み上げてもらい，その指示に従ってもらう
記述	言葉や文章を正確に書く能力	文法や綴りの間違い，文章の長さ，句読点を調べるため，患者に文章を書いてもらう

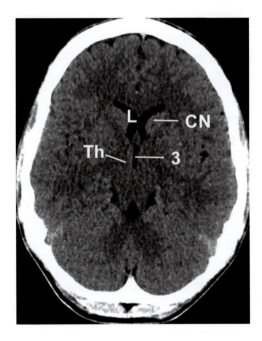

図 7-5 脳 CT 水平断像
3：第三脳室，CN：尾状核，L：側脳室，Th：視床

大脳皮質もまた言語や表現に関与している．言語機能の検査は6つの要素を含む（表7-4）．失語のタイプは欠損のパターンによって分類され，それぞれのパターンには大脳優位半球（左脳が多い）に特異的な神経局在がみられる．

画像所見

大脳の描出には MRI 検査や CT 検査が用いられる（図7-5）．

脳神経・脳幹

概要

脳幹は脳の底部にあり，中脳，橋，延髄を含む．延髄は心拍や呼吸の制御中枢である（図7-4A）．脳幹の下方には脊髄があり，脊柱へと伸びている．

感覚，運動，自律神経を含む12対の脳神経と脳幹では刺激が往来している．脳神経は頭蓋孔や裂隙から脳外へ出て，最後はシナプスを介して各標的に至る（図7-6）．

身体診察

脳神経の診察手法は下記の通りである．

嗅神経（Ⅰ）
- 片方の外鼻孔を塞ぎ，もう一方の外鼻孔の下に強い匂いのするもの（例：香辛料やコーヒー）を置いて嗅覚を確かめる．

視神経（Ⅱ）
- 視力検査表を用いて視力を測定する．
- 患者に片眼を閉じてもらい，各四分区画で指の本数を数えてもらい視野を調べる．図7-7に視野障害のパターンを示した．
- 片眼に光を当てて直接対光反射（光が当てられた眼）と間接対光反射（もう一方の眼）を評価する．光を両眼に1Hz間隔で交互に当てる検査もあり，相対的求心性瞳孔障害（Marcus Gunn瞳孔）を調べるのに用いられる．
- 検眼鏡で眼底検査を行って網膜を調べる（図7-18）．

動眼神経（Ⅲ），滑車神経（Ⅳ），外転神経（Ⅵ）
- 眼位や瞳孔の大きさ，眼瞼下垂を調べる．
- 9つの眼位（図7-8）に眼を動かして円滑性追跡眼球運動を評価し，眼振を調べる．
- 2点間を交互に素早く見るよう眼を動かしてもらい，急速眼球運動がないか調べる．
- 視神経と同様に対光反射を評価する．

三叉神経（Ⅴ）
- 眼神経（V_1），上顎神経（V_2），下顎神経（V_3）の分布する領域を触れたり，ピンあるいは寒冷刺激により感覚を評価する．
- 側頭筋の萎縮を視診する．
- 患者に顎を食いしばってもらい側頭筋や咬筋を触診する．抵抗に逆らうように口を開けてもらい外側翼突筋を調べる．抵抗に逆らうように下顎を側方へ押して内側翼突筋と外側翼突筋を調べる．
- 患者に上方を向いてもらい次に綿で角膜を触れて両眼の瞬目反射を観察し，角膜反射を調べる．
- 患者に口を開けたままにしてもらい，下顎に医師の示指を置き，その上から打腱器で軽く叩いて下顎反射を調べる．

310 Chapter 7 頭頸部

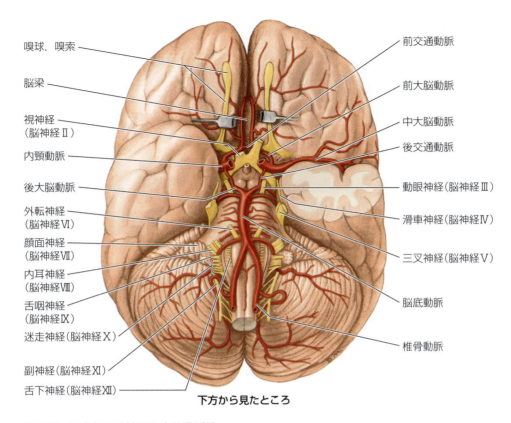

図 7-6　脳底部の脳神経と大脳動脈輪

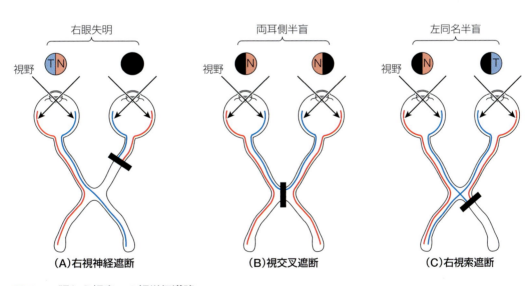

図 7-7　眼から視索への視覚伝導路
(A)右視神経の障害による右眼失明
(B)視交叉の障害による両耳側半盲
(C)右視索の障害による左同名半盲

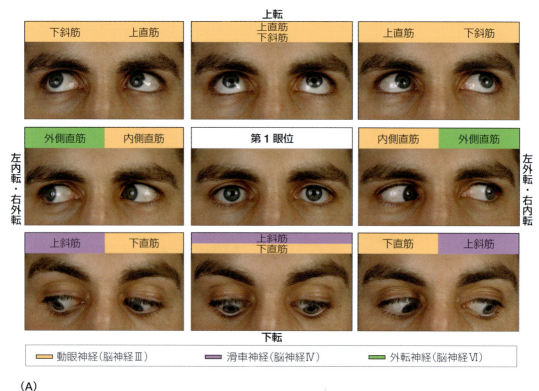

(A)

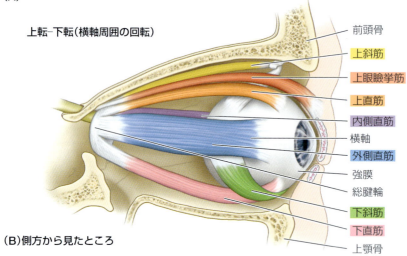

(B)側方から見たところ

図 7-8 眼球運動と関連する外眼筋群
(A)両眼運動
(B)関連する筋肉

顔面神経(Ⅶ)
- 鼻唇溝の平坦化や口角下垂など，顔面の非対称性を視診する(図7-9)．
- 患者に目を強く閉じ(眼輪筋)，眉を上げ(前頭筋)，歯を見せて口を強く閉じ(口輪筋)，頬を膨らませてもらい(口輪筋，頬筋)，顔面筋の筋力を確かめる．

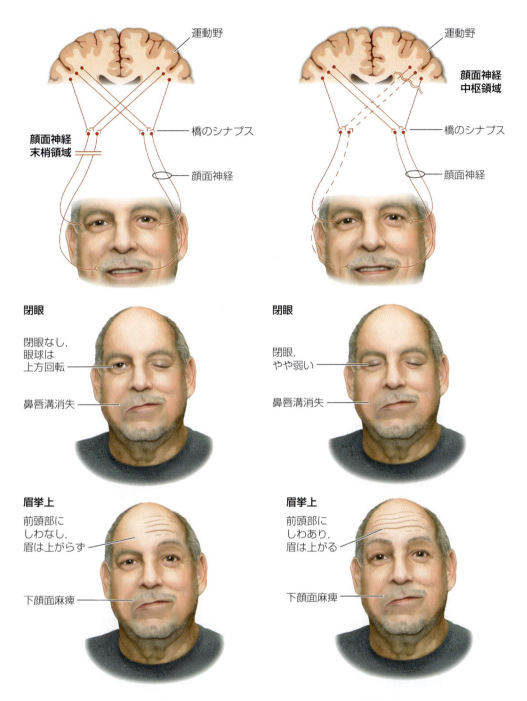

図 7-9　顔面脱力における下位および上位運動ニューロン領域の病変の比較
顔面神経支配の末梢領域で異常がある場合は同側性の表情筋に虚弱を認める．中枢領域に異常がある場合は，前頭筋の支配神経は両側性であり前頭筋の虚弱がある一方，下顔面は片側性の神経支配であり麻痺が生じる

器官系の概要　**313**

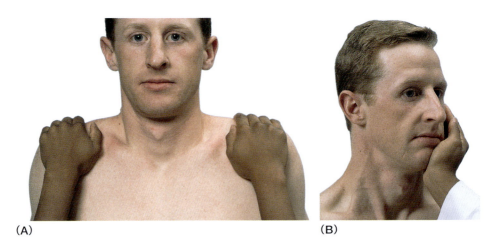

図 7-10 副神経の診察
(A)僧帽筋の診察
(B)右胸鎖乳突筋の診察

- 三叉神経と同様に角膜反射を評価する.
- 味覚試験はめったに行わないが,行うのであれば片側ずつ行う.

内耳神経(Ⅷ)
- 動眼神経と同様に前庭器官の異常により生じる眼振を調べる.
- 片耳を指で擦り,もう一方の耳には囁き,言ったことを患者に繰り返してもらい聴力を評価する.
- Rinne テスト,Weber テストを行う(図 7-20,21,表 7-13).

舌咽神経(Ⅸ),迷走神経(Ⅹ)
- 口蓋が対称に上がっているか観察する.
- 患者に,「か」「が」「ぱ」「ら」「ぱたか」と発音してもらい正常に発音できているか評価する.
- 水の飲み込みができるか観察する.
- 舌圧子で左右の軟口蓋に触れて絞扼反射を評価する.

副神経(Ⅺ)
- 僧帽筋や胸鎖乳突筋の萎縮を視診する.
- 患者に,肩を押さえる力に抵抗してすくめてもらい僧帽筋の筋力を調べる.また,押さえる力に抵抗するように頭をひねってもらい胸鎖乳突筋の筋力を調べる(図 7-10).

舌下神経(Ⅻ)
- 舌の萎縮や線維束攣縮がないか視診する.
- 舌を前方に出してもらい,片側に偏っていないかを見て筋力を調べる.また,医師が外側から頬を押さえた状態で,舌で頬を押してもらい舌の筋力を調べる.

脳神経の機能における主な異常所見は表 7-5 に要約した通りである.

表 7-5 脳神経診察での異常所見

脳神経	機能障害の所見
I	片側あるいは両側の嗅覚消失
II	視力低下，視野欠損（図 7-7），対光反射の減弱，相対的求心性瞳孔障害（Marcus Gunn 瞳孔：健側に光を当てると瞳孔は収縮するが，その後患側に光を当てると両眼の瞳孔が開く），視神経乳頭の異常（色や縁，血管の変化）
III	瞳孔不同（散瞳），眼瞼下垂，非共役眼球運動，眼球の内転や上転障害
IV	上斜視，両眼の内転や下転困難
V	知覚鈍麻，側頭筋の衰弱や筋力低下，下顎の側方偏位，角膜反射の消失や非対称，下顎反射の亢進
VI	眼の内側偏位，外転困難
VII	顔面片側の筋力低下や下垂：顔面の筋力低下はその領域により上位運動ニューロン領域と下位運動ニューロン領域に分かれる．前頭筋の神経支配は両側性であるため，上位運動ニューロン領域の障害では前頭筋に影響を及ぼさないが，下位運動ニューロン領域の場合はその支配神経領域全体に影響を及ぼす（図 7-9），角膜反射の消失
VIII	眼振，めまい，聴力低下，Rinne テストや Weber テストでの異常（表 7-13）
IX，X	口蓋や口蓋垂の偏位，構音障害（不明瞭な発音），嚥下障害（嚥下困難），絞扼反射の消失
XI	僧帽筋や胸鎖乳突筋の萎縮と筋力低下（頭を左側へ向けるのが困難な場合，右胸鎖乳突筋の筋力低下）
XII	舌の偏位，頬を押しても舌がそれに抗えない，舌萎縮，下位運動ニューロン領域での線維束攣縮

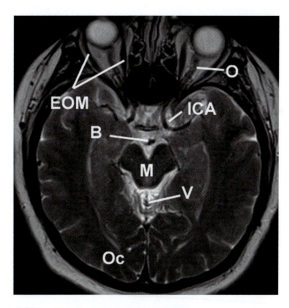

図 7-11　脳 MRI T2 強調水平断像
B：脳底動脈，EOM：外眼筋，ICA：内頸動脈，M：中脳，
O：視神経，Oc：後頭葉，V：小脳虫部

画像所見

脳神経や脳幹の描出には MRI が最も適している（図 7-11）．

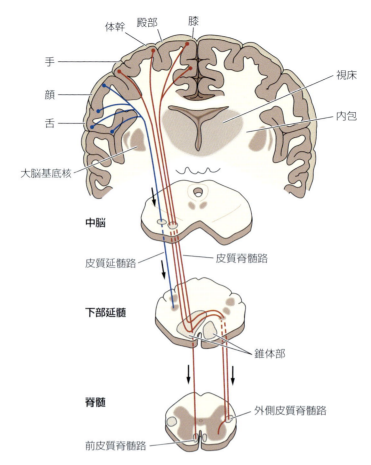

図 7-12　皮質脊髄路
上位運動ニューロンは一次運動野から白質を経て錐体部に至り，そこで正中を越えて脊髄前角で下位運動ニューロンと接合する

運動系

概要

　運動機能は中枢神経系と末梢神経系が関わっており複雑である．脳の深部にある大脳基底核は灰白質の神経核の集まりである線条体(尾状核，被殻)や淡蒼球，黒質，側坐核，視床下核を含んでおり，複雑なネットワークを介して運動の開始を司る．運動系の伝導路は一次運動野(中心前回)から始まるが，この領域は外側面の大部分が顔面，内側面の大部分が脚を司る領域となっている(図 7-12)．ここからの情報は皮質脊髄路を経て白質を通り脳幹や脊髄に至る．この上位運動ニューロンは脊髄で下位運動ニューロンに接続し，脊髄を出て末梢神経となる．末梢神経は神経筋接合部で筋肉と接合する．

表 7-6　MRC スコア

グレード	特徴
5	重力に逆らい，また十分な抵抗力をもって動く（正常）
4	重力に逆らい，またいくらかの抵抗力をもって動く（4−，4＋との表記可）
3	抵抗を加えなければ，重力に逆らって動く
2	重力を除けば完全に動かせる（水平面での運動）
1	わずかな筋収縮あり
0	筋収縮なし

表 7-7　深部腱反射の診察方法

反射	神経根	診察方法
上腕二頭筋	C5，C6	上腕二頭筋腱の上に母指を置き，その指を打腱器で叩く
腕橈骨筋	C5，C6	腕橈骨筋腱の上に指を置き，その指を打腱器で叩く
上腕三頭筋	C6，C7	医師の腕の上に患者の前腕を置き，肘の近位の上腕三頭筋腱を叩く
膝	L2，L3，L4	坐位であれば脚を宙ぶらりに，仰臥位なら膝を屈曲した状態にし，膝蓋腱を叩く
足関節	S1，S2	患者の足を背屈させ，打腱器でアキレス腱を叩く

身体診察

　運動系の診察では，視診や筋緊張，筋力，反射の評価を行う．視診では，筋肉量（例：萎縮や肥大），不随意運動（例：線維束攣縮，振戦），姿勢を調べる．

　筋緊張の亢進は硬直や攣縮によるものが多く，患者を仰臥位にすれば最も評価しやすい．硬直とは，筋の動く速度とは関係なく筋緊張が亢進している状態であり，鉛管様固縮を終始呈する．硬直の評価には，患者の腕を肘でゆっくり屈曲-伸展し，手関節を回旋する．下肢の検査では，脚を診察台の上で回転させ，膝をゆっくりと屈曲-伸展してもらう．攣縮では，運動の速さや方向により緊張が亢進する．攣縮の評価では，肘をすばやく伸展して前腕を回外運動させる．下肢の場合は膝をすばやく屈曲する．攣縮があれば，足全体が診察台から下りるはずである．

　四肢において，筋力は近位と遠位方向で評価する（Chapter 6）．各筋群を調べる場合は類似した筋群を用いて力を加える．例えば，指の力を調べるときは医師の指を使う．また，患者の同筋群の左右差を比べることも重要である．上位運動ニューロンのわずかな衰弱は，手掌を上にして肩の高さで上腕を目一杯伸展した状態で，上腕の回内下垂が生じるかどうかで評価できる．患者には最低 10 秒間は目を閉じて姿勢を保ってもらう．上位運動ニューロンの衰弱があれば，筋力が弱いほうの上腕が下垂して回内運動が生じる．筋力の評価は Medical Research Council（MRC）でスコア化する（表 7-6）．

　深部腱反射を評価するには筋や神経が正常でなければならない．仰臥位や坐位で評価できる（表 7-7）．打腱器で腱を叩いて反射を誘発し，0〜4＋でスコア化する．0：反射なし，1＋：強く叩くと反射あり，2＋：正常，3＋：クローヌスを伴わない過度な反

器官系の概要　**317**

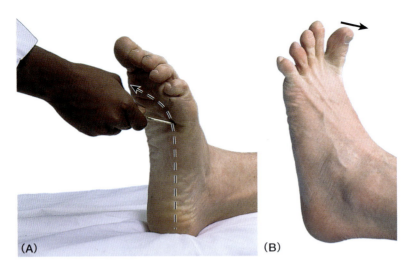

図 7-13　Babinski 反射の検査
(A)通常，足底の外縁を擦ると足趾は屈曲する．これを「底屈」または「下がる」と呼ぶ
(B)異常な反応として「背屈」または「上がる」がある

表 7-8　上位および下位運動ニューロンの神経学的検査の臨床的所見

特徴	上位運動ニューロン病変	下位運動ニューロン病変
筋量	正常	萎縮
不随意運動	痙攣	線維束性収縮，攣縮
筋トーヌス	亢進（痙性）	低下（弛緩性）または正常
筋力低下のパターン	錐体路障害のパターン 　上肢：伸筋は屈筋よりも弱い 　下肢：屈筋は伸筋よりも弱い 障害脳と対側	局在により異なる 　神経根：筋分節に関連した低下 　神経：神経支配筋の低下 　神経筋接合部：弛緩性低下 　筋：両側近位四肢の低下
反射	亢進±クローヌス	低下または消失
Babinski 反射	背屈（上がる）	底屈（下がる）

射，4+：クローヌスを伴う過度な反射．

クローヌスの診察では，膝をわずかに屈曲してすばやく足を背屈させ，足を屈曲した状態で固定し，律動的な動きがあるかどうかを見る．Babinski 反射の検査では，舌圧子などの鋭利なもので足底の側方を下から上に向かい，さらに母指球を内側に横断するように擦る．正常であればつま先は屈曲し（図 7-13A），異常があればつま先は扇のように広がる（図 7-13B）．

概して運動系の診察によって得られる所見は，上位あるいは下位運動ニューロンのどちらに原因があるか診断するのに役立つ（表 7-8）．

画像所見

運動系の伝導路の描出には脳や脊髄の MRI 検査や CT 検査が最適である（図 7-5，11，15，Chapter 5）．

感覚系

概要

　感覚系には一次感覚と皮質感覚が含まれる．一次感覚は解剖学的に2つの感覚路に分類される．振動覚と位置覚は後索-内側毛帯路を伝導し（図7-14．赤線），痛覚と温覚は脊髄視床路を伝導する（青線）．皮質感覚は2点識別，書画感覚，立体認知，無視のことであり，対側頭頂葉に位置する．

> ● Clinical Pearl
>
> 間脳は脳の深部に位置し，視床と視床下部を含む．視床は感覚情報を皮質へ伝える．視床下部は体温，心拍，血圧の調整といったホメオスタシスを担う．また，視床下部はホルモン産生に重要な下垂体刺激ホルモンを産生している．

身体診察

　感覚検査は四肢遠位側の主要な感覚系を評価することから始める．感覚の障害や異常があった場合，感覚障害の位置を特定するためにより詳細な身体検査を行う．各感覚において，対側との比較を行うべきである（表7-9）．

　感覚障害のパターンを把握することで，患者の症状の原因部位を特定することができる（表7-10）．

　皮質感覚の検査を表7-11に要約した．皮質感覚の検査は一次感覚が正常の場合に行う．皮質感覚の障害は典型的には対側頭頂葉の病変を示唆する．

画像所見

　脳と脊髄のMRI検査およびCT検査は感覚路の画像評価に最も適している（図7-5，11，15，Chapter 5）．

協調運動

概要

　小脳は協調運動と運動学習に関与する．また，運動または感覚機能の障害は協調運動検査に影響する．小脳病変は典型的には同側の協調運動障害を引き起こす．一般的に，利き手ではないほうに比べ，利き手ではやや大きな協調運動を認めやすい．

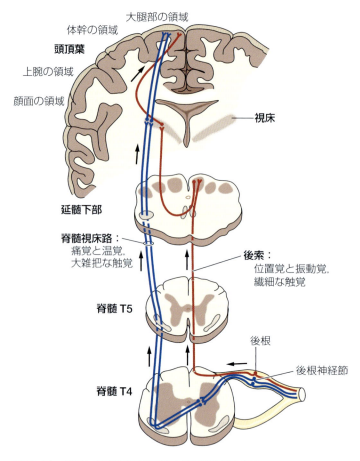

図 7-14　後索-内側毛帯路（赤）と脊髄視床路（青）
後索-内側毛帯路の一次指令ニューロンは同側後索の脊髄を上行して延髄へと伝導する．二次指令ニューロンは正中をまたぎ，視床を介して，感覚皮質へとつながる三次指令ニューロンへ伝導する．脊髄視床路の一次指令ニューロンは後角へと伝導する．二次指令ニューロンはいくつかのレベルの正中をまたぎ，視床を介して，感覚皮質へとつながる三次指令ニューロンへ伝導する

表 7-9　一次感覚の検査

感覚	方法
軽触覚	患者を閉眼させ，綿棒で患者の皮膚に軽く触れる．触れられたことを感じるたびに「はい」と言うように患者に指示する
痛覚	折った舌圧子や安全な針の鋭利または鈍角側のいずれかで皮膚に触れる．2つの刺激を識別できるか患者に聞く
温覚	冷たい物（例：金属音叉）で患者の皮膚に触れ，冷たさを感じるか尋ねる
振動覚	128 Hz の音叉を打ち，患者の第1趾または第2趾の末節骨に音叉の端を置く．振動が感じられなくなったら報告するように患者に指示する．患者の振動覚が異常かどうか決めるために，医師自身の末節骨に音叉を置く．医師が振動を感じた場合，患者の振動覚は低下している．その際，より近位の骨隆起に音叉を置いて検査を繰り返す
位置覚	患者の第1趾または第2趾の遠位指節間関節を内側および外側に固定する．先端を上下に動かし，患者に動きの方向を感じるか聞く．動きを感じなければ，より近位の関節で検査を繰り返す（振動覚検査と同様）

表 7-10 感覚検査の臨床的異常と病変の局在

感覚障害のパターン	局在
片側性の顔面/上肢/下肢	対側脳
交代性感覚異常（片側顔面，対側四肢）	脳幹
感覚レベル（特定のレベルより下位のデルマトームの障害）	脊髄
デルマトームのパターン	神経根
特定の神経領域	神経

表 7-11 皮質感覚機能の検査

感覚	方法
2点識別	開いたクリップまたは分度器を使用して第2指の1点または2点に刺激を与える．1点または2点が識別できるか患者に聞く．通常，4〜5 mm離れると識別できる
書画感覚	患者を閉眼させ，患者の手掌に数字を書く．患者が数字を特定できるかみる
立体認知	物体（例：硬貨や鍵）を患者の手に置き，患者は閉眼した状態で物体を特定できるかみる
無視	無視は触覚や音，視覚刺激によって検査される．感覚消失の評価では，患者を閉眼させ，医師は患者の片手または両手を触り，患者にどちらの手に触れたか聞く（例：右手または左手または両手）．無視の場合，患者は右手か左手かは判別できるが，両手を刺激された場合は判別できない．片側または両側の耳の近くで，指の動きや擦ることでも検査できる

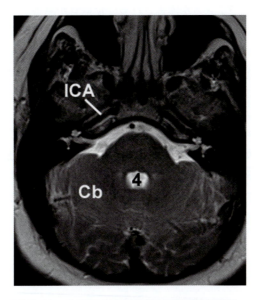

図 7-15 小脳の MRI 検査 T2 強調軸位断像
4：第四脳室，Cb：小脳，ICA：内頸動脈

身体診察

協調運動は一般的に指鼻試験，急速交互運動試験，踵膝試験の３つの方法で評価される．

指鼻試験では，患者に示指で鼻を触り，次に医師の示指を触れるために上腕を伸展するように指示する．患者はこの前後運動をすばやく正確に繰り返し，医師は動きの円滑さと正確さに注意する．小脳疾患がある場合は測定障害や企図振戦が観察される．

急速交互運動試験では，大腿部を触るように前腕をすばやく回内・回外させ，手掌と手背を交互させる．交互運動の速度，リズム，正確さ，円滑さに注意する．小脳疾患がある場合は運動が緩徐で，リズムを欠いており，しばしばためらいや休止がある．踵膝試験では，かかとを反対側の膝に置き，脛骨に沿うように何度か上下にスライドさせる．小脳疾患がある場合は過剰または不十分で，円滑さに欠け，不安定である．

● Clinical Pearl

異常な協調運動試験（運動失調）は二次性小脳障害（小脳失調）または位置覚異常（感覚失調）の可能性がある．指が対象に近づくにつれて企図振戦や振動はより粗く，不規則になる．測定障害は対象への過度または不十分な協調運動障害のことである．変換運動障害は円滑で急速な交互運動ができなくなることを指す．

安定した体勢や通常の歩行を保つには正常な感覚（例：視覚，位置覚，前庭系）と運動機能が必要である．感覚運動統合は小脳で行われる．小脳系が障害された場合，眼を開けていてもバランスが障害される．位置覚が障害された場合，眼を開けたときにはバランスが保たれるが，眼を閉じたときには不安定となる．

姿勢の検査は患者の自然な姿勢の視診から始める．Romberg テストでは，患者は足をそろえて立ち，可能であれば眼を閉じる．小脳失調では，患者は眼を開けていても足をそろえて立つことができず，Romberg テスト陽性とはならない．患者が開眼時に安定して，閉眼時に不安定となる場合，Romberg テスト陽性となり，感覚失調の徴候と捉えられる．姿勢の安定性は強制引き寄せ試験により評価される．この試験では，患者は姿勢を維持するように試みる一方，医師は患者を後方へ引き寄せる．姿勢の安定性に障害がある場合（例：パーキンソン類縁疾患），後方突進（数歩後方へ行く）または後方への転倒がおこるため，医師の支えが必要である．姿勢の評価を終えたあとに，歩行やつぎ足歩行を評価する．

画像所見

MRI 検査が小脳の画像評価に最も適している（図 7-15）．

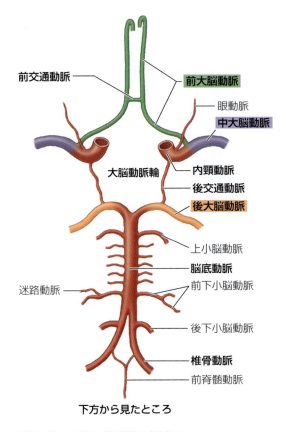

図 7-16　Willis 動脈輪の概略図

脳の動脈・静脈

概要

　脳の動脈は一対の内頸動脈と椎骨動脈によって供給される．これらの4つの動脈は1つの前交通動脈と2つの後交通動脈によって連結しており，Willis 動脈輪を形成している（図 7-16）．頸動脈は脳の前方循環を，椎骨動脈は脳の後方循環を供給している（表 7-12）．

　皮質静脈と静脈洞を介して，血液は脳から頸静脈へと流れ出る（図 7-17）．

身体診察

　頭頸部の動静脈の診察の一部として神経学的検査が行われる．頸動脈は強さとパターンを決めるために触診される．しかし，触診は圧によって血管を塞いでしまったり，プラークを動かしてしまったりするため，注意しながら行うべきである．次に，頸動脈の血管雑音を聴診する．眼底検査は乳頭浮腫，静脈拍動の消失，出血を評価するために行われ，これらは静脈血栓と関連する頭蓋内圧亢進症において認める（図 7-18）．

表7-12　主要な動脈の脳への供給

動脈	起始	分布
前方循環		
中大脳動脈	内頸動脈	大脳半球外側と側頭極
前大脳動脈	内頸動脈	大脳半球内側と前頭極
前交通動脈	前大脳動脈を連結	
後方循環		
脳底動脈	椎骨動脈の合流により形成される	脳幹
後大脳動脈	脳底動脈	小脳半球前方と後頭極
後交通動脈	内頸動脈と後大脳動脈を連結	
後下小脳動脈	椎骨動脈	小脳の後方-下方 延髄外側
前下小脳動脈	脳底動脈	小脳の前方-下方
上小脳動脈	脳底動脈	小脳の上方

画像所見

頭頸部の動静脈は CT 血管撮影や MRI 血管撮影（動脈），ヴェノグラフィ（静脈）によって評価される．頸動脈などの頭蓋外の血管は超音波検査で評価する．

耳

概要

耳は内耳神経を介して聴覚や平衡感覚を司る重要な感覚器官である．耳は外耳，中耳，内耳の3つの領域に分類される（図7-19）．外耳は耳介と外耳道で構成される．中耳は耳小骨を含む腔である．内耳は膜迷路を有しており，蝸牛迷路と前庭迷路に分類される．

身体診察

耳の身体診察は外耳の視診から始め，位置や大きさ，対称性，瘢痕，腫瘤，病変，耳漏に注目する．次に，耳介と乳様突起を触診し，疼痛，腫脹，結節を確認する．

Weber テストと Rinne テストは難聴のスクリーニングのため行われる．感音性難聴は内耳神経，内耳，脳幹の蝸牛神経核の病態と関連する．伝音性難聴は，内耳に音は伝導しないため，外耳，鼓膜，中耳の病態と関連する．

Weber テストでは，512 Hz の音叉を打って患者の頭頂部に置く（図7-20）．患者が両側の耳に同程度の音を聞いた場合は正常である．患者が一方の耳が対側に比べて音が大きいと答えたら，大きく聞こえた側の片側性伝音性難聴または小さく聞こえた側の片側性感音性難聴が示唆される．Rinne テストでは 512 Hz の音叉を打って患者の乳様突起に置く．音が聞こえなくなったら，医師に報告するように指示する．このと

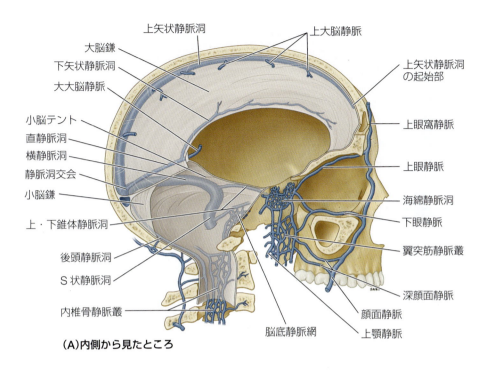

(A)内側から見たところ

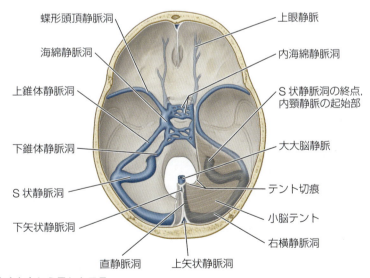

(B)上方から見たところ

図 7-17 静脈洞
(A)左頭蓋腔と右顔面骨格
(B)頭蓋底の静脈洞

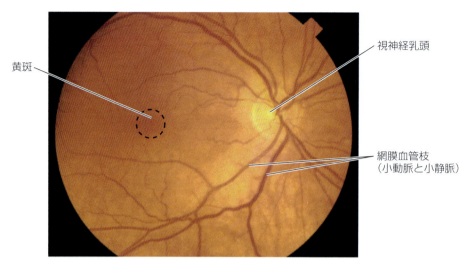

図 7-18　右眼底
網膜小静脈（広い）と網膜小動脈（狭い）は視神経乳頭を中心として放射線状に分布している．外側の暗い領域は黄斑である．網膜血管枝はこの領域に向かって伸びているが，黄斑の中心である中心窩には達していない．この領域は最も鋭敏な視覚を司る

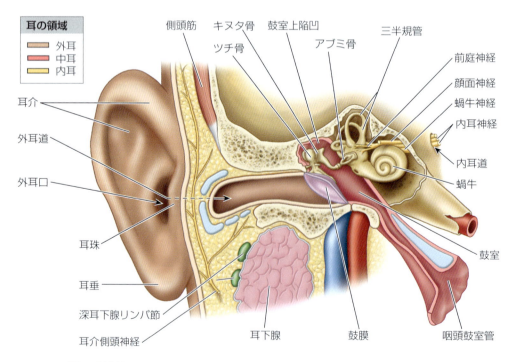

図 7-19　耳の冠状断

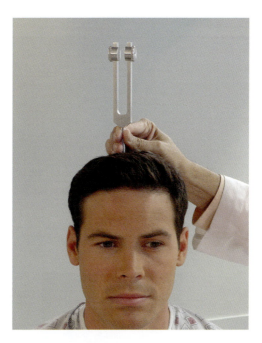

図 7-20　Weber テスト

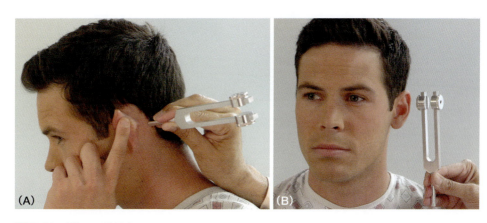

図 7-21　Rinne テスト
(A)骨伝導試験
(B)空気伝導試験

き，音叉を患者の耳の前に置き，乳様突起に置いたときと耳の前に置いたときのどちらの音が大きかったか患者に尋ねる（図 7-21）．通常，空気伝導は骨伝導よりも大きいため，音叉が患者の耳の前にあるときの音が大きいはずである．Weber テストと Rinne テストの所見は難聴のパターンに関連する（表 7-13）．

　耳鏡は耳管や鼓膜を評価するための耳の診察に不可欠である．耳鏡を鉛筆やハンマーのように保持し，耳介を優しく後上方に引き上げる．外耳道や鼓膜の損傷を回避するために耳鏡を注意深く挿入する．正常な鼓膜は卵円形，半透明，灰色である．外耳道に紅斑や腫脹，過敏，異物，耳漏，その他の異常がないか評価する（図 7-22）．

器官系の概要　**327**

表 7-13 音叉試験の解釈

難聴のパターン	Weber テスト[a]	Rinne テスト
正常または両側感音性難聴	中心	両側：空気伝導＞骨伝導
右伝音性難聴，左正常	右	左：空気伝導＞骨伝導 右：空気伝導＜骨伝導
右感音性難聴，左正常	左	左：空気伝導＞骨伝導 右：空気伝導＞骨伝導
右高度感音性難聴，左正常	左	左：空気伝導＞骨伝導 右：空気伝導＜骨伝導

a：左と右は振動がどちらの耳で大きいかを指し，中心は振動が両側の耳で同等であることを指す

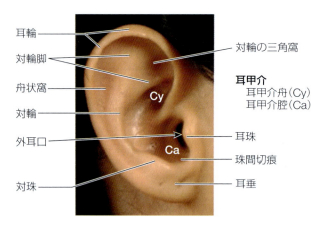

図 7-22　外耳の表面解剖

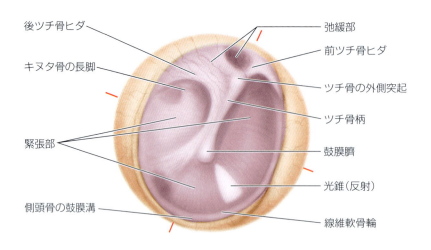

図 7-23　鼓膜の解剖

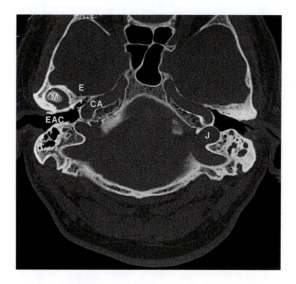

図7-24 頭蓋底のCT検査
外耳道が描出されている．以下の構造に注目．CA：頸動脈，E：耳管開口部，EAC：外耳道，J：頸静脈孔，M：下顎頭

次に，鼓膜の色や整合性，透明度，位置に注意しながら視診する．最後に，緊張部，弛緩部，ツチ骨柄，光錐を確認する（図7-23）．

画像所見

CT検査やMRI検査によって評価する（図7-24）．

鼻・副鼻腔

概要

鼻は鼻中隔によって分けられる2つの鼻孔から構成される．鼻の外側壁は下・中・上鼻甲介を含み，副鼻腔とともに通気や湿度，加湿を調整している（図7-25A）．篩骨洞，蝶形骨洞，前頭洞，上顎洞の4つの副鼻腔がある（図7-25B）．また，鼻は嗅神経を介して嗅覚を司る．

身体診察

診察は鼻の大きさや対称性，瘢痕，腫脹，外傷痕，弯曲を評価することから始める．次に，片側の鼻孔を塞ぎ，もう一方の鼻孔の空気の通りやすさを確認することで，鼻孔の開存性を評価する．外鼻や前頭洞，上顎洞の触診で圧痛があれば感染を示唆する．内鼻は耳鏡や鼻鏡を使って観察する．鼻中隔や鼻前庭，鼻粘膜，中・下鼻甲介に炎症や滲出液，出血，鼻漏，外傷，腫瘍，ポリープがないか評価する．

画像所見

X線撮影（図7-26）やCT検査によって得られる．

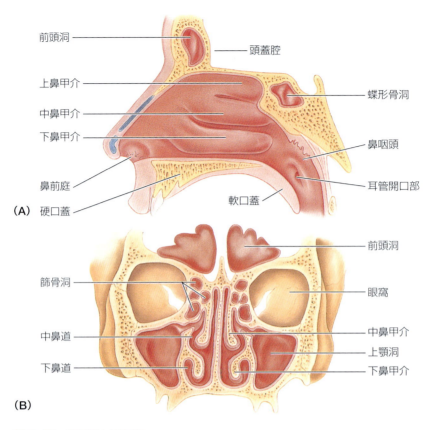

図 7-25 鼻咽頭と副鼻腔
(A) 鼻腔と口蓋の外側壁後方部の矢状断像
(B) 副鼻腔と鼻腔の冠状断像

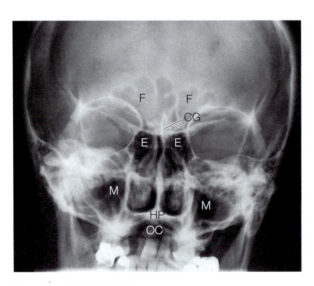

図 7-26 頭蓋 X 線撮影
鼻腔と副鼻腔が描出されている．CG：鶏冠，E：篩骨洞，F：前頭洞，HP：硬口蓋，M：上顎洞，OC：口腔

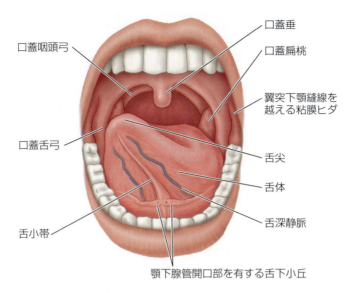

図 7-27　口腔の解剖

口腔・中咽頭

概要

　口腔と中咽頭は消化管の一部である．口腔は口唇，頬・口唇粘膜，歯肉，歯，舌，口腔底，硬口蓋，軟口蓋，唾液腺から構成される．中咽頭は口蓋垂から舌骨レベルまでであり，鼻咽頭と咽喉頭と連続している．中咽頭は口蓋舌弓，口蓋咽頭弓，口蓋扁桃，舌根，喉頭蓋，軟口蓋の下面，口蓋垂から構成される（図 7-27）．

身体診察

　口腔と中咽頭の診察は視診から始める．ガーゼで舌を引っ込ませることにより視診がしやすくなる．口唇，頬粘膜，歯肉，歯，舌，口腔底，硬口蓋，軟口蓋に紅斑，浮腫，歯垢，丘疹，点状出血，口蓋垂の偏位がないか視診する．全体の歯列に注意する．次に，扁桃や扁桃周囲領域に滲出液や腫脹がないか視診する．最後に，中咽頭後壁に病変，鼻漏，腫脹，潰瘍形成がないか視診する．両手を使って舌と口腔底に圧痛，腫脹，腫瘤がないか評価する．舌圧子で歯を打つことで歯の膿瘍がないか検査することもある．

画像所見

　CT 検査や MRI 検査で評価する（図 7-28）．

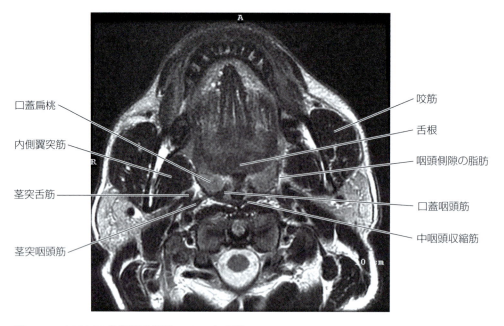

図 7-28　MRI T2 強調軸位断像による中咽頭

喉頭

概要

喉頭は喉頭蓋先端から輪状軟骨下縁へと垂直方向に広がり，喉頭前庭，中間部である左右の喉頭室，声門下腔の3つから構成される．声帯は喉頭に含まれる（図 7-29）．

身体診察

喉頭の診察は喉頭鏡を介して間接的に行われる．優しく舌を引っ込ませて小さな鏡を中咽頭の後方に置き，喉頭を可視化する．喉頭蓋や喉頭蓋谷，梨状窩，披裂，披裂喉頭蓋ヒダ，仮声帯，声帯，声門下部に結節や病変，潰瘍形成がないか評価する（図 7-30）．声帯の動きは患者の発声（例：「えー」と言うように患者に指示する）や深い呼吸により評価し，非対称性の動きがないか観察する．この方法により声帯はそれぞれ内転，外転する．

画像所見

CT 検査や MRI 検査が最も適している．

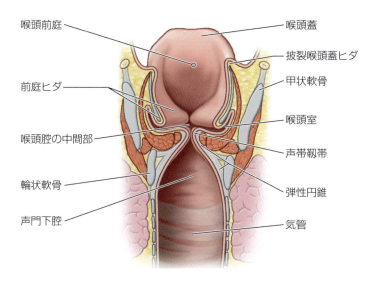

図 7-29　喉頭の冠状断像を後方から見たところ

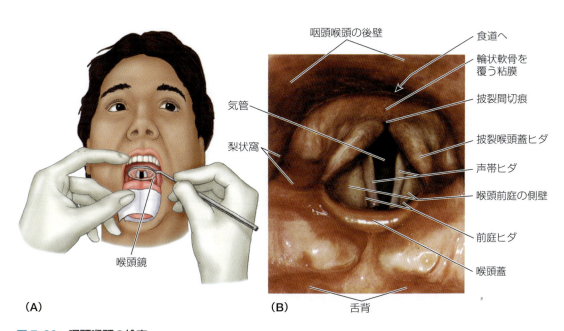

図 7-30　咽頭喉頭の検査
(A) 喉頭鏡を介した間接的な診察
(B) 喉頭鏡による喉頭

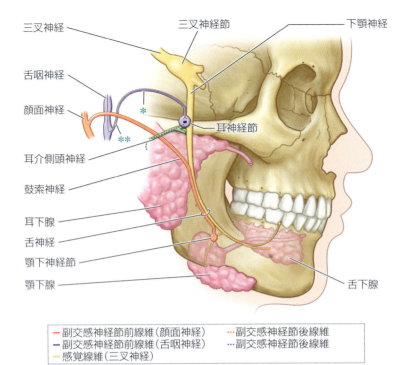

図 7-31　唾液腺の神経支配
上頸神経節からの副交感神経節後線維は腺内動脈周囲叢へと向かう動脈と併走する
＊：小錐体神経，＊＊：鼓室神経

頸部

概要

　頸部には筋，唾液腺，大血管，甲状腺，副甲状腺，リンパ節が含まれる．
　頸部の筋は胸鎖乳突筋によって前・後頸三角に分類される．前頸三角は下顎骨上方，胸鎖乳突筋外側，頸部正中内側，胸骨下方から構成される．
　頸部の主な3つの唾液腺として，耳下腺，顎下腺，舌下腺がある．耳下腺は耳孔の前下方に位置し，顎下腺と舌下腺は下顎骨と舌の下方に位置する（図 7-31）．
　大血管は総頸動脈と総頸静脈から構成される．総頸静脈は内頸静脈へと分岐し，胸鎖乳突筋の深部に位置する．外頸静脈は胸鎖乳突筋の表面に位置する．
　頸部の正中構造として，舌骨，甲状軟骨・輪状軟骨，甲状腺，気管，胸骨上切痕がある．甲状腺は輪状軟骨下方の頸部前面に位置する内分泌腺である（図 7-32）．甲状腺は峡部で連結する2つの葉から構成される．甲状腺の正常な解剖学的変異として，峡部の欠損，峡部上の錐体葉がある．甲状腺はトリヨードサイロニン（T_3）とサイロキシン（T_4）を血流に分泌する．これらは視床下部〔甲状腺刺激ホルモン放出ホルモン（thyrotropin-releasing hormone：TRH）〕と下垂体前葉（TSH）によって制御されている．

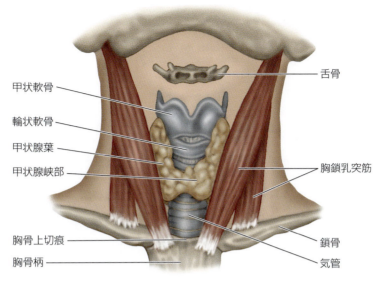

図 7-32　甲状腺と周囲構造の位置

身体診察

　甲状腺の診察は一般的な視診から始める．甲状腺機能異常は脱毛症や眼の異常（例：突出，眼瞼遅滞），振戦，多汗症，体重の増加・減少，肌荒れ，皮膚乾燥，末梢性浮腫といったさまざまな全身症状として現れる．また，反射と筋力も評価する．患者の甲状腺の機能が亢進していれば反射は亢進し，機能が低下していれば反射は低下する．近位筋の筋力低下は甲状腺機能亢進または低下においておこることがある．

　頸部に腫瘤や瘢痕，皮膚症状がないか視診する．唾液腺に紅斑や腫瘤，非対称性がないか評価する．加えて，それぞれの唾液腺管に炎症や膿瘍，石がないか確認する．耳下腺管（Stensen管）の開口部は上顎第2大臼歯と反対側の頰粘膜に位置している．顎下腺管（Wharton管）は舌と口腔底の接合部正中外側の口腔底に開口している．医師は唾液腺に腫瘤や圧痛，局所的なリンパ節腫大がないか触診する．

　甲状軟骨下方やC5前方といった頸部の低い位置に存在する輪状軟骨を初めに識別して甲状腺を触診する．輪状軟骨を識別したら，医師は甲状腺の峡部と両葉を触診する．患者に飲み込みを促すことで，甲状腺が上方に移動して触診しやすくなる．結節があれば特徴を評価する（例：大きさ，形状，可動性，硬度，圧痛）．最後に，雑音がないか甲状腺を聴診する．

画像所見

　超音波検査，CT検査，MRI検査が用いられる．

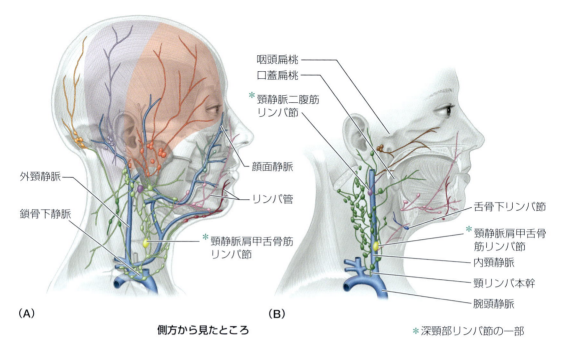

図 7-33　顔面と頭皮のリンパ系
(A)表層部のリンパ系．浅頸部リンパ節はオトガイ下・顎下・耳下腺・乳突・後頭リンパ節によって頭頸部の接合部に形成される
(B)深部のリンパ系．頭頸部からのすべてのリンパ管は，組織から直接的または外側のリンパ節群を介したあとで間接的に，深頸部リンパ節へと排出される

リンパ節

概要

　頭頸部リンパ節の評価は，特に感染や悪性腫瘍が疑われる場合に重要である．頭頸部のリンパ節群およびリンパ系を図 7-33 に要約した．

身体診察

　医師は頭頸部に腫瘤，瘢痕，病変，リンパ節腫大がないか視診する必要がある．次に，後頭，耳介後，耳介前，オトガイ下，顎下，浅頸，後頸，深頸，鎖骨上，鎖骨下の各リンパ節群に圧痛や腫脹がないか触診する．リンパ節を触知した場合，形状，大きさ，触感，可動性を評価する．

画像所見

　リンパ節は超音波検査や CT 検査，MRI 検査によって可視化できる．リンパ節の大きさや画像的特徴は，リンパ節が正常か，良性または悪性の腫大かどうかの識別に寄与する．悪性のリンパ節腫大を示唆する画像所見として，石灰化，不整，腫大，リンパ血管浸潤があげられる．

症例集

虚血性脳血管障害

症例 72歳男性．心房細動，脂質異常症，高血圧症，2型糖尿病の既往がある．突然の失語症，右側の顔面および上肢の筋力低下が出現した．

定義

虚血性脳血管障害（脳梗塞）は突然発症の局所神経障害を特徴とする病態であり，脳の血流低下に起因すると考えられる．一過性脳虚血発作は画像検査で梗塞を指摘されない虚血により，突然で一過性の神経学的異常を生じるものをいう．徴候・症状は障害される血管支配領域によって異なる．

頻度の高い原因は？

頻度の高い原因には以下のものがある．

原因	詳細
大血管の動脈硬化	血栓閉塞によりおこる．近位の血管で生じた血栓が遠位の血管を閉塞させる artery-to-artery の機序を含む
心原性脳塞栓症	心臓由来の塞栓症によりおこる．心房細動，左房/左室内血栓，弁膜症（例：血栓性心内膜炎），卵円孔開存や心房中隔欠損に伴う奇異性塞栓症を含む
小血管閉塞（ラクナ梗塞）	高血圧に起因する小血管壁の脂肪硝子変性によりおこる
その他の原因	動脈解離，血管炎，凝固能亢進，コカインなどの薬物による血管障害，稀な遺伝性疾患によりおこる
原因不明（潜因性）	精査をしても原因が不明のもの

● Clinical Pearl

脳血管障害のリスク因子には高血圧，糖尿病，脂質異常症，脳血管障害および虚血性心疾患の家族歴，喫煙などがある．

鑑別診断は？

急性発症の局所神経障害：頭蓋内出血，脳腫瘍，てんかん発作，片頭痛，代謝障害（低/高血糖），脳膿瘍，高血圧性脳症，転換性障害．

どのような徴候がみられるか？

症状・徴候は障害される血管支配領域によって異なる（表7-14）．

337

表7-14　障害される血管支配領域による症状

血管支配領域	症状
中大脳動脈	対側性の筋力低下・感覚障害，視野障害，失語症，半側空間無視
前大脳動脈	対側性の筋力低下・感覚障害
後大脳動脈	視覚障害，感覚障害，記憶障害
脳底動脈	四肢筋力低下，水平性注視麻痺
後下小脳動脈	感覚障害，失語，嚥下障害，めまい，悪心・嘔吐，吃逆，協調運動障害

表7-15　障害される血管支配領域による神経学的徴候

血管支配領域	徴候
中大脳動脈	対側上位運動ニューロン性筋力低下（上肢・顔面＞下肢） 対側一次知覚消失 対側同名半盲 病側への共同偏視 失語（左中大脳動脈のみ） 半側空間無視（右中大脳動脈領域の血管障害に多く，対側に生じる）
前大脳動脈	対側上位運動ニューロン性筋力低下（下肢＞上肢・顔面） 対側一次知覚消失
後大脳動脈	対側同名半盲（両側の場合は皮質盲） 対側知覚消失
脳底動脈	四肢麻痺と水平性注視麻痺を伴う閉じ込め症候群
後下小脳動脈	交叉性の感覚障害（同側顔面および対側体幹・上下肢の温痛覚障害） 嚥下障害，構音障害 同側小脳失調

どのような身体所見がみられるか？

バイタルサイン：通常は正常であるが，高血圧がみられることがある．

神経学的検査：発症急性期には神経学的スクリーニング検査を行う．救急外来では，発症時刻を特定したり，National Institutes of Health Stroke Scale（NIHSS）などの脳血管障害スコアを計算したりする．臨床診察からは虚血性脳血管障害と脳内出血の鑑別ができない．頭蓋内出血の可能性が高くなる所見として，昏睡（尤度比6.2），項部硬直（尤度比5），痙攣発作（尤度比4.7），拡張期血圧＞110 mmHg（尤度比4.3），嘔吐（尤度比3），頭痛（尤度比2.9）などがあるが，確実に除外することはできない．障害される血管支配領域による徴候を表7-15に要約する．

意識状態：意識障害をきたすことがある．

言語：特に優位半球の脳血管障害において，運動性失語や感覚性失語，あるいはその両方がみられることがある．名前の認識や読み書き，流暢性や理解力，反復能力の低下などがみられる．

脳神経：四肢麻痺，半盲・視野欠損，共同偏視，注視障害，完全または部分的な片側性の上位運動ニューロン性顔面脱力（図7-34）を生じる．発語が不正確になることがある（構音障害）．

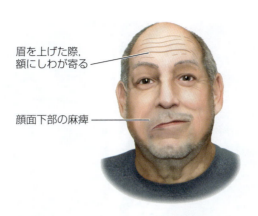

眉を上げた際,
額にしわが寄る

顔面下部の麻痺

図7-34 上位運動ニューロンの障害による顔面神経麻痺

運動神経：痙性,腱反射亢進を伴う四肢の筋力低下を生じる.
感覚神経：ピン刺激に対する痛覚が一側性に消失・減弱する.自覚症状に乏しい場合,一側性の刺激に対する無視がないかどうか調べる.
協調運動：指鼻試験あるいは踵膝試験が陽性となる.

どのような検査を行うべきか？

臨床検査：全血算,生化学(電解質,血糖,Cr,肝酵素),凝固能〔国際標準比(international normalized ratio：INR),部分トロンボプラスチン時間(partial thromboplastin time：PTT)〕,その他の血漿検査(脂質異常症のコレステロール上昇,糖尿病のHbA1c上昇).

画像検査：脳のMRI検査が脳血管障害の診断のゴールドスタンダードである.拡散強調像での高信号およびapparent diffusion coefficient(ADC)低下がみられれば脳血管障害と診断できる.施行可能な検査が限られている場合には,頭部CT検査が急性脳血管障害の診断および虚血性脳血管障害の除外目的に最もよく用いられる(図7-35).虚血性脳血管障害早期において,皮髄境界や脳溝の消失などの所見がわずかにみられることがある.時間経過とともに虚血部位が低吸収となる.

　頸動脈狭窄の診断におけるゴールドスタンダードは血管撮影である.しかしながら,血管撮影は侵襲的な検査であるため,通常は頸動脈ドプラ超音波検査やCT血管撮影,MRI血管撮影などの非侵襲的な検査が行われる.頸動脈ドプラ超音波検査において,血流の流速の上昇は高度狭窄を示す(感度0.91,特異度0.87).造影剤を用いたCT血管撮影およびMRI血管撮影は高度狭窄の検出に有用である(CT血管撮影：感度0.85,特異度0.93.MRI血管撮影：感度0.95,特異度0.92).腎不全により造影剤を使用できない場合,time-of-flight法を用いた非造影MRI血管撮影によっても頸動脈を描出することができる(感度0.91,特異度0.88).

　経胸壁・経食道心エコーは心原性の塞栓子を鑑別するために行われる.

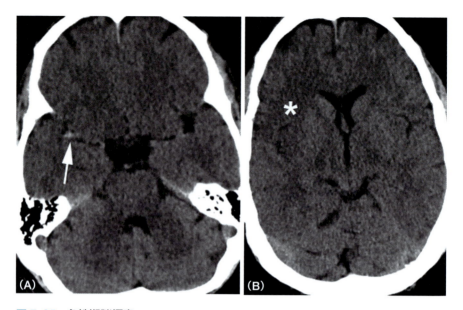

図 7-35　急性期脳梗塞
(A) CT検査軸位断像において，「dense MCA」（⇨）と一致する線状の高吸収域を認め，右中大脳動脈の血栓が示唆される
(B) 大脳基底核レベルでは，皮髄境界のわずかな不明瞭化や脳溝狭小化がみられ（✼），急性期虚血の徴候を示す

特殊検査

48時間ホルター心電図は発作性心房細動の評価に用いられる．

診断スコア：NIHSSは急性期脳血管障害の重症度や分布を決定する簡便な神経学的検査である．神経学的所見が42点満点で評価され，点数が高くなるほど神経障害が重度であることを示す．

頭蓋内出血

症例　55歳男性．高血圧の既往がある．悪心・嘔吐を伴う突然の頭痛が出現し，救急外来到着時には意識が混濁しており，その後呼びかけに反応しなくなった．

定義

頭蓋内出血は頭蓋内に生じる出血の総称である．頭蓋内で出血の生じる部位は多数あり，頭蓋内出血にはさまざまなタイプが存在する．脳実質に出血する脳内出血，脳室系に出血する脳室内出血，硬膜と頭蓋骨の間の硬膜外腔に出血する硬膜外血腫，硬膜とクモ膜の間の硬膜下腔に出血する硬膜下血腫，クモ膜と軟膜の間のクモ膜下腔に出血するクモ膜下出血がある（図7-36）．

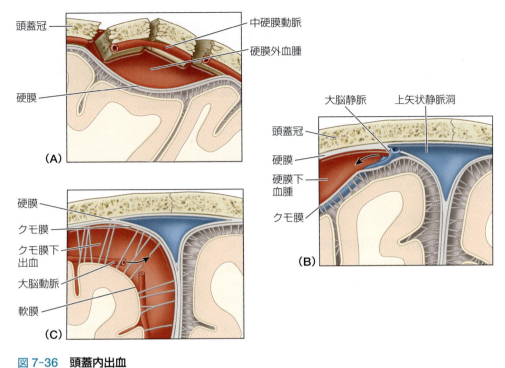

図 7-36　頭蓋内出血
(A)硬膜外血腫
(B)硬膜下血腫
(C)クモ膜下出血

頻度の高い原因は？

　脳内出血は，穿通枝や動脈瘤，脳動静脈奇形の破裂によって生じる．脳室内出血は太い血管や穿通枝の破裂，あるいは大きな頭蓋内出血が脳室内に穿破することによって生じる．硬膜外血腫は中硬膜動脈，前硬膜動脈，前篩骨動脈，あるいは静脈洞からの出血によって生じる．硬膜下血腫は硬膜下腔の架橋静脈からの出血によって生じる．クモ膜下出血はWillis動脈輪からの出血によって生じる．

出血のタイプ	原因
脳内出血	高血圧，脳アミロイドアンギオパチー，外傷，動脈瘤破裂，血管奇形，出血性梗塞，抗凝固薬，出血性疾患，脳腫瘍，薬（コカイン）
脳室内出血	原発性：血管奇形（AVM/AVF），脳室内腫瘍，脳室内動脈瘤，血液凝固障害，薬（コカイン），下垂体卒中，高血圧 続発性：外傷，脳内出血，クモ膜下出血
硬膜外血腫	外傷（最多），血液凝固障害，硬膜血管奇形
硬膜下血腫	外傷（特に高齢者では軽微な外傷でもおこることがある），抗凝固薬/血液凝固障害，稀に脳動静脈奇形や髄膜腫
クモ膜下出血	動脈瘤破裂，脳動静脈奇形，脳動脈解離，外傷，抗凝固薬/血液凝固障害

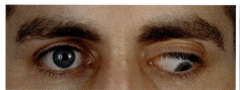
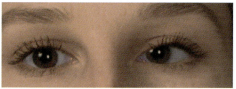

(A)動眼神経麻痺　　　　　　　　　　　　(B)外転神経麻痺

図 7-37　脳神経障害による眼球運動異常
(A)動眼神経麻痺(左)
(B)外転神経麻痺(左)

鑑別診断は？

頭蓋内圧亢進・局所神経症状：脳内出血，虚血性脳血管障害，静脈洞血栓症，脳腫瘍，感染症(例：脳膿瘍，髄膜炎，脳炎)，代謝障害，高血圧性脳症，痙攣発作．

どのような徴候がみられるか？

　いずれのタイプの出血も悪心・嘔吐や強い頭痛を生じる．意識混濁や痙攣発作，出血の部位により局所神経障害を生じることもある．脳室内出血は，頭蓋内圧亢進による脳神経麻痺により視野異常をきたすことがある．硬膜下血腫は慢性的な頭痛と認知機能障害を生じる．クモ膜下出血は項部硬直を生じる．

> ● **Clinical Pearl**
>
> 頭蓋内出血は通常，頭痛や悪心・嘔吐，意識レベル低下などの頭蓋内圧亢進に伴う症状をきたす．頭蓋内圧の亢進は脳ヘルニアを引き起こし，例えば，鉤ヘルニアは同側の動眼神経圧迫を生じ，同側の瞳孔散大および眼球の外側下方への偏位(down and out)を認める．脳幹の下垂による外転神経の麻痺が外転神経の牽引も引き起こし，眼球の内側偏位を生じる(図 7-37)．

どのような身体所見がみられるか？

バイタルサイン：頭蓋内圧亢進に伴い，発熱がみられることがある．高血圧，徐脈，呼吸抑制・異常がみられる(Cushing の 3 徴)．挿管が必要なこともある．
神経学的検査：意識障害によって神経学的検査を完全に行うことは困難であるため，意識レベルの評価を行う．
意識状態：GCS スコアの低下がみられる．
脳神経：瞳孔固定・散大がみられる．眼底検査において，頭蓋内圧亢進症状である乳頭浮腫がみられる．片側眼球の動眼神経麻痺による偏位(down and out)，あるいは外転神経麻痺による内側偏位がみられる．顔面非対称を生じることがある．眼球頭反射や角膜反射，咽頭反射などの脳幹反射の消失を認める．
運動神経：痙性および腱反射亢進がみられる．

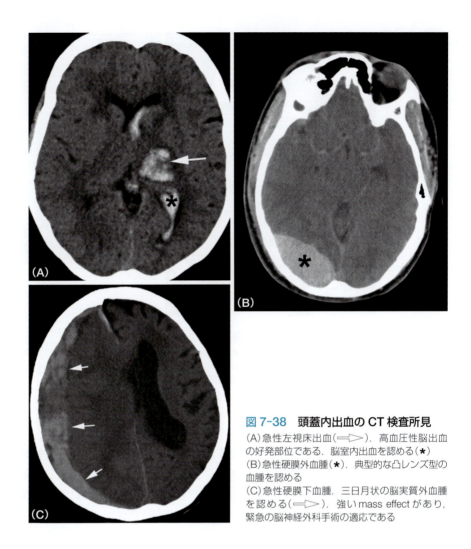

図 7-38 頭蓋内出血の CT 検査所見
(A) 急性左視床出血（⇨）．高血圧性脳出血の好発部位である．脳室内出血を認める（＊）
(B) 急性硬膜外血腫（＊）．典型的な凸レンズ型の血腫を認める
(C) 急性硬膜下血腫．三日月状の脳実質外血腫を認める（⇨）．強い mass effect があり，緊急の脳神経外科手術の適応である

どのような検査を行うべきか？

臨床検査：頭蓋内出血に特異的な臨床検査の異常はないが，関連する病態（例：血液凝固障害）の評価に有用である．全血算，生化学（電解質，糖，Cr，肝酵素），凝固能（INR 上昇や PTT 延長の有無によって患者が抗凝固療法を受けているか確認する）．

画像検査：CT 検査は急性期出血の検出感度が高く，脳内出血に対するゴールドスタンダードである．MRI 検査は同様に脳内出血を検出でき，出血の状態をより詳細に調べる場合，腫瘍や虚血性脳血管障害の有無を確認する場合に撮像される．硬膜外血腫や硬膜下血腫も同様に CT 検査や MRI 検査で検出される．クモ膜下出血については，発症 6 時間以内は CT 検査による検出感度が最も高い（感度 1.0，特異度 1.0）が，時間経過とともに感度が低下する（感度 0.93，特異度 1.0）．発症より 6 時間以降に CT 検査で出血が確認できないが，臨床的にクモ膜下出血の疑いが強く残る場合，腰椎穿刺を行って脳脊髄液の赤血球数やキサントクロミーを評価する．図 7-38 にさまざまなタイプの頭蓋内出血の CT 検査所見を示す．

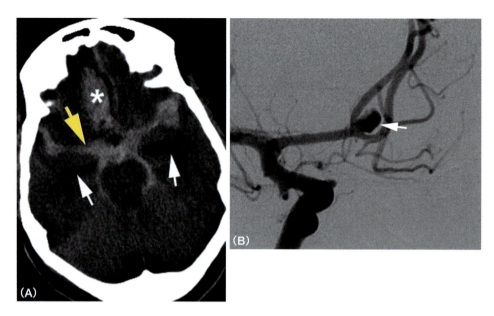

図 7-39　前交通動脈瘤破裂によるクモ膜下出血
(A)CT 軸位断像において，鞍上槽（⇨）内の急性クモ膜下出血が大脳半球間裂や右前頭葉下部（✽）に広がっている．側脳室下角が拡大しており（⇨），脳室内出血（非掲載）に伴う二次性の水頭症を示す
(B)大脳血管撮影において，前交通動脈から発生する動脈瘤を認める（⇨）

　クモ膜下出血などの頭蓋内出血を生じた際，動脈瘤や血管異常の検出には脳血管撮影がゴールドスタンダードとして行われる（図 7-39）．CT 血管撮影も動脈瘤の同定に有用であり（感度 0.98，特異度 0.89），3〜5 mm 以上の動脈瘤を高い感度で検出可能であるが，小さな動脈瘤では感度が下がる．

多発性硬化症

症例　26 歳白人女性．体幹や四肢のしびれと感覚異常が 1 週間続いたため受診した．頸部を屈曲したときに電気ショック様の感覚が背筋に走ることもあった．1 年前に左眼の視力低下がおこったが数週間で完全に回復しており，視神経炎と診断されていた．

定義

　多発性硬化症は中枢神経系の自己免疫性炎症性脱髄疾患である．発症年齢は一般的に 15〜50 歳である．多発性硬化症の診断には病変の空間的な広がり（中枢神経系の異なる部位での再発や MRI 検査で多発性病変がみられること）と時間的な広がり（多発性再発，MRI 検査で経時的な新病変の発生や新病変と同時に古い病変がみられること）が示される必要がある．そのため，診断は臨床像と画像所見に基づいて行われる（McDonald 診断基準）．多発性硬化症は再発寛解型と一次性進行型に分類できる．再

発寛解型は最も多くみられ，数時間から数日にわたる一時的な神経症状がおこり，数週間から数か月かけて改善する．一次性進行型は再発のない進行性神経障害が特徴である．再発寛解型多発性硬化症は長期にわたり障害が蓄積すると二次性進行型多発性硬化症に移行する可能性がある．

頻度の高い原因は？

多発性硬化症は多因子性であり，考えられる原因はいくつかある．環境要因と遺伝要因の両方が寄与していると仮定されている．多発性硬化症に関連する環境要因としてはウイルス感染(EBV)，ビタミンD濃度低下，地理的要因(赤道から離れているほうが罹患率が高い)，喫煙があげられる．

鑑別診断は？

他の中枢神経系脱髄疾患：急性散在性脳脊髄炎(acute disseminated encephalomyelitis：ADEM)，視神経脊髄炎(neuromyelitis optica：NMO)，視神経炎，横断性脊髄炎，全身性エリテマトーデス(systemic lupus erythematosus：SLE)，血管炎，ベーチェット病，サルコイドーシス，梅毒，ライム病，ビタミンB_{12}欠乏症．

どのような徴候がみられるか？

多発性硬化症の症状として，易疲労感，抑うつ，失明，複視，硬直または筋力低下，感覚消失と感覚異常，平衡失調または協調失調，切迫と失禁を伴う膀胱直腸障害があげられる．頸部屈曲時に電気ショック様の感覚が背部に走ることがある(L'hermitte徴候)．高温下で症状が悪化することがある(Uhthoff現象)．

どのような身体所見がみられるか？

バイタルサイン：通常は正常である．

神経学的検査：異常を見つけるために神経学的な精密検査を実施するべきである．

意識状態：認知テストでは全項目で障害がみられる可能性があるが，多くは実行機能または注意力に障害がみられる．

脳神経：視神経炎では相対的瞳孔求心路障害と色覚低下がみられることがある．相対的瞳孔求心路障害は交互点滅対光反射試験(swinging flashlight test)で検出する．正常時，光を左右の眼に交互に当てると両瞳孔はともに収縮する．相対的瞳孔求心路障害がある場合，光を健側眼から患側眼に移動させると両瞳孔が本来とは逆に散大する．この現象は一般的に片側眼の視神経または網膜に機能障害がある徴候である．患側眼では急性期には眼底検査で視神経乳頭浮腫がみられ，慢性期には病変のある視神経乳頭は蒼白となる(図7-40)．眼球運動の検査では，脳幹の内側縦束にある病変に起因する眼振(固視微動)や核間性眼筋麻痺がみられることがある．核間性眼筋麻痺は水平性眼球運動や衝動性眼球運動の検査時に観察され，患側眼で対側を見ようとしても十分に内転できない．対側の眼では眼振がみられる．

運動神経：痙縮，上位運動ニューロン性の筋力低下，足底反射検査の反射亢進/クローヌスがみられる．強直性痙攣も観察されることがある．

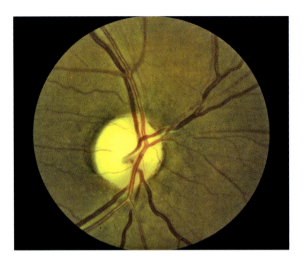

図 7-40　視神経炎後の神経細胞脱落により蒼白となった視神経乳頭

感覚神経：ピン刺激に対する痛覚，冷覚，位置覚，振動覚の低下がみられる．
協調運動：測定障害がみられる．
歩行：痙性歩行または失調歩行がみられることがある．

どのような検査を行うべきか？

臨床検査：血漿検査〔赤血球沈降速度(erythrocyte sedimentation rate：ESR)，C 反応性蛋白(C-reactive protein：CRP)，抗核抗体(antinuclear antibody：ANA)，抗好中球細胞質抗体(antineutrophil cytoplasmic antibody：ANCA)，リウマチ因子(rheumatoid factor：RF)，抗 dsDNA 抗体，補体 C3 および C4，抗リン脂質抗体，ビタミン B_{12}，梅毒スクリーニング〕．脳脊髄液検査〔オリゴクローナルバンド(患者の 87.9％ が陽性)または IgG インデックス上昇がみられると多発性硬化症の診断が支持される〕．

画像検査：多発性硬化症の診断において，ゴールドスタンダードとなる画像検査はない．ガドリニウム造影剤を用いた脳や脊髄の MRI が選択肢の 1 つであり，McDonald 診断基準の一部となっている(感度 0.35〜1.0，特異度 0.36〜0.92)(図 7-41)．一般に，特徴的な部位(脳室周囲，皮質下，テント下，脊髄)に T2 強調画像で多数の高信号域がみられ，活動性病変では造影増強効果を示す．CT 検査でも一部の病変を検出することができるが，検出できない病変も多い．

特殊検査

視覚誘発電位，体性感覚誘発電位，聴覚脳幹誘発電位の測定は，臨床的に明らかではない中枢神経系病変の証拠を提供することがある．

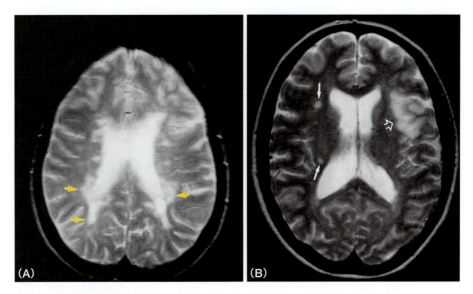

図 7-41 多発性硬化症
(A)MRI T2 強調画像において，脳室周囲に高信号を示すプラークがみられる（⇒）
(B)他の患者の T2 強調画像では，脳室周囲の小さなプラーク（⇨）と左前頭葉梗塞（⇨）がみられる

脳膿瘍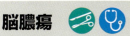

症例 55 歳女性．心移植後であり免疫抑制療法を行っている．3 日前から徐々に悪化する頭痛があり，Valsalva 法で症状が増悪する．1 日前から発熱と左上肢の筋力低下を認める．

定義

脳膿瘍は脳実質内の感染による膿汁の貯留である．

頻度の高い原因は？

脳膿瘍は局所感染（例：中耳炎，乳突蜂巣炎，副鼻腔炎，歯牙感染）からの直接的な波及，脳神経外科手術の合併症として生じる．頻度は低いが，遠隔部位からの血行性播種により生じることもある．起炎菌は感染源によって異なり，多くは細菌性である．

感染源	代表的な起炎菌
副鼻腔，歯牙	レンサ球菌, *Haemophilus*, *Bacteroides*, *Fusobacterium*, *Prevotella*
耳	Enterobacteriaceae, 緑膿菌, レンサ球菌, *Bacteroides*
頭部外傷，脳神経外科手術	黄色ブドウ球菌, 緑膿菌, *Enterobacter*, *Clostridium*, レンサ球菌
心内膜炎	*Streptococcus viridans*, 黄色ブドウ球菌
免疫不全宿主	寄生虫性：*Toxoplasma gondii* 細菌性：*Listeria*, *Nocardia* 真菌性：*Aspergillus*, *Cryptococcus neoformans*, *Coccidioides*, *Candida*

● Clinical Pearl

脳膿瘍の好発部位としては前頭側頭葉が最も多く，前頭頭頂葉，頭頂葉，小脳，後頭葉の順に生じやすい.

どのような徴候がみられるか？

脳膿瘍の症状は多彩であるが，横になると増悪する強い頭痛が75%にみられる. その他に悪心・嘔吐，意識混濁，筋力低下，感覚障害，発話困難がみられる. 痙攣発作を生じることもある.

鑑別診断は？

リング状増強効果を呈する中枢神経系疾患：脳膿瘍，膠芽腫，転移性脳腫瘍，悪性リンパ腫，多発性硬化症，脳梗塞(亜急性/慢性)，血腫(自然治癒過程)，放射性壊死.

どのような身体所見がみられるか？

バイタルサイン：発熱は脳膿瘍を有する症例の45〜85%にみられる. その他のバイタルサインは正常であることが多いが，全身性感染症が存在する場合には低血圧や頻脈がみられる.

神経学的検査：脳膿瘍に対して特異的な診察はないが，異常を見つけるために神経学的な精密検査を実施するべきである.

意識状態：GCSスコアの低下がみられることがある. 脳膿瘍が脳室穿破した場合や髄膜炎を合併している場合，髄膜刺激症状(項部硬直)がみられる.

脳神経：頭蓋内圧亢進により，乳頭浮腫，動眼神経や外転神経の麻痺を生じる.

運動神経, 感覚神経, 協調運動：脳膿瘍の部位によりさまざまな局所神経障害を生じる.

どのような検査を行うべきか？

臨床検査：全血算(白血球増多)，生化学(電解質，糖，Cr，肝酵素正常)，その他の検査(腰椎穿刺は脳ヘルニアなどの腫瘤性病変を生じている場合は禁忌となる. 腰椎穿刺が行われる場合，膿瘍が脳室に穿破していれば細菌性髄膜炎に類似した所見を呈する).

● Clinical Pearl

局所神経徴候・症状や乳頭浮腫があり，中枢神経系の腫瘍による脳ヘルニアのリスクが疑われた場合，腰椎穿刺の前に脳画像を確認しなければならない. 腰椎穿刺の適応は慎重に考慮する必要がある.

画像検査：脳膿瘍の診断において，ゴールドスタンダードとなる画像検査はない. まずCT検査が行われることが多く，病変は低吸収値を示す. 造影CT検査ではリン

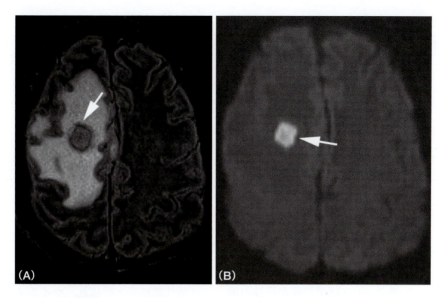

図 7-42　脳膿瘍
(A) FLAIR 軸位断像において，腫瘤辺縁に rim 状の低信号域と周囲に広範な浮腫を認める（⇨）
(B) 拡散強調軸位断像において，腫瘤は高信号を示す（⇨）

グ状増強効果を示す腫瘍として描出される．MRI 検査はより感度が高く，ガドリニウム造影剤によって膿瘍の検出感度が上がる．腫瘍は典型的には T1 強調画像で等信号〜低信号，T2 強調画像で高信号であり，リング状増強効果を示す．しかしながら，これらの所見は脳腫瘍でもみられることがある．脳膿瘍では拡散強調像での高信号および ADC 低下がみられ，腫瘍との鑑別に有用である（感度 0.93，特異度 0.91）（図 7-42）．

特殊検査

脳膿瘍が脳表からアクセス可能な部位に存在する場合，CT ガイド下穿刺吸引術を行い，グラム染色，細菌培養，抗酸菌染色・培養，真菌染色・培養を行うこともある．

髄膜炎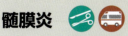

症例　30 歳男性教師．1 日前から強い頭痛，悪心・嘔吐，羞明，発熱，項部硬直が出現した．神経学的検査において異常はみられなかった．

定義

髄膜炎は脳や脊髄を取り囲む髄膜（硬膜，クモ膜，軟膜）の炎症である．脳実質そのものは含まれない．

表 7-16　髄膜炎を生じる代表的な病原微生物

分類	病原微生物
細菌	肺炎球菌，*Neisseria meningitidis*，インフルエンザ桿菌，*Listeria monocytogenes*（新生児および高齢者），黄色ブドウ球菌，コアグラーゼ陰性ブドウ球菌，グラム陰性桿菌
ウイルス	エンテロウイルス（例：コクサッキーウイルス，エコーウイルス），単純ヘルペスウイルス（herpes simplex virus：HSV），水痘・帯状疱疹ウイルス（varicella zoster virus：VZV），ウエストナイルウイルス，ヒト免疫不全ウイルス（human immunodeficiency virus：HIV）
真菌	*Cryptococcus neoformans*，*Coccidioides immitis*
抗酸菌	結核菌

頻度の高い原因は？

　髄膜炎の多くは感染が原因であり，細菌性髄膜炎あるいは無菌性髄膜炎に分類される（表 7-16）．細菌培養が陰性の場合に無菌性髄膜炎と呼ばれ，ウイルスや真菌，抗酸菌の感染，悪性腫瘍，炎症性疾患，薬剤が原因となる．中枢神経系への播種をきたす悪性腫瘍として，造血器腫瘍や固形癌の転移があげられる．炎症性疾患には SLE や血管炎，サルコイドーシスが含まれる．薬剤には非ステロイド性抗炎症薬（nonsteroidal anti-inflammatory drugs：NSAIDs），サルファ剤などの一部の抗菌薬，静注用免疫グロブリン製剤がある．

鑑別診断は？

項部硬直，頭痛，発熱：硬膜下/硬膜外膿瘍，脳膿瘍，脳炎．
頭痛，悪心・嘔吐：腫瘍性病変（例：脳腫瘍，クモ膜下出血などの頭蓋内出血），静脈洞血栓症，動脈解離，片頭痛やその他の頭痛疾患．

どのような徴候がみられるか？

　髄膜炎の症状として頭痛（感度 0.5，特異度 0.5），悪心・嘔吐（感度 0.3，特異度 0.6），頸部痛（感度 0.28），羞明がみられる．

どのような身体所見がみられるか？

バイタルサイン：発熱がみられる（感度 0.85，特異度 0.45）．全身性感染症が存在する場合には低血圧，頻脈，頻呼吸がみられる．
全身状態：点状出血や紫斑が，特に *Neisseria meningitidis*（髄膜炎菌）感染の際にみられる．
意識状態：錯乱と昏睡の間で意識状態の変化がみられる（感度 0.67）．
脳神経，運動神経，感覚神経，協調運動：重症例では脳神経や運動神経，感覚神経，協調運動の局所神経障害を生じることがある．

特殊検査

項部硬直：頸部前屈試験により項部硬直を調べる（感度 0.3～0.7，特異度 0.68）．

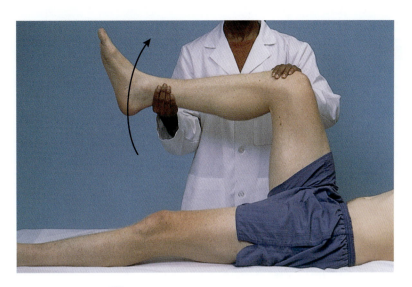

図 7-43 Kernig 徴候
医師は患者の股関節と膝関節を屈曲させた状態から膝関節を伸展させる．膝関節の伸展に対して疼痛や抵抗がみられた場合に陽性とする

Jolt accentuation（ジョルト・サイン）：水平方向にすばやく頭を動かすと患者の頭痛が増悪する（感度 0.97，特異度 0.6）．
Kernig 徴候：仰臥位にした患者の股関節を 90°に屈曲させた状態で，医師が膝関節の伸展を試みた際に疼痛があれば陽性とする（感度 0.05，特異度 0.95）（図 7-43）．
Brudzinski 徴候：患者を仰臥位にした状態で，医師が頸部を他動的に屈曲させた際に膝関節・股関節が屈曲すれば陽性とする（感度 0.05，特異度 0.95）．

> ● **Clinical Pearl**
>
> 発熱や項部硬直，意識状態の変化といった症状がみられない場合は髄膜炎を除外する（感度 0.99〜1.00 でこれらの症状の少なくとも 1 つがみられる）．

どのような検査を行うべきか？

臨床検査：全血算（白血球増多，好中球増多），生化学（低ナトリウム血症，Cr 上昇，肝酵素上昇，代謝性アシドーシス），凝固能（稀であるが播種性血管内凝固を生じている場合に INR や PTT の上昇），微生物検査（血液培養陽性），その他の検査〔脳脊髄液検査（病原微生物の種類による所見）〕（表 7-17）．
画像検査：意識状態の変化，痙攣発作，乳頭浮腫，局所神経障害を伴う症例や免疫不全状態の症例では，腰椎穿刺の前に CT 検査を行って腫瘤性病変を除外する．髄膜炎では CT 検査は正常なことが多いが，造影剤を使用すると髄膜の増強効果がみられることがある．脳の MRI 検査は髄膜炎患者に対して必ずしも日常的に行われないが，ガドリニウム造影剤を使用すると髄膜の増強効果がみられることがある．

表 7-17　髄膜炎の原因による腰椎穿刺所見

脳脊髄液検査	細菌性	ウイルス性	真菌性	結核性
白血球数(/mm³)	>1,000 好中球優位	<100 リンパ球優位	多様 リンパ球優位	多様 リンパ球優位
蛋白	上昇	正常	上昇	上昇
血糖	低下	正常	低下	低下
グラム染色・培養	陽性	陰性	真菌染色・培養陽性	抗酸菌染色・培養陽性
PCR 検査(HSV, VZV)	陰性	陽性	陰性	陽性

PCR：polymerase chain reaction

表 7-18　症状の経過による鼻副鼻腔炎の分類

Rhinosinusitis Task Force(2007)による臨床分類	
急性鼻副鼻腔炎	症状が 4 週間以内に完全に消失するもの
再発性鼻副鼻腔炎	無症状期間をはさんで，1 年間に急性鼻副鼻腔炎のエピソードを 4 度以上繰り返すもの
亜急性鼻副鼻腔炎	症状が 4〜12 週間続くもの
慢性鼻副鼻腔炎	症状が 12 週間以上続くもの
慢性鼻副鼻腔炎の急性増悪	慢性副鼻腔炎が突然悪化し，また元の状態に戻るもの

鼻副鼻腔炎

症例　50 歳女性．10 日前から増悪する顔面痛，膿性鼻漏，頭痛，発熱が出現した．これらの症状が悪化する前にかかりつけ医でウイルス性上気道感染症と診断されていた．

定義

鼻副鼻腔炎は鼻粘膜および副鼻腔粘膜の炎症である．鼻副鼻腔炎は関与する副鼻腔（上顎洞，篩骨洞，前頭洞，蝶形骨洞），原因（ウイルス性，細菌性，真菌性），副鼻腔外への進展の有無（complicated, uncomplicated），増悪因子によって分けられる．さらに，症状の経過によって 5 つに分けられる（表 7-18）．

頻度の高い原因は？

急性鼻副鼻腔炎の多くはライノウイルスの感染によって生じる．細菌性の起炎菌としては肺炎球菌とインフルエンザ桿菌が多く，次いで *Moraxella catarrhalis*，口腔内嫌気性菌が多い．

鼻副鼻腔炎は健常者にもしばしば生じるが，多数の局所性や領域性，全身性の状態が増悪の素因となることがある（表 7-19）．

表 7-19　鼻副鼻腔炎の素因

局所性	領域性	全身性
粘液線毛輸送能の障害 ● 寒気/乾燥 ● 薬剤性	根尖性歯周炎 解剖学的異常 　● 鼻部/顔面中央部の外傷 　● 鼻中隔弯曲 　● 鼻茸 　● 鼻腫瘍 異物 　● 鼻腔パッキング 　● 経鼻胃管	全身の衰弱 　● ステロイド薬の長期投与 　● コントロール不良の糖尿病 　● 血液疾患 　● 化学療法 　● 栄養不良 　● グラム陰性菌の上部消化管や上気道への定着 免疫不全 　● HIV/AIDS 　● IgG 欠損症 　● 多発血管炎性肉芽腫症

鑑別診断は？

鼻炎・顔面痛：アレルギー性真菌性鼻副鼻腔炎，アレルギー性鼻炎，侵襲性副鼻腔真菌症，血管運動性鼻炎，三叉神経痛，片頭痛，その他の頭痛疾患，顎関節症.

どのような徴候がみられるか？

　鼻副鼻腔炎の大症状として，顔面痛/圧迫感，鼻閉，膿性鼻漏があり，小症状として前頭部痛，悪臭呼気，歯痛，耳痛，咳がある.

● Clinical Pearl

鼻副鼻腔炎の診断には，2つの大症状，あるいは1つの大症状と2つの小症状が必要である.

どのような身体所見がみられるか？

バイタルサイン：全身状態が不良な場合に発熱や頻脈がみられる.
視診：鼻粘膜の前方に浮腫や膿性鼻漏，鼻茸がみられることがある. 口腔や中咽頭に後鼻漏や歯の状態不良による紅斑を生じることがある. 耳鏡検査において，中耳の液体貯留や中耳炎の合併を認めることがある.
触診：圧痛を伴う頸部リンパ節腫脹を認めることがある.

● Clinical Pearl

鼻副鼻腔炎は多数の合併症を生じることがある（表7-20）. 耳鼻咽喉科医による迅速な診察を考慮するべきである.

症例集　**353**

表 7-20　鼻副鼻腔炎の合併症

粘液囊胞/粘液膿瘤	副鼻腔の閉塞によって副鼻腔分泌物が貯留して被覆されたもの．感染をおこし，粘液膿瘤となることがある
眼合併症	眼窩隔膜前蜂窩織炎 眼窩蜂窩織炎 骨膜下膿瘍 眼窩膿瘍 海綿静脈洞血栓症
中枢神経系合併症	髄膜炎 硬膜外膿瘍 硬膜下膿瘍 脳膿瘍
骨合併症	骨髄炎 Pott's puffy tumor

どのような検査を行うべきか？

臨床検査：全血算（全身性感染で白血球増多がみられる）．

画像検査：急性鼻副鼻腔炎に対しては医用画像は不要であるが，全身毒性あるいは合併症が疑われた場合にはCT検査を行う．CT検査は副鼻腔の骨解剖の詳細な評価が可能であり，解剖学的破格や鼻副鼻腔炎の合併症の評価，治療のうまくいかない慢性鼻副鼻腔炎の経過観察を行う．単純X線撮影は副鼻腔の鏡面像を描出することができるが，感度と特異度は低い．MRI検査は軟部組織の描出能が非常に高いが，骨解剖の評価には向かず，頭蓋内あるいは眼窩内進展の評価，軟部腫瘤の評価，副鼻腔真菌症が疑われる場合の評価に用いられる．

咽後膿瘍

症例　18歳男性．6日前から咽頭痛や食欲不振，嚥下障害が出現し，受診当日から発熱が出現した．患者は2週間前に上気道感染症に罹患していた．

定義

咽後膿瘍は咽頭後部の筋膜に囲まれた間隙に生じる化膿性の感染症であり，罹患率と死亡率が高い疾患である．

頻度の高い原因は？

咽後膿瘍は小児に発生することが多いが，成人にも発生する．小児の場合は鼻咽頭や咽頭扁桃，副鼻腔から直接波及して生じる．一方，成人の場合は器具の使用や外傷，異物が原因として多い．起炎菌として最も頻度が高いのは，A群レンサ球菌，黄色ブドウ球菌，嫌気性菌である．

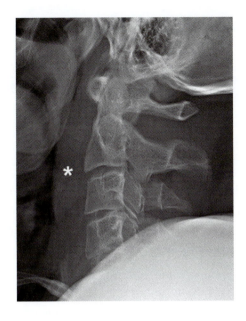

図 7-44　頸部 X 線撮影側面像
椎前部軟部組織の肥厚を認める（✽）. C2 レベルにおいて椎体前縁から気道後縁までの距離は 7 mm 以下であり，C6 レベルにおいて 15 歳未満の小児では 14 mm 以下，成人では 22 mm 未満である．肥厚した椎前部軟部組織は，咽頭後隙の感染に合致する所見である

鑑別診断は？

咽頭炎：ウイルス性咽頭炎，細菌性咽頭炎，伝染性単核球症，川崎病，外傷．

どのような徴候がみられるか？

斜頸，嚥下障害/食欲不振，咳，開口障害，倦怠感．

どのような身体所見がみられるか？

バイタルサイン：発熱や頻脈がみられる．
視診：咽頭後壁の腫脹や唾液分泌過多を生じる．
触診：圧痛を伴う頸部リンパ節腫脹を認める．

> ● **Clinical Pearl**
>
> 咽後膿瘍を疑う場合，気道障害の有無を評価しなければならない．その他の合併症として敗血症，誤嚥性肺炎（気道内への膿瘍破裂），内頸静脈血栓症および血栓性静脈炎，頸動脈の侵食・破裂，縦隔炎がある．

どのような検査を行うべきか？

臨床検査：全血算（白血球増多），生化学（Cr や電解質正常），凝固能（手術が必要なことが予想される場合 INR や PTT 検査）．
画像検査：頸部 X 線撮影側面像において，椎前部軟部組織の腫大の有無を見る（図 7-44）．診断や合併症の検出に造影 CT 検査が必要なこともある．

下垂体腺腫

> **症例** 20歳女性．数か月続く軽度頭痛，進行性の周辺視野障害，無月経，乳汁分泌で受診した．

定義

下垂体腺腫は下垂体前葉の良性腫瘍であり，その大きさにより microadenoma（<1 cm），macroadenoma（>1 cm）に分類される．下垂体腺腫は前葉のあらゆる細胞から発生し，由来する細胞から分泌されるホルモンの産生過剰をきたしたり，正常な部位の圧迫による他のホルモンの産生低下をきたしたりする．

頻度の高い原因は？

下垂体腺腫は他の腫瘍と同様に細胞株のクローン性増殖により生じる．遺伝的および環境的要因による遺伝子変異と関連しており，副甲状腺腫瘍や膵島細胞腫瘍とともに多発性内分泌腫瘍1型（multiple endocrine neoplasia type 1 syndrome：MEN1）を構成する．

鑑別診断は？

トルコ鞍領域の腫瘍：頭蓋咽頭腫（Rathke 嚢の遺残，小児に多い），髄膜腫（髄膜の良性腫瘍），下垂体過形成，胚細胞腫瘍，視神経膠腫，動脈瘤，囊胞．

どのような徴候がみられるか？

局所の mass effect や下垂体機能の亢進または低下により症状が引き起こされる．古典的には下垂体腺腫の鞍上部への増大による近傍の視交叉の圧迫（図 7-46）のため，進行性の周辺視野障害（両耳側半盲）がみられる（図 7-45）．mass effect により緩徐に始まる頭痛を訴えることもある．一般的ではないが，腺腫の側方進展により動眼神経が圧迫されて複視を呈することがある．稀に，下垂体腺腫は出血し（下垂体卒中），急性の頭痛，意識障害，複視を認めることがある．

下垂体腺腫にはホルモン産生性と非機能性とがある（表 7-21）．すべての下垂体腺腫は正常部位の圧迫によるホルモン産生低下から，下垂体機能低下をきたす．

どのような身体所見がみられるか？

バイタルサイン：ホルモン変化によりバイタルサインに異常がみられることがある．ホルモン異常により，高/低体温，頻/徐脈，高/低血圧を呈する．
脳神経：最も古典的な所見は両耳側半盲である．その他に動眼神経圧迫による対光反射異常や外眼筋運動異常がみられる．
言語，運動神経，感覚神経，協調運動：通常は正常である．

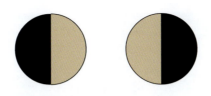

図 7-45　両耳側半盲
視交叉の圧迫による視野欠損がみられる

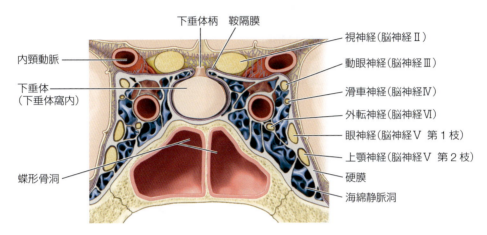

図 7-46　下垂体および海綿静脈洞
上方で下垂体と視神経が近接していることに注意

表 7-21　下垂体腺腫の細胞株と臨床症状

細胞株	ホルモンの変化	症状・徴候
性腺刺激ホルモン産生細胞	通常は非機能性だが，LH/FSH を分泌することがある	通常，ホルモン関連症状なし
甲状腺刺激ホルモン産生細胞	TSH 高値または非機能性	甲状腺腫，甲状腺機能亢進症（発熱，頻脈，熱不耐症，振戦，下痢，爪や毛髪の変化）
副腎皮質刺激ホルモン産生細胞	ACTH 高値	クッシング症候群（気分変動，高血圧，糖尿病，背部の脂肪体，中心性肥満，顔面の脂肪分布の変化，皮膚線条，皮膚の菲薄化，多毛）
プロラクチン産生細胞	プロラクチン高値	不妊，無月経，性欲減退，乳汁分泌，女性化乳房
成長ホルモン産生細胞	GH 高値	先端巨大症（過剰な組織の成長により手や足の腫大，顔貌の粗大化，太い声）
全種類	下垂体機能低下（ACTH, TSH, LH/FSH, GH 低下）	易疲労感，無気力，性欲減退，無月経，甲状腺機能低下症（寒冷不耐症，徐脈，皮膚や爪の変化，便秘）
下垂体柄圧迫（腺腫では通常みられない）	下垂体後葉からのバソプレシン分泌の低下，プロラクチン分泌の増加（ドパミン系の抑制低下）	尿崩症（起立性低血圧，尿量増加，高ナトリウム血症）．プロラクチンの軽度上昇は無症状のことあり

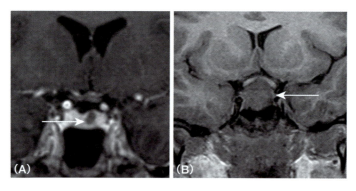

図 7-47　下垂体腺腫の MRI
(A) 1 cm 未満の microadenoma（⇨）
(B) 1 cm を超える macroadenoma（⇨）
（インディアナ大学医学部解剖学・細胞生物学名誉教授ジョエル・ヴィレンスキー博士のご厚意による）

どのような検査を行うべきか？

臨床検査：血漿検査〔プロラクチン産生腫瘍ではプロラクチン高値，副腎皮質刺激ホルモン（adrenocorticotropic hormone：ACTH）産生腫瘍では 24 時間尿中コルチゾール高値，成長ホルモン（growth hormone：GH）産生腫瘍ではインスリン様成長因子 1（insulin-like growth factor 1：IGF-1）高値，TSH 産生腫瘍では TSH 高値，ゴナドトロピン産生腫瘍では黄体形成ホルモン（luteinizing hormone：LH）/卵胞刺激ホルモン（follicle-stimulating hormone：FSH）の高値．下垂体機能低下では早朝（午前 8 時）コルチゾールや T_4，テストステロン，エストロゲンの低値〕．

画像検査：下垂体腺腫の画像検査にはゴールドスタンダードはない．鞍上部腫瘍ではトルコ鞍部を含むガドリニウム造影剤を用いた頭部 MRI 検査が最適の画像検査である（図 7-47）．MRI 検査は視交叉を含めた周辺構造を描出できる．

特殊検査

視野欠損の検査に Humphrey 視野検査が行われる．

膠芽腫

> **症例**　56 歳男性．5 週間前からの徐々に増悪する頭痛と左上下肢の筋力低下，3 日前からの左上下肢の焦点運動発作で受診した．

定義

膠芽腫は星細胞由来の急速に増大する脳腫瘍で WHO 分類では grade IV に相当する高悪性度腫瘍である．組織学的に，高い細胞密度と著明な多形性を示し，細胞分裂

像や微小血管増殖，壊死がみられる．予後は非常に不良である．

頻度の高い原因は？

膠芽腫は脳の星細胞のクローン性増殖から発生し，他の腫瘍と同様に遺伝的要因や環境的要因が関与する．高齢者では正常の星細胞から *de novo* に発生するのに対し，若年者では低悪性度の神経膠腫から悪性化することが多い．

鑑別診断は？

中枢神経系腫瘍：神経膠腫や髄膜腫，下垂体腺腫などの中枢神経系原発腫瘍，中枢神経系原発悪性リンパ腫，頭蓋内転移，脳内出血，虚血性梗塞，頭蓋内膿瘍，多発性硬化症．

どのような徴候がみられるか？

膠芽腫の症状として，頭痛（57％）は古典的には早朝に出現し，咳やくしゃみ，Valsalva 法により増悪する．その他の症状として，悪心・嘔吐（15％），記憶喪失（39％），性格変化（27％），視覚症状（21％）がある．焦点発作や全般発作（23％）もみられることがある．

どのような身体所見がみられるか？

バイタルサイン：典型的には正常だが，頭蓋内圧亢進があると高血圧や徐脈，呼吸の異常（Cushing の 3 徴）がみられる．

神経学的検査：神経学的な精密検査を実施するべきである．

精神状態：重症例では意識障害がみられることがある（18％）．腫瘍性病変により障害される脳の部位によっては認知機能障害を呈することがある（39％）．

脳神経：頭蓋内圧亢進があるとうっ血乳頭，動眼神経や外転神経の麻痺がみられることがある．

言語，運動神経，感覚神経，協調運動：失語や筋力低下，感覚障害，測定障害などの局所神経障害がおこることがある．

どのような検査を行うべきか？

臨床検査：膠芽腫を診断する臨床検査はない．

画像検査：ガドリニウム造影剤を用いた脳の MRI 検査が高悪性度の神経膠腫と他の悪性度の神経膠腫を鑑別する際に最も有用な最初になされるべき検査である（感度0.72，特異度 0.65）．図 7-48 のように，典型的には膠芽腫は MRI T1 強調画像で低信号，T2 強調画像で高信号，不均一なガドリニウムによる増強効果を呈する．MR灌流画像（MR perfusion：MRP）は大脳血流を描出し，MR spectroscopy（MRS）は異常組織の代謝率を示し，他の腫瘍性病変との鑑別や腫瘍の悪性度の鑑別に役立つことがある（MRP と MRS との組み合わせでは感度 0.93，特異度 0.6 で高悪性度の神経膠腫と他の悪性度の神経膠腫と鑑別できる）．造影 CT 検査は感度が低いが，緊急の場合には施行されることがある．

症例集　**359**

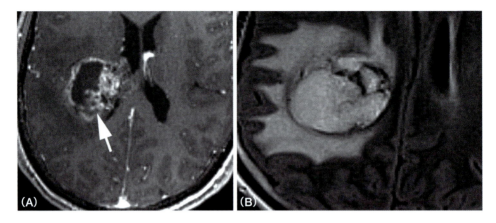

図 7-48 膠芽腫
(A)ガドリニウム造影剤を用いた MRI T1 強調画像．異様な結節状の増強効果(⇨)が膠芽腫を示唆する所見である
(B)FLAIR 軸位断像で腫瘤周囲の広範な信号上昇があり，浮腫と増強効果のない腫瘍浸潤を示している

特殊検査

　組織診断が膠芽腫の診断のゴールドスタンダードである．腫瘍が到達可能であれば摘出術または減量術の際に組織を得られる．腫瘍が深部にあり開頭術が施行できない場合は定位生検術が施行されることもある．

外傷性脳損傷

症例　交通事故後に受診した 22 歳男性．意識レベルの低下や左瞳孔の固定と散大，下方外側への偏位がある．痛み刺激に対して左上下肢を伸展するが，右上下肢の反応はない．高血圧と徐脈を呈している．

定義

　外傷性脳損傷は頭部への外傷による脳損傷であり，重症度は GCS により分類される(表 7-22)．

頻度の高い原因は？

　頭部外傷の最も多い原因としては転倒(特に高齢者)や交通事故，暴行，戦闘，スポーツ外傷がある．
　頭部外傷はさまざまな脳損傷を引き起こし，頭蓋骨骨折，頭蓋内出血(硬膜外，硬膜下，クモ膜下，脳内，脳室内)，脳震盪，局所性またはびまん性の軸索損傷が含まれる．一次性の脳損傷は直達外力，加速-減速，穿通外傷，爆傷による外傷時に生じ，出血や白質路の剪断損傷(びまん性軸索損傷)，脳浮腫がおこる．直撃損傷は外力と同

表 7-22　外傷性脳損傷での Glasgow Coma Scale

外傷性脳損傷の重症度	初期の GCS
軽度	13〜15
中等度	9〜12
重度	1〜8

表 7-23　外傷性脳損傷に伴う頭蓋内圧亢進による症状

頭蓋内圧亢進症	症状
正中構造の偏位	意識障害 うっ血乳頭 Cushing の 3 徴
鈎ヘルニア	同側の動眼神経麻痺（瞳孔散大，外側下方への眼球偏位）
中心性ヘルニア	瞳孔縮収・散大・固定，下方への眼球偏位 致死的
鎌下ヘルニア	姿勢の異常，昏睡で中心性ヘルニアや鈎ヘルニアに進行する
扁桃ヘルニア（coning）	意識障害 弛緩性四肢麻痺 呼吸不整 血圧不安定 致死的

側の脳損傷を示すのに対し，対側損傷は外力と対側の脳損傷を示し，減速によることが多い．二次性の脳損傷は受傷後に数時間〜数日続く興奮毒性や炎症，細胞死，血管攣縮による一連の分子レベルでの障害によりおこり，一次性の脳損傷を増悪させる．

鑑別診断は？

頭蓋内圧亢進：頭蓋内出血，虚血性脳血管障害，静脈血栓症，頭蓋内腫瘍，感染（脳膿瘍，髄膜炎，脳炎），代謝異常，高血圧性脳症，痙攣発作．

どのような徴候がみられるか？

外傷性脳損傷の症状には頭痛，悪心・嘔吐，めまい，健忘症，錯乱，反応の遅延，見当識障害，注意散漫，不明瞭言語，協調運動障害がある．重症例では痙攣発作や昏睡がみられる．頭蓋内圧亢進による外傷性脳損傷の症状を表 7-23 に要約した．

どのような身体所見がみられるか？

バイタルサイン：頭蓋内圧亢進の際には高血圧，徐脈，呼吸抑制/不整がみられる（Cushing の 3 徴）．気管挿管が必要なこともある．

全身の視診：advanced trauma life support（ATLS）のガイドラインに沿って他の外傷の徴候がないか確認するべきである．

神経学的検査：神経学的な精密検査を実施するべきである．

精神状態：意識障害がみられる．

症例集　**361**

脳神経：瞳孔固定・散大が生じることがある．頭蓋内圧亢進の際は眼底鏡でうっ血乳頭がみられることがある．片側の眼球が外側下方に偏位することは動眼神経麻痺を，内側に偏位することは外転神経麻痺を示唆する．顔面の非対称性がみられることがある．瞳孔反射や眼球頭位反射，角膜反射，嘔吐反射を含む脳幹反射が障害されることがある．眼球頭位反射は頸椎損傷のおそれがないときのみ評価する．カロリック試験で代わりに評価してもよい．

運動神経：筋緊張は痙性で反射は亢進し，Babinski反射が陽性のこともある．自発運動や末梢への刺激に対する反応の有無を観察する必要がある．片側の運動が低下することがある．

感覚神経，協調運動：昏睡状態の患者では評価できない．

どのような検査を行うべきか？

臨床検査：全血算，生化学（電解質，糖，Cr，肝機能），凝固能（INR上昇やPTT延長は凝固が抑制されていることを意味し，補正が必要となることがある）．

画像検査：急性頭部外傷の画像検査には単純CT検査があり，急性出血や正中構造の偏位，脳浮腫，ヘルニア徴候の検出にきわめて鋭敏である．出血性病変ではCT検査とMRI検査は同様の感度を示す（CT：感度0.9，MRI：感度0.93）が，非出血性病変（挫傷やびまん性軸索損傷）ではMRI検査がより感度が高く（CT：感度0.18，MRI：感度0.93），頭部CTで正常とされた症例の30%にMRI検査でびまん性軸索損傷の徴候がみられる．図7-49では外傷性頭蓋内出血を，図7-50では対側損傷を示す．

頸椎損傷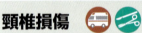

症例 30歳男性．交通事故で屈曲-伸展損傷を受けた．急性発症の頸部痛と上下肢の感覚障害および運動障害．

定義

頸椎損傷は頸椎への外傷であり，脊髄の圧迫や挫傷，血管損傷，離断により脊髄損傷に進展することがある．

頻度の高い原因は？

頸椎損傷は交通事故や転倒，暴行，スポーツ外傷により生じる．損傷は発生機序や安定性，損傷部位により分類される．不安定損傷はより脊髄損傷をきたしやすい（表7-24）．

鑑別診断は？

脊髄症候群：椎間板ヘルニア，脊髄腫瘍，脊髄梗塞，脊髄の感染症，炎症性脊髄病変．

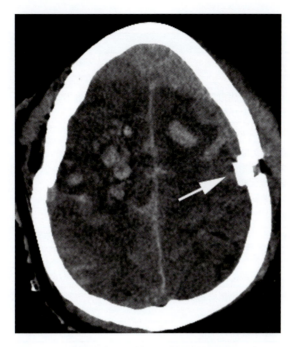

図 7-49　頭蓋内出血を伴う頭蓋骨陥没骨折
CT 画像で実質内出血と実質外出血（白い高吸収域）と陥没した骨片（⇨）がみられる

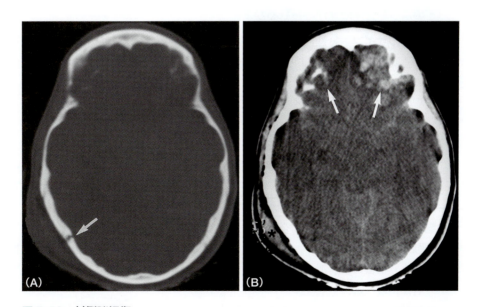

図 7-50　対側脳損傷
(A)骨条件の CT 画像において，右後頭頂骨に骨折（⇨）を認める
(B)脳実質条件の同一画像において，両側前頭葉に頭蓋内出血（⇨）を認める．右後頭部に皮下血腫（＊）がみられる

表 7-24　頸椎損傷の種類と機序

骨折の種類	機序	安定性
環椎-後頭骨または環軸椎脱臼	屈曲損傷	不安定
C1 破裂骨折	C1 の前弓後弓の垂直圧迫骨折．横靱帯の断裂をきたすことがある	高度不安定
C1 後弓骨折	頸部伸展時の後方要素の圧迫	不安定
C2 歯突起骨折	強い屈曲または伸展損傷 Type 1：横靱帯の上方 Type 2：歯突起基部 Type 3：歯突起基部＋C2	安定 不安定 不安定
C2 椎弓根骨折	伸展損傷	不安定
前方楔状骨折	屈曲損傷	通常は安定だが，不安定なこともある
棘突起骨折	強い屈曲による下位頸椎の棘突起骨折	安定
破裂骨折	体軸方向の負荷による垂直圧迫骨折	安定だが，脊髄を圧迫することがある
両側椎間関節脱臼	屈曲損傷に伴う両側椎間関節脱臼．靱帯の断裂	高度不安定．しばしば完全脊髄損傷をきたす
靱帯損傷	骨損傷はないが，脊髄損傷がみられる	不安定

どのような徴候がみられるか？

頸部痛，筋力低下，感覚消失．

どのような身体所見がみられるか？

バイタルサイン：急性期の脊髄損傷では神経原性ショックのため低血圧や徐脈がみられることがある．C3 より高位の損傷では緊急気管挿管が必要な呼吸筋麻痺が生じることがある．

全身の視診：ATLS のガイドラインに沿って他の外傷の徴候がないか検査しなければならない．

触診：脊椎の圧痛や変形がみられることがある．

神経学的検査：神経学的な精密検査を実施するべきである．特定の脊髄損傷の所見を表 7-25 に要約した．

全身状態，精神状態：脳損傷がない限り，通常は意識障害はない．

脳神経：脊髄損傷のみの場合は正常である．

運動神経：急性の脊髄ショックでは筋緊張は弛緩し，両側四肢の高度な筋力低下，損傷より下位の反射消失を認める．数日から数週間後に痙性，反射亢進，Babinski 反射が出現する．

感覚神経：病変の下位で一次知覚の消失．

協調運動：頸髄損傷でみられるような高度の筋力低下があれば評価できない．

直腸診：緊張低下がみられる．

表 7-25　脊髄損傷に対応する徴候

損傷の範囲	徴候
完全脊髄損傷	損傷部位以下の完全な知覚消失 損傷部位以下に急性期は弛緩性麻痺と反射消失がみられ，その後痙性と反射亢進がみられる 尿閉 直腸の緊張低下
不完全脊髄損傷	損傷部位以下のさまざまな知覚消失があるが，一部は保たれる 損傷部位以下の筋力低下 膀胱直腸障害
中心性脊髄症候群	下肢より上肢優位の運動機能障害 宙づり型感覚障害 膀胱直腸障害
前脊髄症候群	損傷部位以下の温痛覚消失があるが，振動覚や位置覚は保たれる 損傷部位以下の筋力低下 膀胱直腸障害

● Clinical Pearl

神経原性ショックと脊髄ショックの鑑別は重要である．急性期の脊髄損傷での神経原性ショックでは低血圧と徐脈を呈するのに対し，脊髄ショックでは筋緊張の弛緩と反射の消失がみられる．

どのような検査を行うべきか？

臨床検査：特異的な臨床検査はない．

画像検査：頸椎の CT 検査は頸椎損傷の評価に最適な画像検査であり，頸部損傷の可能性が高いときには撮像されるべきである（感度 0.98）．神経学的異常のない軽度の外傷では 3 方向の単純 X 線撮影（AP，側面，開口位）を撮像できるが，CT 検査と比較すると頸椎の異常を検出する際の感度は低い（感度 0.52）．CT 画像は骨折の検出には優れているが，靱帯損傷の検出には不適切である．MRI 検査は靱帯損傷の検出に優れているが，骨折を見落とすことがある．すべての頸椎の画像検査にはピットフォールがある．図 7-51，52 に X 線撮影，CT 検査，MRI 検査の頸椎損傷の症例を提示しており，各検査の有用性がわかる．

● Clinical Pearl

急性期には頸椎は可及的速やかに固定する必要がある．不安定骨折があれば脊髄の減圧や脊髄損傷の予防のために神経外科学的介入が必要となる．急性期の脊髄損傷では通常はステロイドが投与される．

症例集　**365**

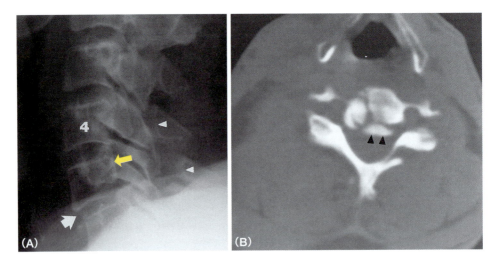

図7-51　C5の破裂骨折
(A)X線撮影側面像において，C5の前方すべりがみられる（⇨）．後方椎体線が屈曲しており（⇨），spinolaminar lineが途絶している（▷）
(B)CT画像において，C5の椎体の骨折を認め，骨片が脊柱管に突出している（▶）

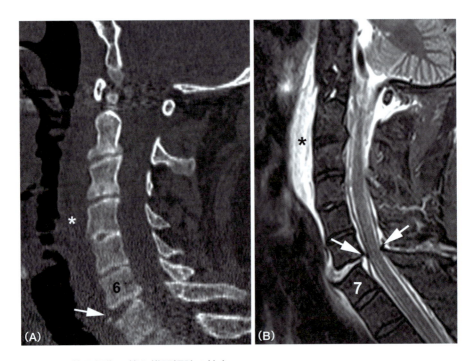

図7-52　伸展損傷に伴う椎間板腔の拡大
(A)CT画像（矢状断再構成像）において，C6(6)の椎間板腔（⇨）が他と比べて拡大していることを認める．C6の後方すべりもみられる．椎前間隙に著明な血腫（✱）があることに注意
(B)MRI T2強調矢状断像において，椎間板腔の拡大に加え，前後の骨棘による脊髄の圧排がある（⇨）．前縦靱帯や後縦靱帯の断裂がみられる．患者は四肢麻痺を呈していた

表7-26 顔面骨骨折の合併症

種類	転帰
美容上の問題	瘢痕，顔面の輪郭の不整，軟部組織の変形
感染	創部感染，髄液漏，髄膜炎，骨髄炎
器具に関する合併症	器具の感染，皮膚からプレートが透見できる，プレートの露出，プレートやスクリューの不具合
眼球，眼瞼，眼窩の合併症	複視，下眼瞼損傷と偏位，外眼筋不全，流涙
鼻部の合併症	鼻出血，鼻中隔血腫，鼻中隔膿瘍，鞍鼻変形，鼻中隔穿孔，癒着
不正咬合	不正咬合，側頭下顎関節障害，開口障害，歯牙欠損，変形治癒，偽関節
脳神経損傷	顔面神経不全麻痺/麻痺（特に側頭骨骨折），顔面感覚低下/異常，失明
機能障害	鼻閉，食事困難

顔面骨骨折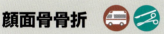

症例 25歳男性．暴行を受けた翌朝に，顎の痛み，不正咬合，左側の下唇麻痺で救急外来を受診した．

定義

顔面骨骨折は顔面骨の正常な骨解剖の突発的な乱れである．顔面骨骨折はしばしば同時におこり，前頭洞骨折，眼窩頬骨複合，眼窩骨折，顔面中央部や鼻骨骨折，下顎骨骨折を含む．部位や安定性，粉砕骨折といった骨折の性状に加え，偏位やそれに伴う変形も考慮しなければならない．

頻度の高い原因は？

顔面骨骨折はスポーツや転倒，暴行，交通事故，産業事故の際に受けた外傷により生じる．骨折の発生に影響する要因や生じる骨折に影響する要因として，外傷部位や年齢，顔面に加えられる力の強さと方向がある．鼻骨骨折は軽微な外力で生じるが，下顎骨骨折や顔面中央部の骨折，眼窩骨折，前頭洞骨折にはより強い外力が必要である．

顔面骨骨折では骨折の性状により多数の合併症がみられる（表7-26）．顔面骨骨折の患者の最大で10％に頸椎損傷がみられる．

鑑別診断は？

顔面腫脹：挫傷や血管浮腫，アナフィラキシー，悪性腫瘍，感染（例：耳下腺炎）．

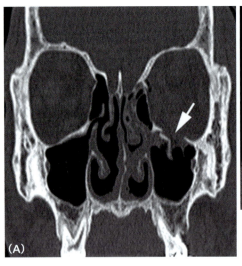
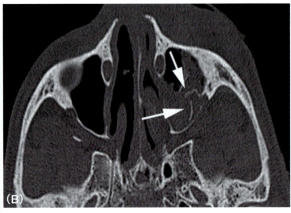

図 7-53　左眼窩底の吹き抜け骨折
(A)CT 冠状断再構成像において，左眼窩底の骨折が描出され（⇨），骨片が上顎洞に偏位している
(B)上顎洞の軸位断像において，骨片が描出されている（⇨）．対側と比較すること

どのような徴候がみられるか？

　　顔面骨骨折の症状は骨折する骨により異なり，頭痛，疼痛，失明，複視，顔面のしびれや麻痺，鼻閉，嗅覚消失，嗅覚障害，開口障害が含まれる．

どのような身体所見がみられるか？

バイタルサイン：顔面骨骨折の性状や合併する損傷により頻脈，低血圧，頻呼吸，低酸素血症がみられる．
視診：顔面変形，顔面の裂傷，斑状出血がみられる．骨折によっては鼻根の拡大，眼球突出，眼球陥入，眼角隔離，流涙がみられることもある．鼻出血や鼻中隔血腫，鼻性髄液漏の検査に前鼻鏡が使用される．口腔や中咽頭では歯肉や口腔粘膜の裂傷に加え，後鼻性髄液漏がみられることがある．
触診：顔面骨の変形やクレピタス，可動性がみられることがある．
脳神経：骨折によっては嗅覚消失/嗅覚障害，視野障害/失明，眼球運動異常，顔面感覚障害，顔面運動障害がみられる．

どのような検査を行うべきか？

臨床検査：特異的な臨床検査はないが，髄液漏が懸念される場合は水様性鼻漏に β-2 transferrin 試験を施行してもよい．
画像検査：鼻骨骨折は臨床的に診断される．しかし，他の顔面骨骨折に対しては再構成像を用いた高分解能 CT 検査が診断や術前計画の作成，合併症の評価に重要である．眼窩吹き抜け骨折を図 7-53 に示す．

甲状腺結節と悪性腫瘍

> **症例** 55歳男性．定期的な身体診察で指摘された2 cmの触知可能な甲状腺結節で受診した．

定義

甲状腺結節は甲状腺細胞の異常な増殖である．甲状腺結節はしばしばみられ，成人の最大で5%に生じる．これらの結節のうち5%は癌性の増殖を示すと推定されている．

頻度の高い原因は？

種類	病因
良性	コロイド結節，腺腫，局所的な甲状腺炎，甲状腺囊胞，良性のリンパ節腫大，副甲状腺囊胞，リンパ管奇形，デルモイド，奇形腫，喉頭囊胞，甲状舌管囊胞
悪性	乳頭癌，濾胞癌，髄様癌，未分化癌，悪性リンパ腫，甲状腺への転移

甲状腺悪性腫瘍の重要なリスク因子として甲状腺悪性腫瘍の家族歴や頭頸部への放射線照射歴，男性，年齢(20歳未満または60歳以上)がある．悪性腫瘍を考慮する他の因子として大きい腫瘤や急速に増大する腫瘤，硬くて可動性不良な腫瘤，リンパ節腫大がある．

鑑別診断は？

頸部腫瘤：軟部組織腫瘤(脂肪腫，肉腫，血管腫)や脂肪体，良性または悪性の甲状腺結節，リンパ節腫大，甲状舌管囊胞．

どのような徴候がみられるか？

甲状腺結節の症状は無症状のこともあるが，嗄声や嚥下障害，咽喉頭異常感，前頸部痛がみられることもある．結節が甲状腺ホルモンを分泌すると甲状腺機能亢進症の症状が生じることがある．

どのような身体所見がみられるか？

バイタルサイン：通常は正常だが，甲状腺機能の亢進があると頻脈がみられる．
視診：腫瘤がみられることがある．
触診：甲状腺の右葉や左葉，峡部，錐体葉(もしあれば)に甲状腺結節を触れることがある．結節の大きさや形状，硬さ，圧痛の有無を調べる必要がある．頸部リンパ節腫脹がみられることがある．

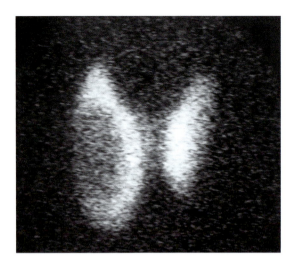

図 7-54 甲状腺のスキャン
甲状腺右葉に結節が集積欠損像(cold nodule または非機能性結節)として描出されている

● Clinical Pearl

甲状腺切除術の前に声帯の動きを評価するために**軟性鼻咽頭鏡**が施行される．

どのような検査を行うべきか？

臨床検査：血漿検査(結節が1cmを超える場合はTSH，FT$_3$，FT$_4$)．
画像検査：甲状腺結節や腫瘍では甲状腺と頸部リンパ節を含む頸部超音波検査が最適な最初の検査である．超音波検査では甲状腺結節の良悪性の鑑別はできないが，超音波検査で得られた所見(微小石灰化，低エコー，不整な辺縁，結節周囲の低エコーハローの欠損，大きさの増大)から悪性を疑うことができる．結節が機能性か評価するために放射性ヨードを使った甲状腺の核医学検査が施行される(図 7-54)．

特殊検査

超音波ガイド下穿刺吸引細胞診：後方の結節や1cmを超える結節，50%以上が囊胞の結節が評価される．

索引

・頭がアルファベットではじまる索引語は欧文索引に配列し，ギリシャ文字・数字ではじまる索引語は欧文索引の冒頭に並べた.
・和文の索引語は，カタカナ，ひらがな，漢字(1字目の読み)の順に配列し，読みが同じ漢字は画数の少ない順で配列している.
・派生語・関連語は，「──」をつけて上位の用語の下にまとめている.
・原則として音読み(例：「右」は「う」，「左」は「さ」，「肩」は「けん」，「肘」は「ちゅう」，「手」は「しゅ」，「膝」は「しつ」，「足」は「そく」)で配列している.
・頁数が太字のものは，その内容が主に述べられている箇所を示す.

欧文

ギリシャ文字・数字

α1-antitrypsin deficiency　50, 123
α1-アンチトリプシン欠損症
　　　　　　　　　　　50, 123
α サラセミア　126
β-hCG(β-human chorionic
　gonadotropin)　172
β サラセミア　126
β 受容体刺激薬　146
2 点識別　321

A

A 型肝炎　119, 121
AATD(α1-antitrypsin deficiency)
　　　　　　　　　　　50, 123
ABCS システム　201
ABI(ankle-brachial index)　232
ACE(angiotensin-converting
　enzyme)　69
ACS(acute coronary syndrome)
　　　　　　　　　　　　　74
Actinomyces　46, 62
acute coronary syndrome　74
acute disseminated encephalomy-
　elitis　345
acute respiratory distress
　syndrome　47, 113
ADC　303
ADEM(acute disseminated
　encephalomyelitis)　345
angiotensin-converting enzyme　69
ankle-brachial index　232
AP(anterior-posterior)像　37
APRI(AST to platelet ratio index)
　　　　　　　　　　　　　125

ARDS(acute respiratory distress
　syndrome)　47, 113
Ascaris lumbricoides　130
Aspergillus　347
AST to platelet ratio index　125
AVN(avascular necrosis)　262

B

B 型肝炎　119, 121
B モード　27
Babinski 徴候　223
Babinski 反射　318
Bacteroides　46, 142, 347
Bacteroides fragilis　272
Baker cyst　251
Beck の 3 徴　80
bedside index of severity in acute
　pancreatitis　114
belly press テスト　277
BISAP(bedside index of severity in
　acute pancreatitis)　114
blood urea nitrogen　37, 95
Blumer shelf　151
BMI　7
BOLD　24
Bouchard 結節　262
brightness mode　27
Broca 野　305
Brucella　62
Brudzinski 徴候　351
BUN(blood urea nitrogen)　37, 95

C

C 型肝炎　119, 121
C 反応性蛋白　17
C1 後弓骨折　364
C1 破裂骨折　364
C2 歯突起骨折　364

C2 椎弓根骨折　364
calcium pyrophosphate dihydrate
　　　　　　　　　　　　　257
Calot 三角　115
Cameron 病変　128
Campylobacter　137
Candida　111, 347
CAP(community-acquired pneumo-
　nia)　46
Castell 法　104
CBC(complete blood count)　37
Charcot 関節炎　262
Charcot の 3 徴　117
chauffeur fracture　279
CHF(congestive heart failure)　37
Chlamydia pneumoniae　46
Chlamydia trachomatis　171, 184
chronic obstructive pulmonary
　disease　6, 35, **49**
CIN(contrast-induced
　nephropathy)　22
CK(creatine kinase)　37
Clostridium　142, 347
Clostridium perfringens　272
CMV(cytomegalovirus)　111, 134
Coccidioides　347
Coccidioides immitis　350
community-acquired pneumonia
　　　　　　　　　　　　　46
complete blood count　37
computed tomography　20
concealed abruption　174
congestive heart failure　37
contrast-induced nephropathy　22
COPD(chronic obstructive
　pulmonary disease)　6, 35, **49**
costovertebral angle　178
Courvoisier 徴候　151

371

CPPD（calcium pyrophosphate
　dihydrate）　257
CPPD 結晶　258
crackle　41
C-reactive protein　17
creatine kinase　37
CRP（C-reactive protein）　17
Cryptococcus　111
Cryptococcus neoformans　347, 350
Cryptospora　137
CT（computed tomography）　20
──の原理　21
CTC（CT colonography）　155
CT コロノスコピー　154
Cullen 徴候　113
CURB-65　48
Cushing の 3 徴　342, 359
CVA（costovertebral angle）　178
cytomegalovirus　111

D

D 型肝炎　119, 121
deep vein thrombosis　59, 146, **292**
DIC（disseminated intravascular
　coagulation）　47
disease-modifying antirheumatic
　drugs　271
disseminated intravascular coagu-
　lation　47
DMARDs（disease-modifying
　antirheumatic drugs）　271
Doppler（ドプラ）モード　27
Dupuytren 拘縮　124
DVT（deep vein thrombosis）
　　　　　59, 146, **292**
DWI　24, 303

E

E 型肝炎　119, 121
EBV（Epstein-Barr virus）
　　　　　111, 301
empty can テスト　243, 277
endoscopic retrograde
　cholangiopancreatography　95
Entamoeba histolytica　137
Enterobacter　264, 347
Enterobacteriaceae　347
Enterococcus　272
Epstein-Barr virus　111, 301

ERCP（endoscopic retrograde
　cholangiopancreatography）　95
ESR（erythrocyte sedimentation
　rate）　18
Ewart 徴候　80

F

FABER テスト　226
fall onto outstretched hand　279
false negative　30
false positive　30
FAP（familial adenomatous
　polyposis）　153
Fibro テスト　125
FLAIR　24, 303
flank ecchymosis　113
FN（false negative）　30
Fontaine 分類　295
FOOSH（fall onto outstretched
　hand）　279
FP（false positive）　30
FRAX（Fracture Risk Assessment）
　　　　　268
FRC（functional residual capacity）
　　　　　50
Fusobacterium　46, 142, 347
FVC　50

G

gastric antral vascular ectasia　129
gastrointestinal stromal tumor
　　　　　128
GAVE（gastric antral vascular
　ectasia）　129
GCS（Glasgow Coma Scale）
　　　　　301, 303
Gerber テスト　243
GIST（gastrointestinal stromal
　tumor）　128
Glasgow Coma Scale　301, 303
Gottron 丘疹　260
Grey Turner 徴候　113

H

Haemophilus　347
Hamman crunch　85
Hampton's hump　61
HAV　119, 121
Hawkins テスト　243

HBV　119, 121
HCV　119, 121
HDV　119, 121
Heberden 結節　262
Helicobacter pylori　127
hepatobiliary iminodiacetic acid
　scan　95
hereditary nonpolyposis colorectal
　cancer　153
herpes simplex virus　111, 350
Hesselbach 三角　106
HEV　119, 121
HIDA（hepatobiliary iminodiacetic
　acid scan）　95
Hinchey 分類　144
Histoplasma　134
HIV（human immunodeficiency
　virus）　79, 111, 126, 260, 350
HNPCC（hereditary nonpolyposis
　colorectal cancer）　153
Hoover 徴候　50
Hornblower テスト　277
HPV（human papillomavirus）　193
HSV（herpes simplex virus）
　　　　　111, 350
human immunodeficiency virus
　　　　　79, 111, 126, 260, 350
human papillomavirus　193

I

Ingelfinger 徴候　113
interventional radiology　18
intraductal papillary mucinous
　neoplasm　151
intrauterine growth retardation
　　　　　19
IPMN（intraductal papillary
　mucinous neoplasm）　151
Isospora　137
IUGR（intrauterine growth
　retardation）　19
IVR（interventional radiology）　18

J

Jobe テスト　243, 277
Jolt accentuation　351
jugular venous pressure　34
JVP（jugular venous pressure）　34

K

Kernig 徴候　351
Kleihauer-Betke 試験　173
Kohler ライン　251
Kussmaul 徴候　80

L

Lachman テスト《前十字靭帯検査の
　ための》　290
Lasègue 徴候陽性　201
Lasègue テスト　200
L'hermitte 徴候　223, 345
Lift-off テスト　243, 277
Light の分類　54
Listeria　62, 347
Listeria monocytogenes　350

M

M モード　27
Mackler の3徴　85
macroadenoma　356
Maddrey discriminant function
　　122
magnetic resonance angiography
　　39
magnetic resonance
　cholangiopancreatography　103
magnetic resonance imaging　18
MALT(mucosa-associated
　lymphoid tissue)　129
Marcus Gunn 瞳孔　310
McBurney 点　135
McConnell 徴候　60
McDonald 診断基準　344
McMurray テスト　288
MCN(mucinous cystic neoplasm)
　　151
MCV(mean corpuscular volume)
　　17
Medusa の頭　124
megakaryocyte potentiating factor
　　66
MEN1(multiple endocrine
　neoplasia type 1 syndrome)　356
methicillin-resistant *S. aureus*　264
MI(myocardial infarction)　37
microadenoma　356
Mini Mental State Examination
　　305

mitral valve prolapse　70
MMSE(Mini Mental State
　Examination)　305
MoCA(Montreal Cognitive Assess-
　ment)　305
Montreal Cognitive Assessment
　　305
Morison 窩　96
motion mode　27
MR 血管撮影　39
MRA(magnetic resonance angio-
　graphy)　39
MRCP(magnetic resonance
　cholangiopancreatography)　103
MRI　18, **24**
───《子宮頸癌の》　194
─── の原理　25
─── の撮像法　24
MRSA(methicillin-resistant *S.*
　aureus)　264
mucinous cystic neoplasm　151
mucosa-associated lymphoid tissue
　　129
Muehrcke 線　124
multiple endocrine neoplasia type 1
　syndrome　356
Murphy 徴候　117
MVP(mitral valve prolapse)　70
Mycobacterium kansasii　55
Mycobacterium leprae　62
Mycobacterium xenopi　55
Mycoplasma　111
Mycoplasma pneumoniae　46
myocardial infarction　37

N

N 末端脳性ナトリウム利尿ペプチ
　ド　37
NAFLD(nonalcoholic fatty liver
　disease)　120
NASH(nonalcoholic steatohepatitis)
　　120
National Institutes of Health Stroke
　Scale　338
Neer テスト　243, 277
Neisseria gonorrhoea　171, 184
Neisseria meningitidis　350
nephrogenic systemic fibrosis　24
neuromyelitis optica　345

NIHSS(National Institutes of
　Health Stroke Scale)　338
Nixon 法　104
NMO(neuromyelitis optica)　345
Nocardia　347
nonalcoholic fatty liver disease
　　120
nonalcoholic steatohepatitis　120
NSAIDs　123
NSF(nephrogenic systemic fibrosis)
　　24
NT-BNP(N-terminal brain
　natriuretic peptide)　37
N-terminal brain natriuretic
　peptide　37

O・P

Obturator 徴候　136, 178
Ottawa ankle rules　299
PA(posterior-anterior)像　37
parkinson 歩行　232, 237
partial thromboplastin time　17
patellar grind テスト　263
PCR(polymerase chain reaction)
　　17
PE(pulmonary embolism)　6, 37
pelvic inflammatory disease　171
Peptostreptococcus　46, 142
percutaneous transhepatic
　cholangiography　95
periumbilical ecchymosis　113
PET(positron emission
　tomography)　22
PID(pelvic inflammatory disease)
　　171
PMI(point of maximal impulse)　36
Pneumocystis jirovecii　55
Pneumonia Severity Index　47
point of maximal impulse　36
polymerase chain reaction　17
positron emission tomography　22
Pott's puffy tumor　354
Prevotella　46, 347
Proteus　46
PSI(Pneumonia Severity Index)
　　47
Psoas 徴候　135, 178
PTC(percutaneous transhepatic
　cholangiography)　95

PTT（partial thromboplastin time）
17
pulmonary embolism　6, 37
purified protein derivative（PPD）皮
膚テスト　54

R

range of motion　199, 229
Ranke complex　56
Raynaud 現象　269
Reynolds の5徴　117
rhonchi　42
Rinne テスト　324, 327
ROM（range of motion）　199, 229
ROM 減少　257
Romberg テスト　322
Rovsing 徴候　135, 178
rub　42
Rumack-Matthew nomogram　122

S

S 状結腸動脈　138
S 状静脈洞　325
SAAG（serum ascites albumin
gradient）　123
Salmonella　137
Schamroth 徴候　40
SCM（sternocleidomastoid）　40
sequential organ failure assessment
115
Serratia　46
Serratia marcescens　272
serum ascites albumin gradient
123
Shenton ライン　251
Shigella　137
Sister Mary Joseph node　152
SLE（systemic lupus erythematosus）
79, 111, 126, 260, 269, 345
SMA（superior mesenteric artery）
145

SMV（superior mesenteric vein）
145
SOFA（sequential organ failure
assessment）　115
SPN（solid pseudopapillary
neoplasm）　151
Spurling maneuver テスト　214
ST 上昇型心筋梗塞　74
Stanford 分類　75
Stensen 管　335
sternocleidomastoid　40
Streptococcus gallolyticus（subtype
bovis）菌血症　155
Streptococcus viridans　347
stridor　42
Strongyloides　137
Strongyloides stercoralis　130, 134
superior mesenteric artery　145
superior mesenteric vein　145
swinging flashlight test　345
syndesmotic injury　297
systemic lupus erythematosus
79, 111, 126, 260, 269, 345

T

T2*強調画像　24
Talar tilt test　298
TEE（transesophageal echocardi-
ography）　39
Terry nails　124
TIMI risk スコア　75
TN（true negative）　30
Toxoplasma　111
Toxoplasma gondii　347
TP（true positive）　30
transesophageal echocardiography
39
transthoracic echocardiography
39
Traube 腔触診法　104

Trendelenburg 徴候　263
Trendelenburg 歩行　232, 237, 238
Trichuris trichiura　137
true negative　30
true positive　30
TTE（transthoracic echocardi-
ography）　39

U

Uhthoff 現象　345
ultrasonography　18
urothelial carcinoma　178
US（ultrasonography）　18

V

varicella zoster virus　350
Virchow
―― の3徴　292
―― のリンパ節　151
V/Q スキャン　61
VZV（varicella zoster virus）　350

W

watermelon stomach　129
Weber テスト　324, 327
Wernicke 野　305
Westermark 徴候　61
Wharton 管　335
wheeze　41
Willis 動脈輪　323

X

X 線　19
――《胸椎の》　203
――《頸椎の》　202
――《頭蓋骨の》　307

Y

Yersinia　137
Yersinia pestis　134

和文

あ

アカラシア　82, 83
アクチノミセス症　134
アジソン病　91, 260
アスベスト　64, 66
アスペルギルス症　46
アセトアミノフェン　119, 123
アテローム性動脈硬化症　145, 295
アデノウイルス　134
アフタ性潰瘍　139
アブミ骨　326
アミロイドーシス　126
アメーバ症　46
アルコール　111
アンジオテンシン変換酵素　69
アンドロゲン過剰疾患　187, 188
亜急性鼻副鼻腔炎　352
悪臭呼気　353
悪性高熱症　4
悪性腫瘍　35
悪性症候群　4
握力低下　260
圧迫感　74
安静呼吸　41
安静時呼吸困難　77
暗色尿　260
鞍隔膜　357
鞍関節　242
鞍鼻変形　367

い

イソニアジド　79, 123
イレウス　91
インフルエンザ　260
インフルエンザ桿菌　55, 272, 350
医用画像　**18**, 28
位置覚　320
易出血性　123
易疲労感　66, 77, 123, 126, 153, 179,
　　220, 260, 269, 272, 302, 345
胃　128
　── の小弯　128
　── の大弯　128
胃・十二指腸潰瘍　91
胃十二指腸動脈　94, 128
胃食道逆流症　35

胃石　130
胃前庭部毛細血管拡張症　129
胃体部　128
胃底部　90, 128
胃脾間膜　89
胃噴門部　90
移行上皮癌　178, 192
異常高温　4
異常弯曲《脊柱の》　198
異所性妊娠　91, 135, **171**
　── の超音波画像　172
意識混濁　91, 348
意識障害　356
遺伝性非ポリポーシス大腸癌　153
遺伝性ヘモクロマトーシス　123
息切れ　71, 74, 123, 293
一次感覚　319
一次性進行型《多発性硬化症の》
　　　　　　　　　　　　344
一過性脳虚血発作　337
咽後膿瘍　354
咽喉頭異常感　302, 369
咽頭鼓室管　326
陰核　158, 160
陰茎海綿体　164, 166
陰茎体　165
陰性尤度比　30
陰嚢　158, 164
陰部神経　235

う

ウイルス性肝炎　123
ウイルス性心筋炎　77
ウィルソン病　123, 262
ウエストナイルウイルス　350
うっ血性心不全　35, 37, 77
右胃大網動脈　94, 128
右胃動脈　94, 128
右下腹部痛　135
右下葉肺炎　91
右眼失明　311
右肝静脈　90, 101
右冠尖《大動脈弁の》　72
右結腸静脈　112
右結腸動脈　94, 112, 138
右三角間膜《肝臓の》　98
右上腹部痛　113, 120
右腎静脈　90
右心不全　146

右尖《肺動脈弁の》　72
右中葉肺炎　49
右葉《肝臓の》　98
右リンパ管　9
烏口突起　241
運転手骨折　279
運動系　316
　── の身体診察　317
運動失調　302
運動耐容能低下　71, 74

え

エーラス・ダンロス症候群　148
エーリキア症　126
エキノコックス症　126
エコーウイルス　79, 350
エリスロポエチン　109
エンテロウイルス　350
会陰　157
　── の診察　157
会陰枝《後大腿皮神経の》　236
壊死性膵炎　111
栄養性貧血　126
腋窩神経　242
円回内筋　243, 245
炎症性疾患　295
炎症性腸疾患　293
延髄　308
遠位指節間関節　247
鉛管様固縮　317
嚥下困難　302
嚥下障害
　　60, 83, 86, 91, 302, 338, 355, 369
嚥下痛　83, 91, 302

お

オギルヴィー症候群　131
オトガイ結節　306
オトガイ孔　306
オトガイ隆起　306
悪寒　272
悪心　60, 74, 77, 83, 85, 91, 120, 129,
　　131, 135, 139, 146, 151, 338, 348,
　　359, 361
黄色靱帯　206
黄色ブドウ球菌
　　46, 55, 260, 264, 272, 347, 350
黄体嚢胞　186
黄疸　91, 151

黄斑　326
嘔吐　60, 83, 85, 91, 120, 129, 131,
　　139, 146, 151, 338, 348, 359, 361
横隔下陥凹　101
横隔神経　34
横隔膜　34
横隔膜刺激　113
横行結腸　90
横骨折　239
横静脈洞　325
横断性脊髄炎　**222**, 225, 345
横突起《椎骨の》　205
横突棘筋　210
温覚　320

か

カーリーBライン　78
カルシウム結石　176
カルチノイド　39
カルチノイド腫瘍　128, 134
下縁《肝臓の》　98
下横隔動脈　94
下角《肩甲骨の》　241
下顎骨　306
　── の筋突起　306
　── の歯槽突起　306
下顎骨骨折　367
下顎神経　310, 334
下顎体　306
下眼瞼損傷　367
下眼静脈　325
下関節突起《椎骨の》　205
下肢
　── の腫脹　60, 123, 151
　── の神経　235
　── のデルマトーム　236
　── の疼痛　60, 151, 214
　── の熱感　60
　── の発赤　151
　── のミオトーム　236
下矢状静脈洞　307, 325
下肢伸展挙上試験　200, 214
下肢深リンパ管　9
下肢浅リンパ管　9
下斜筋　312
下神経幹《腕神経叢の》　234
下膵十二指腸動脈　138
下垂体　357
下垂体機能低下　356

下錐体静脈洞　325
下垂体腺腫　356
下垂体卒中　341, 356
下垂体柄　357
下前腸骨棘　157, 158
下腿浮腫　71
下大静脈　89, 90
下腸間膜動脈　93, 94, 138
下腸間膜動脈虚血　91
下直筋　312
下椎切痕　205
下殿神経　235, 249
下殿皮神経　235
下橈尺関節　245, 247
下鼻甲介　306, 330
下鼻道　330
下腹部痛　131, 171, 189
化学性腹膜炎　22
化膿性関節炎　240
化膿性帯下　184
化膿性皮膚病変　272
可動域　229
可溶性メソテリン　66
加齢　295
仮肋　33
家族性腺腫性ポリポーシス　153
家族性地中海熱　91
過誤腫　62
過多月経　188
蝸牛　326
蝸牛神経　326
画像下治療　18
画像診断《腸管の》　97
回外　230
回結腸静脈　112
回結腸動脈　94, 112, 138, 145
回旋筋　210, 241
回旋筋腱板　242
回虫症　111
回腸枝　145
回腸動脈　138, 145
回内　230
回盲弁　134
灰白色便　91
海馬　305
海綿静脈洞　325, 357
海綿静脈洞血栓症　354
海綿体部《尿道の》　164, 166
開口障害　355, 367, 368

開放骨折　239
解剖学的嗅ぎタバコ入れ　248
潰瘍性大腸炎　91, 137
外因性閉塞　182
外陰部　161
外果　254, 255
外眼筋　312
外眼筋不全　367
外後頭隆起　13, 306
外在筋　256
外子宮口　160
外耳口　328
外耳道　326
外傷性脳損傷　360
外旋　231
外旋試験　243, 277
外旋ストレス試験　298
外側縁《肩甲骨の》　241
外側顆
　── 《脛骨の》　252
　── 《大腿骨の》　13, 252
外側顆間結節　252
外側胸筋神経　242
外側溝　308
外側上顆《上腕骨の》　245, 246
外側神経束《腕神経叢の》　234
外側側副靱帯
　── 《膝関節の》　252, 288
　── 《肘関節の》　245
外側大腿回旋動脈　283
外側直筋　312
外側突起《ツチ骨の》　328
外側半月板　251, 252, 288
外側半月板断裂　287
外側皮質脊髄路　316
外転　230
外転神経　310, 311
外転神経麻痺　342
外尿道括約筋　164
外尿道口　160, 164
外反　231
外反ストレス試験　298
外皮系　11
外腹斜筋　211, 213
外膜嚢腫　295
咳嗽
　　46, 52, 55, 60, 62, 64, 68, 69, 91
角膜反射　310
拡張期雑音　44, **73**

核医学　22
核磁気共鳴画像　18, **24**
核磁気共鳴胆膵管造影　103
喀痰　50
隔膜部《尿道の》　166
顎下神経節　334
顎下腺　334
　―― の腫脹　302
顎下腺管　335
滑車神経　310, 311
滑膜関節　229
褐色尿　91, 120, 151
鎌状間膜《肝臓の》　98
鎌状赤血球症　126, 146
汗腺　11
肝右葉　90
肝炎　91, **119**, 126, 146
肝円索　98
肝外徴候《肝疾患の》　124
肝下陥凹　101
肝管　98, 103
肝吸虫　116
肝硬変　122
肝疾患の肝外徴候　124
肝腫瘤　91
肝十二指腸間膜　89
肝腎陥凹　101
肝腎境界　96
肝性脳症　120
肝臓　90, **98**, 101
　―― の右三角間膜　98
　―― の右葉　98
　―― の下縁　98
　―― の画像所見　101
　―― の鎌状間膜　98
　―― の冠状間膜　98
　―― の左三角間膜　98
　―― の左葉　98
　―― の触診　100
　―― の身体診察　99
　―― の打診　99
　―― の乳頭突起　98
　―― の尾状葉　98
　―― の方形葉　98
肝胆イミノ二酢酸撮影　95
肝蛭　116
肝嚢胞　181
肝膿瘍　91
肝脾腫　146

肝門　98
肝門脈　90
完全脊髄損傷　365
冠状間膜《肝臓の》　98
冠状靱帯　252
冠状縫合　306
換気血流比(V/Q)スキャン　39
間欠性跛行　295
間質性肺疾患　35
間接鼠径ヘルニア　106
間接対光反射　310
間脳　308
嵌頓包茎　165
感音性難聴　324
感覚異常　214, 217, 302, 345
感覚系　319
　―― の身体診察　319
感覚障害　218, 338, 348
感覚消失　345, 364
感染性心内膜炎　70
感度　29
寛骨臼　249
寛骨臼窩　158
寛骨臼枝《閉鎖動脈の》　283
関節
　―― のこわばり　269
　―― の変形　269
関節炎　225
関節唇　244
関節痛　139, 257, 272
関節包外股関節骨折　285
関節リウマチ　79, 126, 260, **269**
　――《頸椎の》　227
環軸椎脱臼　364
環椎-後頭骨脱臼　364
眼窩　306
眼窩隔膜前蜂窩織炎　354
眼窩下孔　306
眼窩頬骨複合　367
眼窩骨折　367
眼窩上孔　306
眼窩膿瘍　354
眼窩蜂窩織炎　354
眼神経　310
眼痛　139, 302
眼輪筋　312
顔面
　―― のしびれ　368
　―― の麻痺　368

顔面感覚低下(異常)　367
顔面骨骨折　367
顔面静脈　325
顔面神経　311, 312, 334
顔面神経不全麻痺　367
顔面痛　353

き
キヌタ骨　326
　―― の長脚　328
気管支音　41
気管支声　42
気管支腺腫　62
気管支肺胞洗浄液　69
気胸　35, **57**
奇異性塞栓症　337
記憶喪失　359
起坐呼吸　71, 77
起立性バイタルサイン　6
亀頭　164
機能性ディスペプシア　129
機能的残気量　50
偽陰性　30
偽関節　367
偽痛風　257, 262
偽陽性　30
喫煙　295
脚
　―― の腫脹　293
　―― の疼痛　293
逆流　83
丘疹　232
急性冠症候群　35, **74**
急性肝不全　120
急性期脳梗塞　340
急性腱板断裂　277
急性呼吸窮迫症候群　47, 113
急性散在性脳脊髄炎　345
急性心筋梗塞　6
急性膵炎　111
急性大腸偽性腸閉塞症　131
急性大動脈解離　75
急性大動脈弁閉鎖不全　76
急性肺塞栓症　59
急性鼻副鼻腔炎　352
急速交互運動試験　322
球関節　242
球状赤血球症　126
嗅覚消失(障害)　302, 368

嗅球　311
嗅索　311
嗅神経　310
虚血性脳血管障害　337
距骨　254, 255
距骨下関節　254, 256
距骨傾斜試験　298
距舟関節　256
協調運動　319
　── の身体診察　322
協調運動障害　227, 302, 338, 361
協調運動不全　232
協調失調　345
胸管　9
胸棘筋　212
胸腔　10
胸腔穿刺　54
胸骨下角　35
胸骨角　33, 34
胸骨端《鎖骨の》　241
胸骨柄　33
胸最長筋　212
胸鎖関節　33, 241, 242
胸鎖乳突筋　40, 212, 335
胸水　35, 113
胸水アデノシンデアミナーゼ　56
胸腸肋筋　212
胸椎　198, **204**
　── の X 線撮影　203
胸椎後弯　198
胸痛　60, 69, 74, 75, 83
　── の原因　35
胸背神経　242
胸部圧迫感　50
胸部画像　37
胸部腫瘤　52
胸部大動脈　94
胸部の診察　34
胸部不快感　86
胸壁　33
胸膜痛　46, 52, 55, 58, 60
胸腰筋膜　211
莢膜黄体嚢胞　186
強直性脊椎炎　**224**, 226
強膜　312
頬筋　312
頬骨　306
　── の前頭突起　306
　── の側頭突起　306

頬骨顔面孔　306
頬骨弓　306
頬骨突起　306
　──《前頭骨の》　306
　──《側頭骨の》　306
橋　308
凝固亢進状態　146
蟯虫　134
棘下筋　242
棘間靱帯　206
棘筋　210
棘上筋　242
棘上靱帯　206
棘突起《椎骨の》　205
棘突起骨折　364
近位指節間関節　247
筋《背部の》　210
筋萎縮　214, 232
筋突起《下顎骨の》　306
筋力低下　77, 120, 214, 217, 218,
　　222, 223, 227, 345, 348, 364
緊張性気胸　58

く

クッシング症候群　357
クッシング病　260
クモ膜　305, 307, 341
クモ膜下出血　340, 341
クモ膜顆粒　307
クリプトコッカス症　46
クルーケンベルグ腫瘍　152
クレアチンキナーゼ　37
クローヌス　318
クローン病　92, 128, 137
クロストリジウム・ディフィシル腸炎
　　　　　　　　　　　　　　137
グラム陰性桿菌　350
くしゃみ　359
くも状血管腫　124
空気伝導試験　327
空腸動脈　138, 145
屈曲　230

け

げっぷ　83, 91
下血　86
下痢　91, 135, 139, 146, 151
茎状突起
　──《尺骨の》　246

　──《側頭骨の》　306
　──《橈骨の》　246
茎突咽頭筋　332
茎突舌筋　332
経胸壁心エコー　39, 60
経静脈的肝生検　125
経食道心エコー　39
経腟超音波検査　173
経皮経肝胆管造影法　95
経皮胆道ドレナージ　117
経皮的肝生検　125
蛍光膀胱鏡　179
脛骨　255
　── の外側顆　252
脛骨神経　235, 255
軽触覚　320
痙攣痛　131
痙攣発作　348, 361
憩室炎　91, 142
憩室疾患　142
憩室出血　142
憩室症　142
頸静脈圧　34
頸静脈肩甲舌骨筋リンパ節　336
頸静脈切痕　35
頸静脈二腹筋リンパ節　336
頸腸肋筋　212
頸椎　198, **204**
　── の X 線撮影　202
　── の関節リウマチ　227
頸椎前弯　198
頸椎損傷　362
頸板状筋　210, 212
頸部　334
　──《胆嚢の》　102
　── の身体診察　335
　── の疼痛　214
頸部神経根障害　215
頸部前屈試験　350
頸部椎間孔狭窄　199
頸部痛　227, 364
頸リンパ本幹　336
鶏歩　232, 237
劇症肝炎　119
血圧　4
血液凝固障害　341
血管奇形　341
血管性浮腫　91
血胸　35

血行性播種　347
血小板減少症　17
血小板増多症　17
血清 β-hCG　172
血清病　126
血清陽性炎症性関節炎　269
血栓塞栓性疾患　295
血痰　55, 60, 62, 64
血中尿素窒素　37, 95
血尿　91, 179
血便　91, 139, 153
結核　126
結核菌　62, 79, 137, 350
結晶性炎症性関節炎　257
結晶性関節炎　240
結節間溝　241
結節性多発動脈炎　111
結腸炎　137
結腸癌　137
結腸憩室　143
結腸辺縁動脈　138
月経困難症　189
月経痛　91, 186
月経不順　188
月状骨　246, 281
見当識障害　361
肩　241
　── の身体診察　241
肩関節　241, 242, 244
肩関節外転試験　200, 214
肩甲下窩　242
肩甲下筋　242
肩甲下神経の下枝　242
肩甲挙筋　210-212, 242
肩甲棘　13
肩甲骨　241
　── の下角　241
　── の外側縁　241
　── の上縁　241
　── の上角　241
　── の内側縁　241
肩甲骨胸郭解離　274
肩甲骨棘下窩　13
肩甲骨体　241
肩甲上神経　242
肩甲上腕筋　241, 242
肩甲切痕　241
肩甲背神経　242
肩鎖関節　241, 242

肩痛　126
肩峰　241
肩峰端《鎖骨の》　241
剣状突起　33
倦怠感　260, 355
健忘症　361
腱索　72
腱板断裂　276
腱付着部炎　225
原発性硬化性胆管炎　123
原発性胆汁性肝硬変　123
原発性肺癌　62
減衰　18

こ

コアグラーゼ陰性ブドウ球菌　350
コクサッキーウイルス
　　　　　　79, 111, 260, 350
コクシジオイデス症　46, 62
コルポスコピー　195
コレス骨折　279
コレステロール栓　111
コンパートメント症候群　296
コンピュータ断層撮影　20
ゴーシェ病　126
こわばり　225
股関節　249
　── の身体診察　249
股関節脱臼　283
呼吸筋　41
呼吸困難　46, 58, 60, 64, 66, 68, 69,
　80, 85, 113
　── の原因　35
呼吸数　7
呼吸補助筋　40
固有肝動脈　115, 128
固有卵巣索　160
孤発性肺結節　62
鼓索神経　334
鼓室　326
鼓室上陥凹　326
鼓膜臍　328
鼓膜の解剖　328
誤嚥性肺炎　46
口蓋咽頭弓　331
口蓋咽頭筋　332
口蓋垂　331
口蓋舌弓　331
口蓋扁桃　331, 332

口腔　331
　── の身体診察　331
口輪筋　312
甲状腺機能亢進症　6, 260, 357, 369
甲状腺機能低下症　6, 260, 262, 357
甲状腺峡部　335
甲状腺結節　369
甲状腺刺激ホルモン産生細胞　357
甲状腺薬　335
甲状軟骨　333, 335
広背筋　101, 210, 211, 242
交互点滅対光反射試験　345
抗 dsDNA 抗体　346
抗核抗体　346
抗凝固薬　341
抗酸菌　134
抗リン脂質抗体症候群　293
肛門　108
　── の身体診察　108
肛門腫瘤　91
後胃動脈　94, 128
後下小脳動脈　323, 324
後鋸筋　210
後距腓靱帯　254
後脛骨筋　255
後頸三角　334
後脛腓靱帯　254
後交通動脈　311, 323, 324
後根動脈　208
後索　209
後索-内側毛帯路　320
後軸肢筋　241, 242
後縦隔リンパ節　9
後十字靱帯　251, 252, 288
後十字靱帯検査のための後方引き出
　しテスト　290
後縦靱帯　206
後神経束《腕神経叢の》　234
後髄節静脈　213
後髄節動脈　208, 213
後脊髄動静脈　213
後大腿皮神経　235
　── の会陰枝　235
後大脳動脈　311, 323, 324
後ツチ骨ヒダ　328
後頭極　308
後頭骨　306
後頭静脈洞　325
後頭葉　308

後半月大腿靱帯　288
後鼻漏　302
後腹膜腔　89
後腹膜腔出血　182
後腹膜線維症　182
後方引き出しテスト《後十字靱帯検
　　査のための》　290
後盲腸枝　134
後弯　198
咬筋　332
紅斑　232
高位足関節捻挫　297
高エストロゲン状態　146
高カリウム血症性ミオパチー　260
高カルシウム血症　91, 111
高血圧　91, 295, 341
高体温　4
高中性脂肪血症　111
硬口蓋　330
硬直　345
硬膜　305, 307, 341
硬膜外血腫　340, 341
硬膜外膿瘍　354
硬膜下血腫　340, 341
硬膜下膿瘍　354
硬膜血管奇形　341
喉頭　332
　　—— の身体診察　332
喉頭蓋　333
喉頭鏡　333
喉頭室　333
喉頭前庭　333
鉤突窩　245
項部硬直　350
絞扼性ヘルニア　107
絞扼反射　314
構音障害　302, 338
膠芽腫　**358**, 360
黒質　316
黒色便　91
骨棘形成　214
骨髄異形成症候群　293
骨髄炎　264, 266, 354, 367
骨髄線維症　126
骨折リスクアセスメント　268
骨粗鬆症　**221, 266,** 268
骨伝導試験　327
骨軟化症関連筋障害　260
骨盤　157

—— の診察　157
骨盤内炎症性疾患
　　　　　　　　91, 135, 171, **184**
骨盤内脂肪腫症　182
骨膜下膿瘍　354
昏睡　361
混合上皮性腫瘍　192

さ

サイトメガロウイルス　111, 134
サイロキシン　334
サルコイドーシス　35, **69**, 70, 126
サンゴ状結石　177
左胃大網動脈　94, 128
左胃動脈　94, 128
左下葉肺炎　48
左肝静脈　90
左冠尖《大動脈弁の》　72
左結腸動脈　138
左三角間膜《肝臓の》　98
左上腹部痛　126
左腎静脈　90
左尖《肺動脈弁の》　72
左同名半盲　311
左葉《肝臓の》　98
嗄声　302, 369
鎖骨　241
　　—— の胸骨端　241
　　—— の肩峰端　241
鎖骨下筋　242
鎖骨下筋神経　242
鎖骨下動脈盗血疾患　6
鎖骨骨折　273
鎖骨中線　35
坐骨　158
坐骨棘　158
坐骨結節　13, 158, 165
坐骨神経　235, 249
坐骨恥骨枝　165
再発寛解型《多発性硬化症の》　344
再発性鼻副鼻腔炎　352
細気管支肺胞上皮癌　39
細菌性髄膜炎　348, 350
細菌性膀胱炎　167
最大拍動点　36
最長筋　210, 212
臍周囲痛　135
錯乱　361
三角窩　328

三角筋　242
三角筋粗面　241
三角骨　281
三角靱帯　254
三叉神経　310, 311, 334
三叉神経節　334
三尖弁　71, 72
三半規管　326
酸素飽和度　**7**
残尿感　179

し

シスチン結石　176
ショール徴候　261
ジゴキシン　146
ジョルト・サイン　351
しびれ　217, 218, 222, 223, 227, 302
しぶり　91
子宮　162
子宮円索　160
子宮角　160
子宮筋腫　188
　　—— の超音波画像　189
子宮筋層　160, 163
子宮腔　160, 163
子宮頸（管）　160, 163
子宮頸癌　182, **193**
　　—— の MRI 検査　194
子宮頸部移動痛　135
子宮広間膜　162
子宮収縮　174
子宮体　160, 163
子宮体癌　**190**, 191
子宮脱　182
子宮底　160, 163
子宮内発育遅延　19
子宮内膜　160, 163
子宮内膜過形成　190
子宮内膜症　130
子宮内膜症性嚢胞　186
子宮部《卵管の》　160
四肢
　　—— の視診　232
　　—— の触診　232
　　—— の診察　229
四肢筋力低下　338
市中肺炎　46
指節骨　246
脂質異常症　295

脂肪小葉　168
脂肪便　151
視覚症状　359
視覚伝導路　311
視覚誘発電位　346
視床下核　316
視床下部　308
視床間橋　308
視診《四肢の》　232
視神経　310, 311
視神経炎　344
視神経脊髄炎　222, 224, 345
視神経乳頭　326
視野欠損　302
視野障害　338
視力変化　302
趾節骨　253
紫斑　123, 126, 232
歯牙欠損　367
歯槽突起
　——《下顎骨の》　306
　——《上顎骨の》　306
歯痛　353
篩骨　306
篩骨洞　329, 330, 352
耳　324
　—— の身体診察　324
耳介側頭神経　326, 334
耳下腺　334
　—— の腫脹　302
耳下腺管　335
耳管開口部　330
耳鏡　327
耳甲介　328
耳珠　328
耳神経節　334
耳垂　328
耳痛　353
耳閉感　302
耳輪　328
耳漏　302
自己免疫性炎症性脱髄疾患　344
自己免疫性肝炎　123
自己免疫性溶血性貧血　126
囁語胸声　42
色覚低下　345
軸骨格　229
軸索損傷　360
失禁　345

失語（症）　302, 338
失書　302
失神　75
失調歩行　232, 237
失明　345, 367, 368
疾患修飾性抗リウマチ薬　271
室間孔　308
膝　251, 252
　—— の身体診察　251
膝横靱帯　288
膝窩筋腱　252
膝窩動脈捕捉症候群　295
膝窩嚢胞　251
膝冠状靱帯　288
膝関節
　—— の外側側副靱帯　252, 288
　—— の内側側副靱帯　252, 288
膝蓋腱　288
膝蓋骨　252
射精管　164
斜頸　355
尺骨　245, 246
　—— の茎状突起　246
尺骨神経　247
手　246
　—— の舟状骨骨折　281
　—— の身体診察　248
手関節　246
　—— の身体診察　248
手根間関節　247
手根骨　246
手根中央関節　247
手根中手関節　247
手掌紅斑　124
主膵管　103
珠間切痕　328
腫脹　272
腫瘍随伴症候群　222, 224
腫瘤触知　302
収縮期雑音　44, **73**
収縮性心膜炎　6
舟状窩　328
舟状骨
　——《手の》　246
　——《足の》　254, 255
舟状骨骨折《手の》　281
周辺視野障害　356
修正 Alvarado スコア　137
修正 Wells スコア　60

十二指腸　90
十二指腸上動脈　128
充血　302
住血吸虫症　126, 134
縦隔気腫　35
出血　126
出血性梗塞　341
瞬目反射　310
循環器系システム　8
循環血液量減少　146
書画感覚　321
女性化乳房　124
女性の生殖器系　160
　—— の身体診察　160
徐脈　6
鋤骨　306
小陰唇　160
小円筋　242
小関節腫脹　269
小関節疼痛　269
小胸筋　242
小血管閉塞　337
小結節《上腕骨の》　241
小結節性肝硬変　123
小細胞肺癌　64
小指球　247
小腎杯　109
小腸　90
小腸細菌過増殖症候群　91
小腸動脈　138
小腸閉塞　130
小転子《大腿骨の》　249
小脳　308
小脳鎌　325
小脳障害性構音障害　302
小脳テント　325
小網　89
小菱形筋　211, 242
小菱形骨　281
小弯《胃の》　128
松果体　308
消化管間質腫瘍　128
消化性潰瘍　35, **127**
消化不良　91
掌側剪断骨折　279
焦点発作　359
漿液性腺癌　192
漿液性体癌　190
漿液性嚢胞腺腫　151, 186

索引　**381**

漿膜性心膜　79
踵骨　255
踵膝試験　322
踵腓靱帯　254
踵立方関節　256
上Ｓ状結腸動脈　138
上縁《肩甲骨の》　241
上角《肩甲骨の》　241
上顎骨　306
　── の歯槽突起　306
　── の前頭突起　306
上顎静脈　325
上顎神経　310
上顎洞　329, 330, 352
上関節突起《椎骨の》　205
上眼窩静脈　325
上眼瞼挙筋　312
上眼静脈　325
上後腸骨棘　157, 213
上肢
　── のデルマトーム　234
　── の疼痛　214
　── のミオトーム　235
上矢状静脈洞　307, 325, 341
上斜筋　312
上小脳動脈　323, 324
上神経幹《腕神経叢の》　234
上膵十二指腸動脈　128
上錐体静脈洞　325
上前腸骨棘　157, 158
上大脳静脈　325
上腸間膜静脈　112, 145
上腸間膜動脈　94, 112, 138, 145
上腸間膜動脈症候群　91
上直筋　312
上直腸動脈　138
上椎切痕　205
上殿神経　235, 249
上殿皮神経　235
上橈尺関節　245
上鼻甲介　330
上腹部痛　113
上部消化管内視鏡検査　84
上腕筋　243
上腕骨　241
　── の外側上顆　245, 246
　── の小結節　241
　── の大結節　241
　── の内側上顆　245, 246

上腕骨滑車　245
上腕骨小頭　245
上腕骨体　241
上腕骨大結節　13
上腕骨頭　13
上腕三頭筋　243
上腕二頭筋　243
静脈血栓症　146
静脈洞　325
静脈洞交会　325
食事困難　367
食道　45
食道圧検査　84
食道炎　91
食道癌　86
食道穿孔　84
食道動脈　128
食道破裂　35
食道裂孔ヘルニア　128
食欲不振　77, 120, 123, 131, 135,
　179, 269, 272, 355
触覚振盪音　40
触診
　──《肝辺縁の》　100
　──《四肢の》　232
　──《脾臓の》　105
心窩部　35
心窩部痛　151
心筋炎　35
心筋虚血　35
心筋梗塞　37, 91, 146
心筋症　146
心筋層　79
心原性ショック　79
心原性脳塞栓症　337
心室拡張不全　79
心室自由壁破裂　79
心室瘤　146
心臓　42, 79
　── の身体診察　43
心臓弁膜症　44, 70, 77
心タンポナーデ　6, 35, 76, 79
心電図検査　75
心内膜　79
心内膜炎　146, 155
心嚢液　82
心拍数　6
心不全　6
心房中隔欠損　337

心膜炎　35, 79
心膜腔　79
身体診察　3, 11
　──《運動系の》　317
　──《感覚系の》　319
　──《肝臓の》　99
　──《協調運動の》　322
　──《頸部の》　335
　──《肩の》　241
　──《口腔の》　331
　──《喉頭の》　332
　──《肛門の》　108
　──《股関節の》　249
　──《膝の》　251
　──《耳の》　324
　──《手関節の》　248
　──《手の》　248
　──《女性の生殖器系の》　160
　──《心臓の》　43
　──《腎臓の》　109
　──《足関節の》　256
　──《足の》　256
　──《鼠径ヘルニアの》　106
　──《大腿の》　249
　──《男性の生殖器系の》　164
　──《胆道系の》　102
　──《中咽頭の》　331
　──《肘関節の》　244
　──《直腸の》　108
　──《頭頸部リンパ節の》　336
　──《橈尺関節の》　244
　──《乳房の》　168
　──《脳神経の》　310
　──《肺の》　40
　──《脾臓の》　104
　──《泌尿器系の》　167
　──《鼻の》　329
　──《腹水の》　125
　──《腹部大動脈瘤の》　149
伸展　230
神経原性ショック　365
神経根障害　214
真陰性　30
真菌　55
真性赤血球増加症　293
真の下肢長　250
真皮　11
真陽性　30
真肋　33

振動覚　320
深顔面静脈　325
深頸リンパ節　9
深膝窩リンパ節　9
深鼡径輪　106
深鼡径リンパ節　9
深腓骨神経　255
深部静脈血栓症　59, 146, **292**
滲出性胸水　54
陣痛　174
尋常性ざ瘡　187
靱帯損傷　364
腎盂　109
腎盂腎炎　91, 167
腎外病変　181
腎周囲脂肪　90, 101
腎錐体　109
腎髄質　109
腎性全身性線維症　24
腎臓　89, 90, 101, **109**, 167
　── の解剖　109
　── の画像所見　110
　── の身体診察　**109**, 110
腎柱　109
腎動脈　93
腎乳頭　109
腎皮質　109

す

ストルバイト結石　176
スポロトリクム症　46
スミス骨折　279
スワンネック変形　270
頭痛　227, 302, 348, 356, 361, 368
水腎症　**182**, 183
水痘・帯状疱疹ウイルス　350
水尿管症　182
水平性注視麻痺　338
膵炎　35, 91, 146
膵癌　150
膵管括約筋　102
膵管内乳頭粘液性腫瘍　151
膵腺癌　151
膵臓　90, **112**
膵島細胞腫瘍　356
膵粘液性嚢胞性腫瘍　151
髄液漏　367
髄核　206
髄膜　**305**, 307

髄膜炎　**349**, 354, 367
髄膜刺激症状　348

せ

セゴン骨折　291
セリアック病　91, 260
正常体温　4
正中神経　247
生殖器系
　──《女性の》　160
　──《男性の》　163
成長ホルモン産生細胞　357
声帯靱帯　333
声帯ヒダ　333
性格変化　359
性器出血　171, 173, 192
性交時痛　184
性腺刺激ホルモン産生細胞　357
精索　164
精巣　164
精巣萎縮　124
精巣上体　164
精巣動脈　93, 164
精巣捻転　91
精嚢　164, 166
脆弱性骨折　267
咳　353, 355, 359
脊髄　204
脊髄硬膜嚢　207
脊髄視床路　209, 320
脊髄ショック　365
脊髄神経　14, **204**, 207, 208
脊柱管狭窄症　214
脊柱起立筋　210
脊柱の異常弯曲　198
脊椎圧迫骨折　267
脊椎硬膜外膿瘍　217
脊椎への転移性腫瘍　220
切迫　345
赤血球沈降速度　18
摂食障害　267
舌咽神経　311, 314, 334
舌下神経　311, 314
舌下腺　334
舌骨　335
舌骨下リンパ節　336
舌根　332
舌小帯　331
舌神経　334

舌深静脈　331
舌尖　331
舌体　331
舌背　333
仙棘筋　210
仙骨　158
仙骨神経叢　235
仙腸関節　158
仙椎　198, **204**
仙椎後弯　198
尖足拘縮　237
先端巨大症　262, 357
先天性関節障害　262
先天性血管奇形　295
浅頸リンパ節　9
浅膝窩リンパ節　9
浅鼡径輪　106
浅鼡径リンパ節　9
浅背筋　211
浅腓骨神経　255
旋毛虫症　260
腺癌　128
線維性心膜　34, 79
線維束攣縮　302
線維軟骨輪　328
線維輪　206
線条体　316
全血算　37
全収縮期雑音　73
全身性エリテマトーデス
　　　　79, 111, 126, 260, 269, 345
全身性硬化症　269
全肺気量　50
全般発作　359
前腋窩ひだ　35
前腋窩リンパ節　9
前下小脳動脈　323, 324
前下膵十二指腸動脈　112
前鋸筋　242
前距腓靱帯の前方引き出し試験
　　　　　　　　　　　　298
前脛骨筋　255
前頸三角　334
前頸部痛　369
前交通動脈　311, 323, 324
前交連　308
前根動脈　208
前軸肢筋　241, 242
前失神　171

索引　**383**

前十字靱帯　251, 252, 288
前十字靱帯検査
　── のための Lachman テスト
　　　　　　　　　　　　290
　── のための前方引き出しテスト
　　　　　　　　　　　　290
前十字靱帯断裂　289
前縦靱帯　206
前上膵十二指腸動脈　112
前髄節静脈　213
前髄節動脈　208, 213
前脊髄症候群　365
前脊髄静脈　213
前脊髄動脈　208, 213
前尖《肺動脈弁の》　72
前大脳動脈　311, 323, 324
前置胎盤　173
　── の超音波画像　174
前ツチ骨ヒダ　328
前庭神経　326
前庭ヒダ　333
前頭極　308
前頭筋　312
前頭骨　306, 312
　── の頬骨突起　306
前頭洞　329, 330, 352
前頭洞骨折　367
前頭突起
　──《頬骨の》　306
　──《上顎骨の》　306
前頭部痛　353
前頭葉　308
前頭隆起　306
前内椎骨静脈叢　213
前皮質脊髄路　316
前方楔状骨折　364
前方引き出しテスト
　──《前距腓靱帯の》　298
　──《前十字靱帯検査のための》
　　　　　　　　　　　　290
前盲腸枝　134
前立腺　164, 166
前立腺癌　182
前立腺前部　166
前立腺部《尿道の》　164, 166
前弯　198
喘息　35
喘鳴　60, 64
漸減性雑音　73

漸増性雑音　73
漸増性-漸減性雑音　73

そ

ソノヒステログラフィ　190
ゾリンジャー・エリソン症候群　128
鼠径ヘルニア　91, **106**
　── の身体診察　106
双手診　161, 162
早期拡張期雑音　73
早期閉経　267
早期満腹感　91, 126, 129, 146
相対的求心性瞳孔障害　310
相対的瞳孔求心路障害　345
蒼白　232
僧帽筋　210, 211, 242
僧帽弁　71, 72
僧帽弁逸脱　70
僧帽弁逆流　77
総肝管　99, 102, 103, 115
総肝動脈　115, 128
総腱輪　312
総胆管　102, 103, 115
総胆管括約筋　102
総胆管結石症　91, **115**, 118
総腸骨動脈　93
総腓骨神経　235
瘙痒感　91, 120, 123
造影検査　22
造影剤腎症　22
臓側心膜　79
臓側腹膜　89
足　255
　── の身体診察　256
足関節　255
　── の身体診察　256
　── の捻挫　296
足根骨　256
側坐核　316
側頭窩　306
側頭下顎関節障害　367
側頭極　308
側頭骨　306
　── の頬骨突起　306
　── の茎状突起　306
　── の鼓膜溝　328
　── の乳突部　306
　── の乳様突起　306
側頭突起《頬骨の》　306

側頭葉　308
側腹部
　── の疼痛　183
　── の不快感　183
側弯　198
続発性胆汁性肝硬変　123

た

タール便　91
タイ肝吸虫　116
タバコ　64
たこつぼ心筋症　35
多血症　17, 146
多嚢胞性卵巣症候群　186, **187**
多発血管炎性肉芽腫症　129
多発性筋炎　260
多発性硬化症　222, 224, **344**, **347**
多発性内分泌腫瘍 1 型　356
多発性嚢胞腎　**180**, 182
多毛　187
多裂筋　210, 213
打診《肝臓の》　99
対珠　328
対称性近位筋力低下　260
対側一次知覚消失　338
対側性の筋力低下　338
対側同名半盲　338
対側脳損傷　363
対立　230
対輪　328
対輪脚　328
体温　4
体重減少　62, 69, 153, 179
体重増加　71
体性感覚誘発電位　346
体部《胆嚢の》　102
胎盤早期剝離　**174**, 176
帯状疱疹　35
大円筋　242
大胸筋　242
大結節《上腕骨の》　241
大腎杯　109
大腿　249
　── の身体診察　249
大腿脛骨関節　252
大腿骨　165, 249
　── の外側顆　13, 252
　── の小転子　249
　── の大転子　249

大腿骨
 ── の内側顆　252
 ── の内側上顆　252
大腿骨頸部骨折　283
大腿骨転子部　13
大腿骨頭骨折　283
大腿四頭筋　251
大腿神経　249
大腿動脈　93, 283
大腿二頭筋　251, 252
大腿方形筋神経　235
大大脳静脈　325
大腸癌　153
大腸菌　46, 272
大腸内視鏡　155
大腸閉塞　130
大殿筋　165, 212, 213
大転子《大腿骨の》　249
大動脈　90, 138
大動脈解離　6, 35, 76
大動脈弁　71, 72
 ── の右冠尖　72
 ── の左冠尖　72
 ── の無冠尖　72
大動脈弁狭窄症　6, 71, 77
大動脈弁石灰化　73
大動脈弁閉鎖不全　6
大脳　**305**, 308
大脳鎌　307, 325
大脳基底核　316
大脳静脈　341
大脳動脈　341
大脳動脈輪　311, 323
大腰筋　101
大菱形筋　211, 242
大菱形骨　281
大弯《胃の》　128
第3腓骨筋　255
第三脳室　308
第四脳室　308
樽状胸　36
単核球症　126
単純ヘルペスウイルス　111, 350
胆管　100
胆管炎　91, **115**
胆肝三角　115
胆膵管膨大部　102, 103
胆石　111, 130
胆石症　**115**, 118

胆道系　**100**, 102
 ── の身体診察　102
胆道系疾患　115
胆道シンチグラフィ　95
胆道痛　115
胆囊　90, 98, 100, 102
 ── の頸部　102
 ── の体部　102
 ── の底部　102
胆囊炎　35, 91, **115**
胆囊管　98, 103, 115
胆囊管閉塞　115
胆囊結石　91
胆囊動脈　115, 128
淡蒼球　316
短胃動脈　128
短腓骨筋　255
男性の生殖器系　163
 ── の身体診察　164
弾性円錐　333

ち

チアノーゼ　232
恥丘　158
恥骨　158
恥骨結合　158
恥骨結節　158
恥骨上枝　158
恥骨上痛　167
恥骨上の膨満感　183
遅発収縮期雑音　73
腔室口　160
腔常在菌　184
腔の前壁　160
中咽頭　331
 ── の身体診察　331
中咽頭収縮筋　332
中間外側細胞柱　209
中期拡張期雑音　73
中期収縮期雑音　73
中結腸動脈　94, 112, 138
中硬膜動脈　341
中手骨　246
中手指節関節　247
中神経幹《腕神経叢の》　234
中心溝　308
中心・後頭窩リンパ節　9
中心後回　305, 308
中心性脊髄症候群　365

中心前回　305, 308
中足骨　256
中大脳動脈　311, 323, 324
中殿筋　212
中殿皮神経　235
中毒性巨大結腸症　91, 131, 137
中脳水道　308
中皮腫　66
中鼻甲介　306, 330
中鼻道　330
虫垂　134
虫垂炎　91, **134**
虫垂開口部　134
虫垂間膜　134
虫垂動脈　134, 138
肘関節　243
 ── の外側側副靱帯　245
 ── の身体診察　244
 ── の内側側副靱帯　245
肘頭突起　246
注意散漫　361
長脚《キヌタ骨の》　328
長胸神経　242
長趾屈筋　255
長趾伸筋　255
長腓骨筋　255
長母趾屈筋　255
長母趾伸筋　255
超音波ガイド下穿刺吸引細胞診
         370
超音波画像
 ──《異所性妊娠の》　172
 ──《子宮筋腫の》　189
 ──《前置胎盤の》　174
超音波検査　18, **26**
腸炎　91
腸管吸収不良　267
腸管狭窄　91
腸管出血性大腸菌　137
腸管の画像診断　97
腸管閉塞　91, **130**, 132
腸間膜虚血症　145
腸脛靱帯　288
腸骨　158
腸骨恥骨靱帯　106
腸骨稜　13, 158
腸骨リンパ節　9
腸軸捻転　131
腸重積　91, 130

腸チフス　126
腸捻転　91
腸腰筋　90, 106
腸瘻　91
腸肋筋　210, 212
跳躍歩行　232, 237
蝶形骨　306
蝶形骨洞　329, 352, 357
蝶形頭頂静脈洞　325
聴覚脳幹誘発電位　346
直細動脈　145
直静脈洞　325
直接鼡径ヘルニア　106
直接対光反射　310
直腸　108
　―― の身体診察　108
直腸架　151
直腸子宮窩　163
直腸診　108
直腸膀胱中隔　164
陳旧性結核　56

つ

ツチ骨　326
　―― の外側突起　328
ツチ骨柄　328
椎間孔　205
椎間静脈　213
椎間板　205, 206
椎間板ヘルニア　214
椎弓　205
椎弓根　205
椎弓板　205
椎孔　205
椎骨
　―― の横突起　205
　―― の下関節突起　205
　―― の棘突起　205
　―― の上関節突起　205
椎骨動脈　311, 323
椎前部軟部組織の腫大　355
椎体　205
椎体骨折に伴う外傷性脊髄損傷
　　　　　　　　　　　　　216
痛覚　320
痛風　257, 262
蔓状静脈叢　164

て

テネスムス　139
テント切痕　325
ディスペプシア　129
デュシェンヌ型筋ジストロフィー
　　　　　　　　　　　　　260
デュラフォイ潰瘍　129
デルマトーム　233
手袋靴下型感覚消失　302
低アルブミン血症　123
低位外側足関節捻挫　296
低位内側足関節捻挫　296
低カリウム血症性ミオパチー　260
低血圧　146
低酸素血症　6
低体温　4
底屈　231
底部《胆囊の》　102
停留精巣　165
鉄欠乏性貧血　153
点状出血　232
転子下骨折　285
転子間線　249
転子部骨折　285
伝音性難聴　324
殿溝　158
殿部感覚障害　302
殿裂　158

と

トリパノソーマ症　126
トリヨードサイロニン　334
ドレスラー症候群　79
吐血　60, 85, 86
飛び石病変　137
閉じ込め症候群　338
努力呼吸　41
努力肺活量　50
豆状骨　281
疼痛　85, 368
疼痛回避歩行　232, 237
透明中隔　308
盗汗　220
頭蓋　305
頭蓋冠　341
頭蓋腔　330
頭蓋骨　306
　―― の X 線撮影　307
頭蓋骨陥没骨折　363

頭蓋骨骨折　360
頭蓋頂部　13
頭蓋内圧亢進　6, 361
頭蓋内出血　**340**, 341, 360
頭頸部画像　302
頭頸部の診察　301
頭頸部リンパ節の身体診察　336
頭頂後頭溝　308
頭頂骨　306
頭頂葉　308
頭半棘筋　212
頭板状筋　210, 212
頭皮　305
頭部外傷　360
橈骨　245
　―― の茎状突起　246
橈骨遠位端骨折　278
　―― の分類　279
橈骨窩　245
橈骨茎状突起骨折　279
橈骨手根関節　247
橈骨粗面　246
橈骨頭　246
橈骨輪状靱帯　245
橈尺関節　241
　―― の身体診察　244
糖尿病　295
糖尿病性ケトアシドーシス　91
同側小脳失調　338
洞不全症候群　6
動眼神経　310, 311
動眼神経麻痺　342
動悸　60, 71, 74
動脈血栓症　146
動脈硬化　146
動脈塞栓症　146
動脈瘤疾患　295
動脈瘤破裂　341
特異度　29
特発性静脈血栓症　292
特発性変形性関節症　261

な

内因性閉塞　182
内果　254, 255
内頸動脈　311
内在筋　256
内子宮口　160
内視鏡的逆行性胆膵管造影　95

内耳神経　311, 314, 326
内旋　231
内側縁《肩甲骨の》　241
内側顆《大腿骨の》　252
内側顆間結節　252
内側胸筋神経　242
内側楔状骨　255
内側上顆
　　——《上腕骨の》　245, 246
　　——《大腿骨の》　252
内側神経束《腕神経叢の》　234
内側側副靱帯
　　——《膝関節の》　252, 288
　　——《肘関節の》　245
内側大腿回旋動脈　283
内側直筋　312
内側半月板　251, 252, 288
内側半月板断裂　287
内側翼突筋　332
内椎骨静脈叢　325
内転　230
内転筋　247
内転筋結節　252
内反　231
内閉鎖筋神経　235
軟口蓋　330
軟性鼻咽頭鏡　370
軟膜　305, 307, 341
難聴　302

に

ニーマン・ピック病　126
ニューモシスチス肺炎　46
二次性変形性関節症　261
乳管　168
乳管洞　168
乳腺小葉　168
乳頭　168
乳頭陥凹　169
乳頭突起《肝臓の》　98
乳突部《側頭骨の》　306
乳び槽　9
乳房　168
　　—— の身体診察　168
乳房間溝　35
乳房提靱帯　168
乳房嚢胞　170
乳様突起《側頭骨の》　306
乳輪　168

尿意切迫感　179, 302
尿管　109, 164, 167
尿管腎盂移行部　167
尿酸結晶　258
尿酸結石　176
尿失禁　302
尿性低下　179
尿中 β-hCG　172
尿道　167
　　—— の海綿体部　164
　　—— の前立腺部　164
尿道海綿体　164, 166
尿道下裂　165
尿道球　164, 165
尿道球腺　164
尿毒症　79
尿毒症性収縮性心膜炎　81
尿閉
　　　189, 217, 218, 220, 223, 227, 302
尿崩症　182, 357
尿路結石　91, **175**
尿路上皮癌　178
尿路閉塞　179

ね

ネフローゼ症候群　293
ネフロン　109
粘液性腺癌　192
粘液性嚢胞腺腫　186
粘液嚢胞　354
粘液膿瘤　354
粘液便　91, 139
粘膜関連リンパ組織　129
捻挫《足関節の》　296

の

脳アミロイドアンギオパチー　341
脳回　308
脳幹　308, **310**
脳弓　308
脳溝　308
脳室内出血　340, 341
脳室内腫瘍　341
脳室内動脈瘤　341
脳神経　14, **310**
　　—— の身体診察　310
脳震盪　360
脳底静脈網　325
脳底動脈　311, 323, 324

脳動静脈奇形　341
脳動脈解離　341
脳内出血　340, 341
脳膿瘍　**347**, 349, 354
脳浮腫　360
脳梁　308, 311
膿胸　35, **52**
膿性鼻漏　353
嚢虫症　260
嚢胞性膵腫瘍　151
嚢胞性肺気腫　51

は

バートン骨折　279
バイタルサイン　3
バッド・キアリ症候群　91, 123
バレット食道　88
パジェット病　262
パップテスト　158, 194
パンコースト腫瘍　39
ばち状指　40, 124
破裂骨折　364
播種性血管内凝固　47
馬尾　206
馬尾症候群　217
肺　40, 101
　　—— の空洞病変　65
　　—— の身体診察　40
肺炎　35, **46**
肺炎桿菌　46, 55
肺炎球菌　46, 55, 79, 350
肺癌　64
肺気腫　49, 91
肺機能検査　50
肺吸虫症　46
肺結核　54
肺水腫　78, 79
肺生検　65
肺塞栓症　6, 35, 37
肺動脈弁　71, 72
　　—— の右尖　72
　　—— の左尖　72
　　—— の前尖　72
肺胞　40
肺胞音　41
背屈　231
背側剪断骨折　279
背部
　　—— の解剖　199

索引　**387**

背部
　—— の筋　210
　—— の診察　197
　—— の疼痛　214
背部痛　148, 151, 189, 192, 217, 218, 220, 222
敗血症　6, 35
敗血症性関節炎　271
排尿障害　179, 184, 189, 192
排便困難　184
排便痛　91
排卵時痛　186
梅毒　262
白色便　120
白血球減少症　17
白血球増多症　17
発汗　74
発達性関節障害　262
発熱　52, 62, 69
発話困難　348
鳩胸　36
鼻茸　353
反回髄膜神経　207
反応の遅延　361
半棘筋　210
半月板損傷　287
半側空間無視　338
斑《皮疹の》　232
斑状出血　232
斑点形成　232
板間層　307

ひ

ヒストプラズマ症　46, 62, 79, 126
ヒトパピローマウイルス　193
ヒト免疫不全ウイルス
　　　　　　　79, 111, 126, 260, 350
ヒドララジン　79
ヒラメ筋　255
ビタミン欠乏　222
「ピアノキー」弛緩　270
ピボットシフト　290
ピロリン酸カルシウム二水和物　257
びまん性食道痙攣　35, 82
皮下組織　11
皮脂腺　11
皮質延髄路　316
皮質感覚　319
皮質脊髄路　316

皮疹　139
皮膚筋炎　79, 260
皮様嚢腫　186
非 ST 上昇型急性冠症候群　74
非 ST 上昇型心筋梗塞　74
非アルコール性肝疾患　120
非アルコール性脂肪性肝疾患　120
非胸膜性胸痛　66, 68
非結核性抗酸菌　137
非小細胞肺癌　64
非心原性肺水腫　35
非嚢胞性膵腫瘍　151
非被包化胸水　53
非閉塞性血栓症　146
非閉塞性無気肺　67
非誘発性静脈血栓症　292
非労作性の胸痛　80
肥大性骨関節症　124
肥満　293
泌尿器系　166
　—— の身体診察　167
披裂間切痕　333
披裂喉頭蓋ヒダ　333
被包化胸水　53
腓骨　255
腓腹筋　255
腓腹部の疼痛　293
脾機能亢進　126
脾梗塞　91
脾腫　126
脾静脈　90
脾浸潤　126
脾腎間膜　89
脾臓　89, 90, **104**
　—— の触診　105
　—— の身体診察　104
　—— の打診　104
脾動脈　90, 94, 128
脾破裂　91
尾状葉《肝臓の》　98
尾椎　198
鼻　329
　—— の身体診察　329
鼻咽頭　330
鼻骨　306
鼻骨骨折　367
鼻汁　302
鼻出血　302, 367
鼻前庭　330

鼻中隔　306
鼻中隔血腫　367
鼻中隔穿孔　367
鼻中隔膿瘍　367
鼻副鼻腔炎　352
　—— の分類　352
鼻閉　302, 353, 367, 368
鼻漏　302
表層上皮性癌　192
表皮　11
表皮ブドウ球菌　272
描円　231
貧血　17, 35
頻尿　91, 179
頻脈　6

ふ

フェルティ症候群　269
プールハーフェ症候群　84
ブラストミセス症　46, 62, 79
ブルセラ症　126
プテリオン　306
プロカインアミド　79
プロラクチン産生細胞　357
不安定狭心症　74
不安定歩行　220, 222, 223, 227
不快感　69
不完全脊髄損傷　365
不随意攣縮　232
不正咬合　367
不正性器出血　184, 186
不整脈　35, 146
不妊　188, 189
不明瞭言語　361
付属器痛　135
浮腫　91
浮動性頭痛　60
浮遊肋　33
部分トロンボプラスチン時間　17
封入体筋炎　260
副甲状腺機能亢進症　260, 262, 267
副甲状腺腫瘍　356
副神経　242, 311, 314
　—— の診察　314
副神経脊髄枝　211
副腎動脈　93
副腎皮質刺激ホルモン産生細胞
　　　　　　　　　　　357
副膵管　102, 103

副鼻腔　329
復位　230
腹腔　89
腹腔動脈　128
腹腔内膿瘍　91
腹水　123
　―― の身体診察　125
腹水血清アルブミングラデーション
　　　　　　　　　　　　　123
腹痛　75, 139, 153, 184, 186
腹部
　―― の腫脹　123
　―― の診察　92
　―― の動脈　93
腹部切迫感　91
腹部大動脈　89, 94, 128
腹部大動脈瘤　147
　―― の身体診察　149
腹部大動脈瘤破裂　91
腹部痛　148, 151
腹部不快感　192
腹部膨満感
　　　91, 131, 139, 146, 186, 189, 192
腹膜　89
腹膜癌　130
複視　302, 345, 356, 367, 368
粉砕骨折　239
噴門切痕　128
噴門部　128
分枝動脈閉塞　76
分類不能型　192

へ
ヘモクロマトーシス　262
ヘリオトロープ疹　261
ヘルニア　130
平均赤血球容積　17
平衡感覚障害　302
平衡失調　345
平坦雑音　73
平面関節　242
閉鎖孔　13, 158
閉鎖骨折　239
閉鎖神経　249
閉鎖動脈　283
　―― の寛骨臼枝　283
閉塞性尿路感染症　177
閉塞性ヘルニア　107
閉塞性無気肺　67

壁側心膜　79
壁側腹膜　89
片側不全麻痺の歩行　237
変形 Schober 試験　226
変形性関節症　**261**, 263
扁平上皮癌　55, 178
弁膜症　35
便意切迫感　139
便狭小化　91
便失禁　302
便柱の狭小化　153
便秘
　　　91, 131, 139, 153, 192, 220, 302

ほ
ボタン孔変形　270
ポリメラーゼ連鎖反応　17
ポルフィリン症　91
保持困難　260
捕捉症候群　295
母指球　247
方形回内筋　243, 245
方形葉《肝臓の》　98
包茎　165
包虫症　46
縫合骨　306
帽状腱膜　307
膀胱　167
膀胱癌　178
膀胱鏡　179
膀胱子宮窩　163
膀胱直腸障害
　　　217, 218, 220, 223, 227, 345
本態性血小板血症　293

ま
マラリア　126
マルファン症候群　148
マロリー・ワイス症候群　84, 129
麻痺　35, 214
末期拡張期雑音　73
末梢動脈疾患　294
慢性咳嗽　50
慢性気管支炎　49
慢性腱板断裂　277
慢性疾患　267
慢性膵炎　111
慢性的な背部痛　225
慢性鼻副鼻腔炎　352

　―― の急性増悪　352
慢性閉塞性肺疾患　6, 35, **49**

み
ミオトーム　233
ミオパチー　259
ミノキシジル　79
みかけの下肢長　250
未分化癌　192
味覚異常　302
耳鳴り　302
脈絡叢　308

む
ムコール症　46
無冠尖《大動脈弁の》　72
無気肺　67
無菌性髄膜炎　350
無血管壊死　262
無月経　171
無視　321
無石胆嚢炎　116
無胆汁便　120
無尿　91
無排卵　187
胸焼け　83, 91

め
メグズ症候群　123
メチシリン耐性黄色ブドウ球菌　264
メトトレキサート　123
メネトリエ病　129
めまい　227, 302, 338, 361
明細胞癌　190, 192
迷走神経　311, 314

も
モントリオール認知評価　305
毛細血管再充満試験　232
毛包　11
網膜血管枝　326
門脈　98
門脈本幹　90

や
ヤギ声　42
夜間呼吸困難　77
夜間盗汗　55, 62, 66
薬剤性ディスペプシア　129

索引　**389**

ゆ

尤度比　30
有鈎骨鈎　281
有石胆嚢炎　116
有頭骨　281
幽門管　128
幽門洞　128
幽門部　128
指鼻試験　322

よ

陽性尤度比　30
陽電子放射断層撮影　22
葉内胆管　99
腰仙靱帯　213
腰仙部神経根障害　215
腰腸肋筋　212
腰椎　198, **204**
腰椎穿刺所見　352
腰椎前弯　198
腰背部屈曲障害　201
腰（大静脈/大動脈）リンパ節　9
抑うつ　345
翼突筋静脈叢　325

ら

ライム病　260
ラクナ梗塞　337
ラドン　64
ラムダ縫合　306
らせん骨折　239
卵円孔開存　337
卵管　160
　―― の子宮部　160

卵管炎　185
卵管峡部　160
卵管采　160
卵管膿瘍　182
卵管腹腔口　160
卵管膨大部　160
卵管卵巣膿瘍　91, 185
卵管漏斗　160
卵巣　160, 162
卵巣癌　130, **192**
卵巣捻転　91
卵巣嚢腫　182, **186**
卵胞嚢胞　186

り

リーシュマニア症　126
リウマチ性弁膜症　146
リズム　6
リンチ症候群　153
リンパ球増殖症　134
リンパ系システム　9
リンパ節　336
梨状窩　333
立体認知　321
立方骨　255
流涙　367
両耳側半盲　311, 356, 357
両側椎間関節脱臼　364
菱形筋　210
梁柱　206
緑膿菌　46, 55, 272, 347
輪状軟骨　333, 335
臨床検査　17

る

ループス心膜炎　77
涙骨　306
涙嚢稜　306
類内膜腺癌　192

れ

レジオネラ肺炎　46
レプトスピラ症　126
レンサ球菌　264, 272, 347
裂孔靱帯　106
連続性雑音　73

ろ

労作時呼吸困難　50, 77
漏斗胸　36
肋軟骨炎　35
肋骨　101
肋骨縁　33, 35
肋骨横隔洞　34
肋骨弓　35
肋骨脊柱角　110, 178
肋骨脊柱角叩打痛　167, **178**
肋骨肋軟骨連結　33

わ

若木骨折　239
腕神経叢　234
　―― の下神経幹　234
　―― の外側神経束　234
　―― の後神経束　234
　―― の上神経幹　234
　―― の中神経幹　234
　―― の内側神経束　234